Prof. Dr. Klaus Buchner / Dr. med. Monika Krout
5G-Wahn(sinn)

Prof. Dr. Klaus Buchner / Dr. med. Monika Krout

5G-Wahn(sinn)

Die Risiken des Mobilfunks
Das gefährliche Spiel mit den Grenzwerten
Die strahlungsarmen Alternativen

*Haben Sie Fragen an den Verlag?
Anregungen zum Buch?
Erfahrungen, die Sie mit anderen teilen möchten?*

*Nutzen Sie unser Internetforum:
www.mankau-verlag.de/forum*

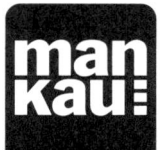

Impressum

Bibliografische Information der Deutschen Nationalbibliothek:
Die Deutsche Nationalbibliothek verzeichnet diese Publikation in
der Deutschen Nationalbibliografie; detaillierte bibliografische Daten
sind im Internet über http://dnb.d-nb.de abrufbar.

Prof. Dr. Klaus Buchner / Dr. med. Monika Krout
5G-Wahn(sinn)
Die Risiken des Mobilfunks
Das gefährliche Spiel mit den Grenzwerten
Die strahlungsarmen Alternativen

ISBN 978-3-86374-608-7
1. Auflage Mai 2021

Mankau Verlag GmbH
D – 82418 Murnau a. Staffelsee
Im Netz: www.mankau-verlag.de
Internetforum: www.mankau-verlag.de/forum

Lektorat: Julia Feldbaum, www.redaktionsbuero-feldbaum.de
Endkorrektorat: Susanne Langer-Joffroy M.A., Germering
Cover/Umschlag: Kathrin Steigerwald, Hamburg
Layout/Satz Innenteil: Mankau Verlag GmbH
Druck: Druckerei C. H. Beck, Nördlingen

Illustrationen: 10/11: Valmedia – stock.adobe.com; 13, 29, 37, 39, 63, 73, 196, 197: Mankau Verlag nach Vorlagen der Autoren; 32/33: kitawit – stock.adobe.com; 45, 52, 56: Monika Krout; 48/49: bluedesign – stock.adobe.com; 88/89: Emil – stock.adobe.com; 93 oben: Cornelia Waldmann-Selsam; 93 unten: Klaus Buchner; 99: Josef Altenweger; 101: Josef Hopper; 104/105: BillionPhotos.com – stock.adobe.com; 152/153: Zakhar Marunov – stock.adobe.com; 158/159: JEGAS RA – stock.adobe.com; 176/177: metamorworks – stock.adobe.com; 184/185: astrosystem – stock.adobe.com; 200/201: Jay – stock.adobe.com

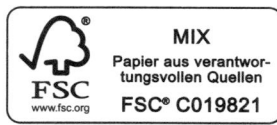

Wichtiger Hinweis des Verlags:
Die Informationen und Ratschläge in diesem Buch sind sorgfältig recherchiert und geprüft worden. Dennoch erfolgen alle Angaben ohne Gewähr. Weder Autoren noch Verlag können für eventuelle Nachteile oder Schäden, die aus den hier erteilten praktischen Hinweisen resultieren, eine Haftung übernehmen.

Inhalt

Vorwort 8

Grundlagen — 11

Funkstrahlung 12
Pulsung 14
INFO Die wichtigsten Fachbegriffe und Einheiten 15
INFO Quellen von Funkstrahlung 18
Was ist neu bei 5G? 26
INFO Wie breitet sich die Strahlung
einer Antenne aus? 28

Wirkung auf den Menschen — 33

Erste Reaktionen 34
Wirkmechanismen der Funkstrahlung 35
INFO Öffnung der Calcium-Kanäle
durch Änderung der Proteinfaltung 40
Funkstrahlung und ihre Wirkung
auf den menschlichen Körper 42
    Muskelzellen 42
    Nerven 43
    Mitochondrien 43
    Entstehung aggressiver chemischer Verbindungen 44
    Energiemangel 44
    Immunsystem 46
    Viren 46
    Entzündungen 46
    Blut-Hirn-Schranke 47

Krankheitsrisiken durch Funkstrahlung — 49

Kombinierte Wirkung mehrerer Einflüsse? 50
Herzfrequenz (Puls) 51
Gehirn, gepulste Strahlung 53

Schlafstörungen ... 55
Fruchtbarkeit ... 57
Genschäden ... 58
Krebs ... 60
Vorzeitige Demenz ... 64
Schädigungen bei Kindern und Jugendlichen ... 65
Wann ist Funkstrahlung als Ursache
einer Krankheit bewiesen? ... 68
Elektrohypersensibilität (EHS) ... 71
   Weiße Zonen als mögliche Lösungen? ... 75
   Medizinische Behandlungsziele ... 75
   Beweisführung der EHS ... 77
   Hilfreiche Maßnahmen bei starker Funkbelastung ... 79
   Alternative Lösungsmöglichkeiten ... 79
Was ist bei 5G anders? ... 80
INFO Erkrankungen durch Funkbelastung ... 83

Schäden an der lebendigen Natur   89

Bakterien ... 91
Pflanzen ... 92
Insekten, insbesondere Ameisen und Bienen ... 95
Rinder und Schweine ... 97

Der Funk-Skandal: Wie die Behörden mit unserer Gesundheit umgehen   105

Die Anfänge ... 106
Wirtschaftsinteressen vor Gesundheitsschutz ... 109
INFO Grenzwerte in Deutschland ... 117
INFO Grenzwerte in anderen Ländern ... 120
Der Grenzwertvorschlag 2020 von ICNIRP ... 124
INFO Der ICNIRP-Grenzwertvorschlag
   von 2020 in Zahlen ... 126
Echte und „nützliche" Wissenschaft ... 134
Das liebe Geld ... 138
Unverletzlichkeit der Wohnung ... 141
Vorsorgeprinzip ... 142

Verletzung von Grundrechten	146
Haftpflichtrisiko	149

5G und die Umwelt — 153

Strom- und Rohstoffverbrauch	154
Satelliten	155

Datenschutz und Demokratie — 159

Überwachung	160
Beispiele für die Verwendung der Daten	165
Legale Datensammlung durch Privatfirmen	168
Beeinflussung	170

Alternativen zum jetzigen Mobilfunknetz — 177

Regeln ändern	178
Standorte optimieren	179
Lichttechnik	181

So können wir uns wirksam schützen — 185

Wie kann sich eine Gemeinde gegen Funkmasten wehren?	186
Unsere Forderungen an die Politik	191
PRAXIS Wie kann man sich schützen?	192
PRAXIS Schutz durch bauliche Maßnahmen	195

Schluss	198

Anhang — 201

Empfohlene Literatur	202
Endnoten	204
Stichwortregister	252

Vorwort

Funktechnik und speziell 5G verändern unser Leben. Um zu begreifen, was hier vor sich geht, muss man sowohl die Grundlagen dieser Technik als auch die medizinischen und rechtlichen Konsequenzen sowie die Wirkung auf die Umwelt einschätzen können. Niemand kann aber Experte auf all diesen Gebieten sein. Deshalb versucht das vorliegende Buch, wenigstens die wichtigsten Fakten für Laien verständlich darzustellen. Dabei wird zwangsläufig über einige Tatsachen unvollständig und stark vereinfacht berichtet. Unser Ziel bleibt aber, die Gefahren dieser Technik gut begründet darzustellen und die politischen Verstrickungen aufzuzeigen, die eine Abhilfe bisher verhindert haben.

Funkstrahlen werden auch vereinzelt zur medizinischen Behandlung eingesetzt, beispielsweise bei Alzheimer oder um das Knochenwachstum nach Brüchen anzuregen. Das ist aber nicht das Thema dieses Buchs.

Es kommt also darauf an, einen Überblick über das ganze Thema zu bekommen und die Zusammenhänge bewusst zu machen. Grundsätzlich bietet dieses Buch aber wenig Neues, außer bei der Begründung einiger biophysikalischer Wirkmechanismen der Funkstrahlung. Denn über alle diese Themen wurden schon Tausende von wissenschaftlichen Untersuchungen in den besten Fachzeitschriften veröffentlicht. Wir haben uns an die Probleme der Informationsübertragung gewöhnt und nehmen sie als notwendigen Preis für den Fortschritt in Kauf. Es geht uns wie in der bekannten Erzählung von dem Frosch, der sofort versucht wegzuspringen, wenn man ihn in heißes Wasser wirft. Er bleibt aber sitzen, wenn man ihn in kaltes Wasser setzt und es langsam erhitzt.

Viele der Erkenntnisse, über die in diesem Buch berichtet wird, stammen aus Tierversuchen. Natürlich sollte man sie soweit wie möglich durch andere Experimente ersetzen. Aber die bisher gewonnenen Ergebnisse nützen wenigstens bei dem Bemühen, der Aufklärung argloser Konsumenten zu dienen.

In den ersten Kapiteln sind manchmal sehr technische Erklärungen nötig. Die meisten davon sind in den Endnoten oder in den Kästen enthalten, manche aber natürlich auch im laufenden Text. Um einen ersten Überblick über das Thema zu bekommen, kann man diese Stellen einfach überlesen.

Dieses Buch wäre ohne die Unterstützung vieler Freunde nicht zustande gekommen. Es ist unmöglich, sie alle zu nennen, aber wenigstens Herrn Peter Hensinger (diagnose:funk) und Herrn Prof. Dr. Willi Mosgöller von der Medizinischen Universität Wien sei herzlich gedankt für die Informationen, die sie uns geliefert haben. Sie haben das Buch nicht gelesen und sind deshalb für eventuelle Fehler nicht verantwortlich. Sie haben uns aber erst auf viele Fakten aufmerksam gemacht, über die wir sonst nicht hätten berichten können. Die Zusammenarbeit mit dem Verlag, der dieses Buch angeregt hat, und mit der Lektorin war trotz des engen Zeitplans immer sehr erfreulich und anregend. Auch unseren Familien, insbesondere Frau Rosemarie Buchner, sei an dieser Stelle herzlich gedankt. Das Buch war in vielen Momenten des Entstehens eine große Herausforderung für sie.

Monika Krout und Klaus Buchner

im April 2021

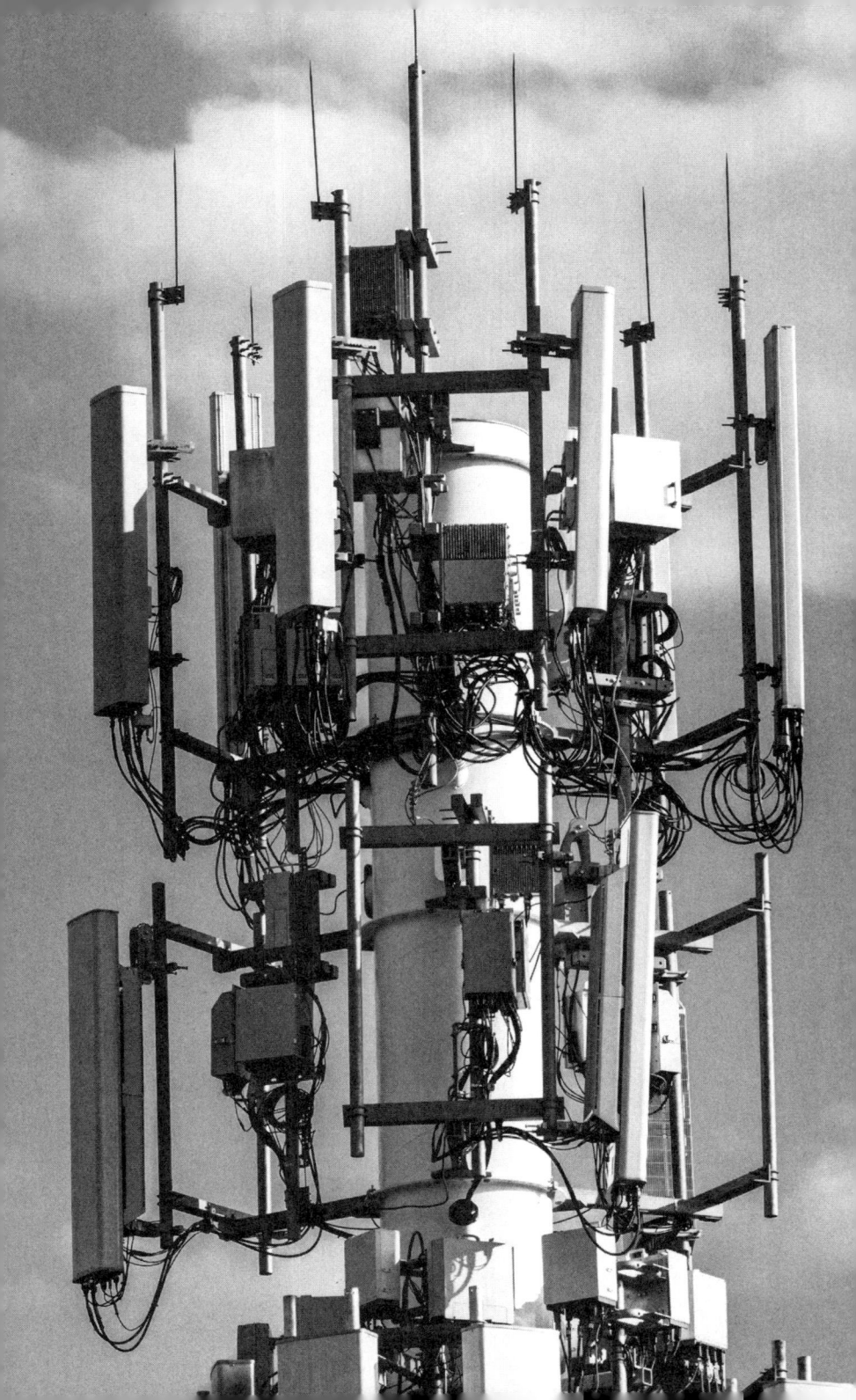

Grundlagen

Grundlagen

Funkstrahlung

Wir sind überall von Strahlung umgeben: von radioaktiver Gammastrahlung, von Röntgenstrahlung, von Licht, Wärme und von Funkstrahlung. Das alles wird unter dem umständlichen Namen „elektromagnetische Strahlung" oder „elektromagnetische Felder" zusammengefasst. Dabei muss man sich vor Augen halten, dass hier „Strahlung" gleichzeitig auch „Welle" bedeutet. Dieses Buch handelt von Funkstrahlen, also nur von künstlich erzeugten elektromagnetischen Wellen, deren Wellenlänge größer ist als die von Wärme, Licht, Röntgen- und Gamma-Strahlung. Wir sind ständig von ihnen umgeben. Woher sie kommen, wird unter „Quellen von Funkstrahlung" (siehe Seite 18 ff.) zusammengefasst. Natürlich gibt es auch andere Strahlung als die elektromagnetische, zum Beispiel die radioaktive Alpha-, Beta- und Neutronenstrahlung und die Gravitationswellen.

Heute werden praktisch alle Daten „digitalisiert", also durch eine Folge von Nullen und Einsen dargestellt. Der Grund dafür ist, dass man sie so direkt in einem Computer bearbeiten kann. Zunächst werden die Schwingungen der Funkstrahlung in einer elektronischen Schaltung erzeugt, die „Oszillator" genannt wird. Um die Nullen und Einsen der digitalen Daten durch Funkstrahlung zu übermitteln, gibt es mehrere Möglichkeiten. Am einfachsten ist es, bei einer Eins die im Oszillator erzeugte Welle anzuschalten und sie bei einer Null abzuschwächen oder ganz auszuschalten – siehe Bild 1 (Techniker bezeichnen das als eine Form der „Amplitudenmodulation"). Man kann aber auch bei einer Eins eine etwas höhere Frequenz und bei einer Null eine niedrigere senden. Die Stärke („Amplitude") der Welle bleibt dabei unverändert. (Techniker nennen das „Frequenzmodulation".) Schließlich kann man beispielsweise bei einer Eins von einem Wellenberg auf ein Wellental oder eine andere Stelle der Welle springen und bei einer Null die Welle einfach weiterlaufen lassen (Spezialfall einer sogenannten „Phasenmodulation").

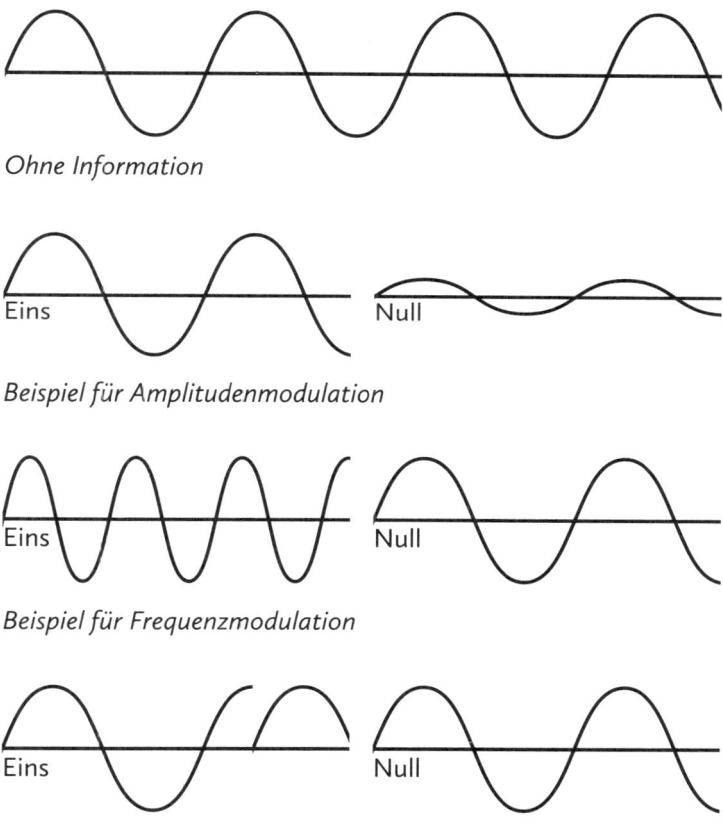

Bild 1 Verschiedene Möglichkeiten der Übertragung von Nullen und Einsen.

Außer den hier genannten gibt es noch weitere Methoden, Informationen durch eine Funkstrahlung zu übertragen. In allen Fällen muss der Empfänger wissen, welche von ihnen angewendet wird, und daraus die ursprüngliche Nachricht rekonstruieren.

Grundlagen

Pulsung

Wenn man viele Daten in kurzer Zeit übertragen will, benutzt man gleichzeitig mehrere Wellen. Um sie zu koordinieren, verwendet man manchmal scharfe Impulse, die regelmäßig gesendet werden. Das bedeutet, dass die Strahlung für sehr kurze Zeit stärker ist als sonst. Solche Impulse werden auch für die Steuerung anderer Funktionen eingesetzt; wie das genau geschieht, ist bei jeder der Mobilfunk-Generationen – 2G bis 5G – unterschiedlich. Wichtig ist nur, dass Funkstrahlung sehr häufig gepulst ist, wobei die Pulse manchmal einen Abstand von mehr als einer Sekunde haben und manchmal weniger als ein Hundertstel einer Sekunde. Beispiele werden im Abschnitt „Gehirn, gepulste Strahlung", siehe Seite 53ff., diskutiert.

Da die Strahlung während eines Pulses sehr viel stärker ist als in der restlichen Zeit, durchdringen die Pulse leichter Mauern und andere Hindernisse. Daher ist es schwieriger, sich vor gepulster Strahlung zu schützen als vor ungepulster.

Hier ergeben sich schon die ersten Schwierigkeiten mit unseren Grenzwerten: Hat man einen kurzen, hohen Impuls, in der übrigen Zeit aber wenig Strahlung, so ist der Durchschnittswert der Strahlung über diese Zeit klein und der Spitzenwert groß. Die Grenzwerte berücksichtigen aber nur den Durchschnittswert, also im Vergleich zum Spitzenwert eine viel zu geringe Strahlung. (In Deutschland wird die Leistungsflussdichte über 6-Minuten-Intervalle gemittelt.) Wenn der Durchschnitt noch unterhalb der Grenzwerte liegt, kann der Spitzenwert bereits weit darüber sein. In der einschlägigen gesetzlichen Vorschrift, der 26. Bundesimmissionsschutzverordnung, heißt es lediglich, dass der Spitzenwert der Strahlung das Tausendfache des Grenzwerts (der Leistungsflussdichte) nicht übersteigen darf![1]

Wie falsch es ist, nur die Durchschnittswerte zu betrachten, kann man sich an einem einfachen, natürlich nicht vollständig übertragbaren Beispiel klarmachen. Was ist Ihnen lieber: wenn Sie Ihr Partner oder Ihre Partnerin drei Minuten liebevoll streichelt oder wenn Sie eine kräftige Ohrfeige bekommen? Der Durchschnittswert (des Drucks auf Ihre Haut) ist der Gleiche, aber der Spitzenwert und damit auch die „Wirkung" unterscheiden sich erheblich.

> **INFO**
>
> **Die wichtigsten Fachbegriffe und Einheiten**
> Elektromagnetische Strahlung wird manchmal in „ionisierende" und „nicht-ionisierende" Strahlung eingeteilt. Dabei bezeichnet man eine Strahlung als ionisierend, wenn sie in der Lage ist, Elektronen aus der Atomhülle herauszuschlagen. Das sind die radioaktive Gammastrahlung, Röntgenstrahlung, teilweise auch UV-Licht (UV-C) und bestimmte Teile der kosmischen Strahlung. Alle andere elektromagnetische Strahlung, insbesondere auch die uns hier interessierende Funkstrahlung, wird als nicht-ionisierend bezeichnet.
> Funkstrahlung kann sowohl als Welle als auch als Strahlung aufgefasst werden, die man sich als Strahl einzelner Teilchen vorstellt, die Photonen genannt werden. Das besagt der berühmte „Welle-Teilchen-Dualismus". Eine Welle hat eine gewisse Höhe (oder Amplitude) und eine Wellenlänge. Eine dritte wichtige Größe beschreibt, wie oft sie in einer Sekunde schwingt. Diese Zahl nennt man Frequenz. Im Andenken an Heinrich Hertz, den Entdecker der Funkstrahlung, wird sie in Hertz angegeben, abgekürzt Hz. Dabei ist 1 Hz gleich 1 Schwingung pro Sekunde. Wir verwenden meist Gigahertz (GHz): 1 GHz bezeichnet eine Milliarde Schwingungen pro Sekunde. Häufig begegnet man auch der Bezeichnung Megahertz (MHz). 1 MHz bedeutet eine Million Schwingungen pro Sekunde.
> Beispiel: Wenn sich eine Funkwelle in der Luft in 1 Sekunde 300.000 Kilometer fortbewegt und dabei 100.000 Schwingungen macht (also eine Frequenz von 100.000 Hz hat), dann legt sie bei einer Schwingung einen Weg von

Grundlagen

300.000 km/100.000 = 3 km zurück. Die Wellenlänge ist dann 3 Kilometer.

Man sieht: Je höher die Frequenz, desto mehr Schwingungen müssen in die zurückgelegte Strecke passen, desto kleiner ist also die Wellenlänge. Ein paar Beispiele:

	Frequenz	Wellenlänge
UKW-Rundfunk	0,1 GHz	3 m
Mobilfunk der 4. Generation (LTE), zu Beginn mit	0,7 GHz	43 cm
D-Netz	0,9 GHz	33,3 cm
E-Netz	1,8 GHz	16,7 cm
Mobilfunk der 3. Generation (UMTS), zu Beginn mit	2 GHz	15 cm
Neu versteigerte Frequenzen für 5G	3,4–3,8 GHz	7,8–8,8 cm
Künftige Frequenzen von 26 GHz für 5G	26 GHz	1,1 cm

Für den Mobilfunk verwendet man Wellenlängen, die wesentlich kürzer sind als die für Rundfunk und Fernsehen. Deshalb spricht man hier auch von Mikrowellen, bei den höchsten Frequenzen auch von Millimeterwellen (ab 30 GHz, entsprechend einer Wellenlänge unter 1 cm).

Für die Diskussion der Funkstrahlung und ihrer Wirkungen sind noch zwei weitere Begriffe wichtig, die zwar einfach zu begreifen sind, aber mit sehr langen Wörtern bezeichnet werden: „Leistungsflussdichte" und „Spezifische Absorptions-Rate" oder kurz SAR.

Stellen wir uns einen runden Scheinwerfer vor, der einen Lichtkegel mit einer gewissen Leistung, sagen wir 100 W, erzeugt. Der Scheinwerfer hat einen Durchmesser von 10 cm, also eine Fläche von knapp 80 cm². Unmittelbar am Scheinwerfer konzentriert sich das Licht auf diese Fläche; wir haben also eine „Leistungsflussdichte" von 100 W/80 cm² =

Die wichtigsten Fachbegriffe und Einheiten

1,25 W/cm². Weiter vom Scheinwerfer entfernt wird der Lichtkegel größer. Ist sein Durchmesser beispielsweise an einer Stelle 2 m, so ist dort die Leistungsflussdichte nur noch 100 W/3,14 m² ≈ 32 W/m² = 0,0032 W/cm². Man sieht also, dass die Leistungsflussdichte in solchen Fällen sehr schnell mit dem Abstand abnimmt.

Es hat sich eingebürgert, nicht die Einheit W/cm² zu verwenden, sondern W/m². Weil 1 m² 10.000 cm² hat, gilt natürlich: 1 W/cm² = 10.000 W/m². Aber 1 W/m² ist eine sehr große Einheit. Deshalb verwenden wir meist ein Millionstel davon als Maß, in Symbolen µW/m². Es gilt also 1 W/m² = 1.000.000 µW/m².

In der Literatur wird oft statt der Leistungsflussdichte die elektrische Feldstärke verwendet. Sie wird in Volt pro Meter, in Formeln V/m, gemessen. Ist man weit genug von der Antenne des Senders entfernt, gilt:

1 µW/m² = 0,019 V/m
100 µW/m² = 0,194 V/m
1.000 µW/m² = 0,614 V/m
1 W/m² = 1.000.000 µW/m² = 19,42 V/m
4,5 W/m² = 4.500.000 µW/m² = 41,19 V/m
10 W/m² = 10.000.000 µW/m² = 61,4 V/m

Man beachte, dass die doppelte Feldstärke das Vierfache an Leistungsflussdichte ergibt und die zehnfache Feldstärke das Hundertfache. (Die Leistungsflussdichte I, gemessen in µW/m², und die elektrische Feldstärke E, gemessen in V/m, lassen sich mit der Formel $I = 2.652,52\ E^2$ ineinander umrechnen. Diese Formel gilt aber nur im sogenannten Fernfeld, also weit genug von der Antenne entfernt.)

Trifft der oben erwähnte Lichtkegel auf eine Glasscheibe, passiert er diese ohne große Verluste. Dagegen wird sein Licht von einem massiven schwarzen, undurchsichtigen Körper vollständig verschluckt. Dabei wird seine Energie letztlich in Wärme verwandelt. Wie stark sich dieser Körper dadurch erwärmt, hängt von seiner Masse ab: Eine große

Masse braucht viel Energie zum Aufheizen, eine kleine wenig. Deshalb ist es sinnvoll zu betrachten, wie viel Energie (oder Leistung) von einem Kilogramm absorbiert wird. Das ist die „Spezifische Absorptions-Rate", abgekürzt SAR. Sie wird in W/kg gemessen. Würde man also nur die Wärmewirkung der Funkstrahlung betrachten, wäre der SAR-Wert ein geeignetes Maß. Für kleine mobile Sender wie Handys und Smartphones gilt in Deutschland der Richtwert von maximal 2 W/kg, wobei als absorbierende Masse das Ohr und der anliegende Teil des Gehirns gewählt wird.

Quellen von Funkstrahlung

Dieses Buch beschäftigt sich mit den Wirkungen von sogenannten „elektromagnetischen Wellen", die als Funkstrahlung, Wärme, Licht, Röntgenstrahlen und radioaktive Gammastrahlung bekannt sind. Uns interessiert hier aber nur die Funkstrahlung, also elektromagnetische Wellen mit Schwingungszahlen (= Frequenzen) zwischen 100 kHz (d.h. 100.000 Schwingungen pro Sekunde) und 300 GHz (d.h. 300 Milliarden Schwingungen pro Sekunde).

Wir unterscheiden nicht zwischen Wellen und Strahlen (aufgrund des Welle-Teilchen-Dualismus in der Physik, siehe auch Seite 15). Die Begriffe „Funkstrahlen", „Radiowellen" und „Hochfrequenzwellen" sind gleichbedeutend.

Mobilfunk-Türme

Übliche Sendeleistung für 2G bis 4G: 30.000–80.000 mW (d.h. 30–80 W). Diese Zahl täuscht aber, weil die Sendeleistung stark gebündelt wird. Würde man diese gebündelte Leistung rund um die Antenne abstrahlen, so bräuchte man oft mehrere Kilowatt (mehrere 1.000.000 mW).

Auch wenn keine Funkverbindungen für Mobilfunkgespräche oder Datenübertragungen genutzt werden, wird ein Signal gesendet, das von den Benutzern ständig empfangen werden kann und zur Organisation des Datenverkehrs dient.

Quellen von Funkstrahlung

In dicht besiedelten Gebieten und entlang wichtiger Straßen sollen Kleinstsender für 5G mit einer Sendeleistung von bis zu 10.000 mW (10 W) aufgestellt werden, und das in Abständen von 100–250 m. Ihre Leistung scheint zwar gering zu sein, aber auch hier gilt, dass trotzdem der geringe Abstand zu den Menschen von wenigen Metern zu einer starken Belastung führen kann.

Beim Mobilfunk unterscheidet man verschiedene Generationen:

- 1G, die erste Generation, war noch analog und wurde schon 1958 als „öffentlicher beweglicher Landfunkdienst" eingeführt. Ein Funkgerät kostete damals mehr als ein Kleinwagen.
- 2G, auch GSM genannt, wurde in Deutschland am 1. Juli 1992 in Betrieb genommen. Mit ihm wurde der Mobilfunk für die breite Masse erschwinglich. In Deutschland arbeitet es auf den Frequenzen 0,9 GHz (D-Netz) und 1,8 GHz (E-Netz).
- 3G oder UMTS begann in Deutschland im Jahr 2000 mit der Versteigerung der Frequenzen, ist aber erst seit 2004 kommerziell verfügbar.
  Es war von vorneherein so konzipiert, dass es mehrere Übertragungskanäle bündeln kann. Das ermöglichte Videotelefonie und ein schnelleres Herunterladen von Filmen. Am 30. Juni 2021 hat dieser Standard endgültig ausgedient.
  3G nutzte in Deutschland zunächst Frequenzen um 2 GHz; später kamen weitere dazu, die aber unter 3 GHz liegen.
- 4G oder LTE mit noch höheren Übertragungsgeschwindigkeiten startete in Deutschland im Jahr 2010 mit rund 0,7 GHz; auch hier kamen später höhere Frequenzen bis etwa 2,6 GHz dazu.
- 5G begann im Jahr 2019 – 2G-, 3G- und teilweise auch 4G-Basisstationen werden Schritt für Schritt auf 5G umgerüstet.

Handys/Smartphones

Übliche maximale Sendeleistung (für 2G bis 4G): bis zu 2.000 mW (d.h. 2 W). Bei gutem Empfang wird diese Leistung heruntergeregelt.

Normalerweise hat auch ein nicht benütztes Smartphone recht häufig Kontakt mit dem Internet, z.B. um Updates durchzuführen oder Hintergrunddienste auszuführen. Die Funkkontakte werden deutlich weniger, wenn „mobile Daten" ausgeschaltet werden, solange man sie nicht benötigt. Auch im Flugmodus funken einige Smartphones unter bestimmten Voraussetzungen, wenn er lediglich über die Schnell-Bedienungsleiste eingeschaltet wird. Sicher ist es, wenn man den Flugmodus über das Menü anschaltet.

Auch ein ausgeschaltetes Handy kann durch die Polizei ferngesteuert eingeschaltet werden. Obwohl das gesetzlich nur sehr eingeschränkt erlaubt ist, passiert es häufiger, als man vermuten würde (siehe z.B. stern.de vom 14. Juli 2007).

Schnurlostelefon (DECT)

Übliche Sendeleistung: 250 mW

Es stellt in vielen Wohnungen die stärkste Strahlungsquelle dar und reicht meist auch in die benachbarten Wohnungen. Die meisten Schnurlostelefone funken rund um die Uhr, auch wenn sie nicht benützt werden. Sie funken außerdem immer mit voller Leistung. Es gibt aber Modelle, bei denen sich diese beiden Funktionen abschalten lassen, die dann also nicht ständig funken und wenn, dann nur mit der benötigten Leistung.

Bei allen Funkquellen in der Wohnung (DECT, WLAN, funkende Strom-, Wasser-, Gas- und Heizungszähler) gilt: Auch wenn die Sendeleistung klein ist, verursachen sie meist eine sehr starke Strahlung, weil außer der Leistung auch der Abstand entscheidend ist. Innerhalb einer Wohnung beträgt die Entfernung zwischen der Funkquelle und den Menschen nur einige Zentimeter bis einige Meter, bei außen liegenden Quellen ist sie viel größer.

Quellen von Funkstrahlung

Quelle	Entfernung	Belastung in µW/m²
WLAN-Router	0,2 m	149.204
	1,0 m	12.838
	1,5 m	1.009
	3,5 m	566
Laptop	0,5 m	27.161
	1,0 m	2.650
Typisches Gerät mit WLAN (Client)	0,2 m	205.411
	1,0 m	8.216

Strahlenbelastungsspitzenwerte durch WLAN (2,45 GHz)
Tabelle nach: Hensinger, Peter und Teuchert-Noodt, Gertraud (Hrsg.): Smart City, Digitale Bildung, Elektromagnetische Felder.[2]

WLAN

Übliche Sendeleistung: bei 2,4 GHz: 100 mW, bei 5–6 GHz: 200 mW und 1.000 mW. Künftig soll es WLAN bis zu 6,875 GHz geben.

Auch WLAN (engl. Wi-Fi; drahtlose Datenverbindung in den Wohnungen, auf öffentlichen Plätzen usw.) gehört in den Wohnungen zusammen mit den Schnurlostelefonen meist zu den stärksten Strahlungsquellen. Wenn man unbedingt eine Funkverbindung statt eines Kabels verwenden will, sollte man WLAN zumindest nachts abschalten.

Vorsicht! Viele WLAN-Router sind so voreingestellt, dass sie auch die angrenzenden Bereiche „mitversorgen", dass sie also auch die Funkverbindung zu Geräten auf der Straße oder in angrenzenden Wohnungen herstellen. Selbst wenn der Router nachts abgeschaltet ist, kann es sein, dass er noch weiter funkt, um in der Umgebung WLAN zur Verfügung zu stellen. Das kann man jedoch bei den Einstellungen des Routers mit dem angeschlossenen Computer abstellen. Bei Updates wird diese Funktion aber meist automatisch wieder angeschaltet. Deshalb sollte man sie regelmäßig kontrollieren.

Bluetooth

Übliche Sendeleistung: bisher 1 mW; jetzt auch bis 100 mW
Hier geht es um Funk für Kurzstreckenverbindungen, z.B. Funkmäuse, Funktastaturen, schnurlose Kopfhörer, Sportuhren (sogenannte Wearables) sowie körpernahe medizinische Überwachung. Hat man die Tastatur oder die Maus eines Computers auf dem Tisch, an dem man arbeitet, so wirkt die Strahlung direkt auf die Fortpflanzungsorgane. Ähnliches gilt übrigens, wenn man den Laptop auf dem Schoß hat und die Daten per WLAN oder Mobilfunk gesendet werden.

Mikrowellenherde

Sie arbeiten auf einer Frequenz von 2,45 GHz. Eigentlich sollten ihre Türen, die mit Metall hinterlegt sind, keine Strahlung nach außen lassen. Praktisch misst man aber trotzdem vor dem Herd immer eine beträchtliche Belastung. Deshalb ist es sinnvoll, während des Betriebs einen Abstand von ein bis zwei Metern einzuhalten. Eine Bemerkung am Rande: Die Proteine reagieren im Mikrowellenherd etwas anders als auf der Kochplatte (siehe „Proteinfaltung", Seite 36/37). Daher schmecken bestimmte Speisen unterschiedlich, je nachdem, wo sie erhitzt wurden. Bei hart gekochten Eiern ist das besonders deutlich. Aber Vorsicht! Ein rohes Ei, das im Mikrowellenherd erhitzt wird, explodiert und verschmutzt dabei den Herd.

Babyphone

Die Geräte sollten, wenn überhaupt, im Abstand von einigen Metern von Babys und Kleinkindern aufgestellt werden. Beim Kauf eines Babyphons raten wir Ihnen nachzufragen, ob es dauerhaft oder nur im Bedarfsfall (beim Schreien) strahlt.

Funkende Heizungs-, Elektrizitäts-, Gas- und Wasserzähler

(sogenannte „Smart Meter" oder „intelligente Zähler")
Sie funken oft im Abstand von wenigen Sekunden. Ihre Leistung ist zwar sehr klein (meist im Milliwatt-Bereich), aber

das ist nicht entscheidend. Wichtig ist, was beim Menschen ankommt. Wenn z.B. der Heizungszähler direkt neben dem Bett oder neben dem Arbeitsplatz angebracht ist, so kann wegen des geringen Abstands die Belastung durch die Strahlung erheblich sein.

Es gibt „intelligente" Heizungszähler, die während des Ablesens ein Funksignal empfangen und daraufhin nur kurze Zeit senden, sonst aber nicht. Die Elektrizitäts- und Gaszähler müssen jedoch überhaupt nicht funken. Nach dem Gesetz[3] muss immer eine nicht-funkende Alternative angeboten werden, etwa über eine Telefonleitung oder – weniger empfehlenswert – über Powerline.

Radar

Radar an Flughäfen und an militärischen Anlagen arbeitet meist mit sehr hohen Leistungen. Speziell militärisches Radar für bodennahe Überwachung führt oft noch in sehr großen Abständen zu erheblichen Schäden.

Für Radar werden sehr unterschiedliche Frequenzen genutzt. Die meisten davon liegen zwischen 2,3 und 11 GHz. Obwohl viele Breitband-Messgeräte Radar schlecht oder überhaupt nicht erfassen können, macht es manchmal elektrohypersensiblen Menschen sehr zu schaffen. Das gilt besonders im Anflugbereich von Flughäfen.

Radar, Bluetooth und andere Funkanwendungen in Autos

Viele Autos haben Seiten-, Abstands- und Rückfahrradar. Das trägt zweifellos zur Verkehrssicherheit bei. Nicht vergessen werden darf dabei aber die Funkbelastung der Fußgänger und Radfahrer am Straßenrand. Speziell Schwangere, Säuglinge in Kinderwagen und Kleinkinder sind stark betroffen. Noch schlimmer ist die Strahlung von selbstfahrenden Autos. Auch die Personen im Innenraum können gefährdet sein, denn die meisten Autos sind mit WLAN und Bluetooth ausgerüstet. Durch die Metallkonstruktion der

Karosserie können „Brennpunkte" der Strahlung entstehen, an denen sie besonders hoch ist. Das gilt übrigens auch für das Telefonieren mit Handys im Auto. Außerdem sei auf die Magnetfelder der Sitzheizungen hingewiesen, die zwar keine Funkstrahlung darstellen, aber in diesem Zusammenhang nicht vergessen werden dürfen.

Heizungssteuerung, Rollläden etc.
Hier besteht eine Funkbelastung nur für die kurze Zeit der Steuerung. Deshalb geht von ihnen im Allgemeinen keine Gefahr aus.

RFID
Hier geht es ums Auslesen von Daten auf Gebrauchsartikeln, Pässen usw. ähnlich wie bei einem Strichcode. Oft sind die Schaltkreise in einem kleinen weißen Plastikteil untergebracht, auf dem oben der Strichcode aufgedruckt ist. Die meisten RFID-„Transponder" sind passiv, senden also nicht. Auch hier dauert die Funkbelastung nur kurze Zeit. Daher besteht keine Gefahr für Gesunde. Das gilt aber nur, wenn man sich nicht längere Zeit neben einem Auslesegerät aufhält.[4]

Behördenfunk TETRA für Polizei, Feuerwehr, Krankenfahrzeuge usw.
Er strahlt immer, also auch dann, wenn keine Gespräche oder Daten übertragen werden (in Deutschland bei 0,391–0,395 GHz).

Richtfunk
Die Strahlenbelastung besteht nur in der Richtfunkstrecke und in deren unmittelbarer Umgebung. Sie trifft meist keine Gebiete, in denen sich Menschen aufhalten.

Satellitenfunk bei 5G
Beim Satellitenfunk hat das Handy meist keinen Kontakt mit dem nächsten Mobilfunkmast, sondern mit einem Satelliten,

Quellen von Funkstrahlung

der sowohl die Signale an das Handy sendet als auch die des Handys empfängt. Satellitenfunk war immer schon in sehr einsamen Gegenden wie in Wüsten und auf Meeren üblich. Für 5G sind zurzeit rund hunderttausend Satelliten geplant; viele davon sind schon genehmigt. Jeder wird eine Leistung von bis zu 5 MW (fünf Millionen Watt) EIRP[5] haben. Trotzdem ist die Strahlung eines einzelnen Satelliten auf der Erde so schwach, dass in den meisten Fällen spezielle Empfänger benötigt werden. Für die Belastung der Menschen ist letztlich entscheidend, wie viele Satelliten gleichzeitig unser Land überfliegen.

Bei einigen Firmen dienen die Satelliten für 5G nur für einen schnellen Kontakt der Basisstationen untereinander. Die Smartphones haben dann wie üblich nur Kontakt mit der nächsten Basisstation.

Powerline oder PLAN

Daten können auch über die normalen Leitungen des Hausstroms übertragen werden. Dabei werden die Kabel als eine Art Antenne für einen Kurzwellensender benützt. Auf diese Weise hat man zwar weniger Strahlung als etwa bei WLAN, trotzdem kann die Belastung erheblich sein.

Rundfunk, Fernsehen

Obwohl hier manchmal sehr hohe Leistungen (von einigen 100 Kilowatt, d.h. einigen 100.000 Watt) abgestrahlt werden, sind die Sender meist genügend weit von der Wohnbebauung entfernt. Das gilt leider nicht für einige neuere Anlagen in Wohngebieten, in deren Umgebung viele Krebsfälle beobachtet werden.

Grundlagen

Was ist neu bei 5G?

5G wird als schnelles Internet mit extrem kleiner Verzögerung („Latenzzeit") beworben. Außerdem soll es das „Internet der Dinge" ermöglichen, bei dem jedes „Ding" Informationen über seine charakteristischen Eigenschaften, seinen Standort usw. sendet. Bundeskanzlerin Angela Merkel drückte es sinngemäß so aus: Jede Milchkanne solle mit dem 5G-Netzwerk verbunden werden. Technisch wird die höhere Geschwindigkeit der Datenübertragung unter anderem dadurch erreicht, dass nicht wie beim klassischen Rundfunk eine einzige Welle (Frequenz) verwendet wird, sondern ein „Band" mit einem ganzen Bündel davon. Man spricht von einem Breitbandnetz. Da jede einzelne dieser Wellen eine bestimmte Mindeststärke haben muss, um sicher empfangen zu werden, strahlt eine Datenübertragung natürlich umso mehr, je mehr von diesen Wellen zu einem Band zusammengefasst werden, je „breiter" also das Band ist. Daher ist es nicht verwunderlich, dass für 5G mehr Leistung nötig ist als bei den bisherigen Systemen 1G bis 4G. Das bestätigen auch die Messungen rund um 5G-Basisstationen.

Aufgrund seiner ausgefeilten Technik benötigt 5G zur Übertragung einer Nachricht, beispielsweise eines Bits, zwar weniger Sendeenergie als bisher, dafür laufen aber über eine 5G-Basisstation wesentlich mehr Daten, die gleichzeitig übertragen werden müssen. Man denke nur an das „Internet der Dinge", bei dem möglichst jeder Gegenstand mit dem Internet verbunden werden soll. Die Daten müssen deshalb bei 5G in kürzerer Zeit, aber mit höherer Leistung des Senders übermittelt werden.

Diese ist so groß, dass sie nicht mehr in alle Richtungen abgestrahlt werden kann, wie das bei den früheren Generationen 1G bis 4G der Fall war. Das würde die Stromkosten zu sehr in die Höhe treiben. Stattdessen wird nur ein dünner Strahl auf den Nutzer gerichtet. Wenn sich dieser bewegt, muss ihm der Strahl natürlich folgen. Man spricht von einem „Bleistiftstrahl", im Englischen „beam forming". Die Bündelung wird dadurch erreicht, dass jeder Sender mehrere Antennen hat, deren Strahlen sich überlagern. Sie werden so gesteuert, dass sie sich dabei innerhalb des „Bleistifts" verstärken und außerhalb abschwächen („Interferenz"). In diesem Strahl ist die Sendeenergie natürlich sehr hoch. Eine solche Antennenanlage kann verschiedene „Bleistifte" senden und so gleichzeitig mehrere Nutzer bedienen. Diese Technik ist ein Spezialfall der „MIMO"-Technik (MIMO = Multiple Input, Multiple Output). Bei 5G wird sie aber nur angewendet, wenn die Frequenz über 2,5 GHz liegt.

Damit eine Verbindung zwischen der Basisstation und dem Nutzer überhaupt zustande kommt, werden mehrere Bleistiftstrahlen ständig sehr schnell über den ganzen Bereich gelenkt, der von der Basisstation versorgt wird.[6] Sie suchen, ob ein Handy oder Smartphone mit ihnen Kontakt aufnehmen will. Das dauert nur wenige Millisekunden. Wenn man diesen Strahl messen will, benötigt man deshalb spezielle Geräte, die in so kurzer Zeit ansprechen. Natürlich wird das ganze Gebiet um die Basisstation herum von diesen sehr intensiven Strahlen jeweils kurze Zeit getroffen, ob man ein Smartphone benützt oder nicht. Der Unterschied in der Intensität der Strahlen zwischen dem „Leerlauf", der immer zur Kontaktaufnahme mit möglichen Nutzern gesendet wird, und der maximalen Datenübertragung ist sehr groß und beträgt bis gut 1:260. Dadurch können die Daten sehr schnell übertragen werden.

Jede Mobilfunk-Basisstation kann gleichzeitig immer nur eine begrenzte Zahl von Kunden bedienen. Bei älteren Systemen waren das meist gut 60 Nutzer. Um alle Daten, auch die des Internets der Dinge, übertragen zu können, braucht man deshalb in Städten viele Basisstationen in kleinen Abständen, auf dem Land mit dünner Besiedelung dagegen solche mit größerer Reichweite.

Daher verwendet 5G drei verschiedene Frequenzbänder: Zunächst sollen alte Basisstationen von 2G, 3G und 4G auf die neue Technik 5G umgerüstet werden. Dabei werden die alten Frequenzbänder beibehalten. Außerdem werden die neu

INFO
Wie breitet sich die Strahlung einer Antenne aus?

Gibt es den „Regenschirm-Effekt", der besagt, dass direkt unter der Antenne eines Mobilfunksenders die geringste Strahlung sei? Warum werden nicht alle Bäume in der Umgebung eines Funkmasts geschädigt?

Um diese Fragen zu beantworten, muss man die Ausbreitung der Strahlen um die Antenne kennen. Bei der bisherigen Technik für 2G bis 4G und bei den niedrigen Frequenzen von 5G braucht man drei Antennen, um das ganze Gebiet rund um die Basisstation zu bestrahlen. Jede davon „versorgt" nur ein Drittel des Kreises um die Antennen, also einen Bereich von 120 Grad. Das kann man an den Sendemasten gut erkennen, auf denen die drei Antennen auf gleicher Höhe gegeneinander verdreht montiert sind. Baumschäden erwartet man nur im sogenannten Hauptstrahl, der senkrecht zu jeder von ihnen läuft.

Aber auch in Richtung des Hauptstrahls variiert die Strahlung stark: Direkt unter der Antenne ist die Funkbelastung meist am höchsten – auch wenn die Betreiber oft das Gegenteil behaupten. Den „Regenschirm-Effekt" gibt es also nicht. Läuft man in Richtung des Hauptstrahls von der Antenne weg, so schwankt die Strahlung zwischen Maximal- und Minimalwerten.

Dabei sind die Maxima in der Nähe der Antenne die Stellen, an denen eine sogenannte „Nebenkeule" der Strahlung auf die Erde trifft. Bei vielen innerstädtischen Masten hat man nach etwa 100 Metern wieder einen hohen Wert. Das ist die Stelle, an der der Hauptstrahl auf die Erde kommt. Von da an nimmt die Strahlung kontinuierlich (mit dem Quadrat des Abstands) ab. In weniger dicht besiedelten Gebieten und bei höheren Masten kann diese Entfernung wesentlich größer als 100 Meter sein, wenn ein größerer Umkreis um den Sender bestrahlt werden soll.

Wie breitet sich die Strahlung einer Antenne aus?

Da die Antennen innerhalb ihres Gehäuses ferngesteuert verstellt werden können, ist von außen nicht sichtbar, wo die Strahlung hoch und wo sie niedrig ist. Hier hilft nur eine Messung. Dabei spielt natürlich die Abschattung durch Bäume, Häuser und andere Dinge eine Rolle. Deshalb fallen bei der Messung die Maxima und Minima der Strahlung sehr unterschiedlich aus.

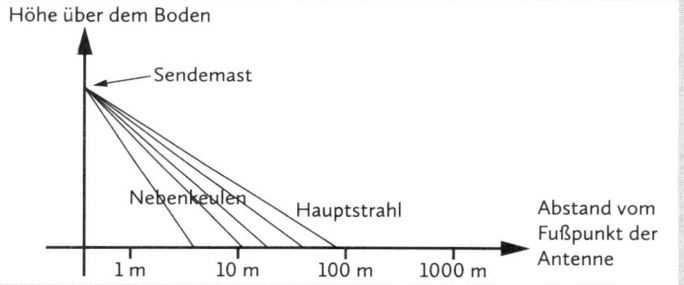

Bild 2 Verteilung der Sendeenergie in Hauptstrahl und Nebenkeulen; Antennenhöhe 10 Meter über dem Boden.

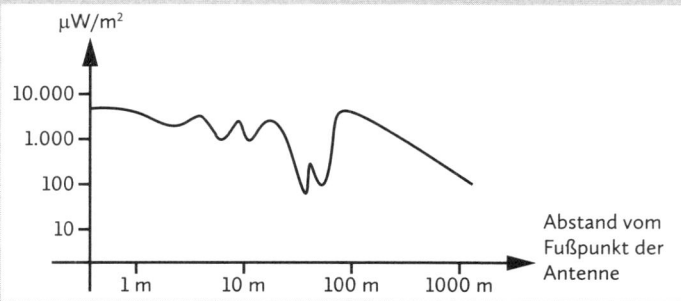

Bild 3 Gemessene Strahlung der Antenne von Bild 2 am Boden. Der Wechsel zwischen den Maxima und Minima durch die Nebenkeulen und den Hauptstrahl wird durch Abschattungen durch Bäume und Gebäude verzerrt.

Bei 5G hat man oft eine andere Abstrahl-Charakteristik: Dabei wird ein starker, schmaler Funkstrahl direkt auf den Nutzer gerichtet. Das wird im Abschnitt „Was ist neu bei 5G?", siehe Seite 26/27, näher erläutert.

Grundlagen

versteigerten Frequenzen zwischen 3,4 GHz und 3,8 GHz mit mittlerer Reichweite benutzt. Später kommt noch der Bereich um 26 GHz dazu. Bei diesen hohen Frequenzen liegt die Reichweite nur bei etwa 100–250 Metern, und das nur, wenn keine Bäume oder andere Hindernisse im Weg stehen. Wenn ihre Leistung unter 10 W bleibt, dürfen sie als „Kleinsendeanlagen" überall ohne Genehmigung montiert werden. Nur der Besitzer des Grundstücks muss zustimmen. Um auch diese Hürde zu umgehen, werden sie oft an Straßenlaternen angebracht. Aus der geringen Sendeleistung darf man aber nicht schließen, dass sie gesundheitlich unbedenklich sind. Denn wegen der unmittelbaren Nähe ist die Bestrahlung der Passanten auf der Straße möglicherweise größer als durch einen starken Sender, der weiter entfernt ist.

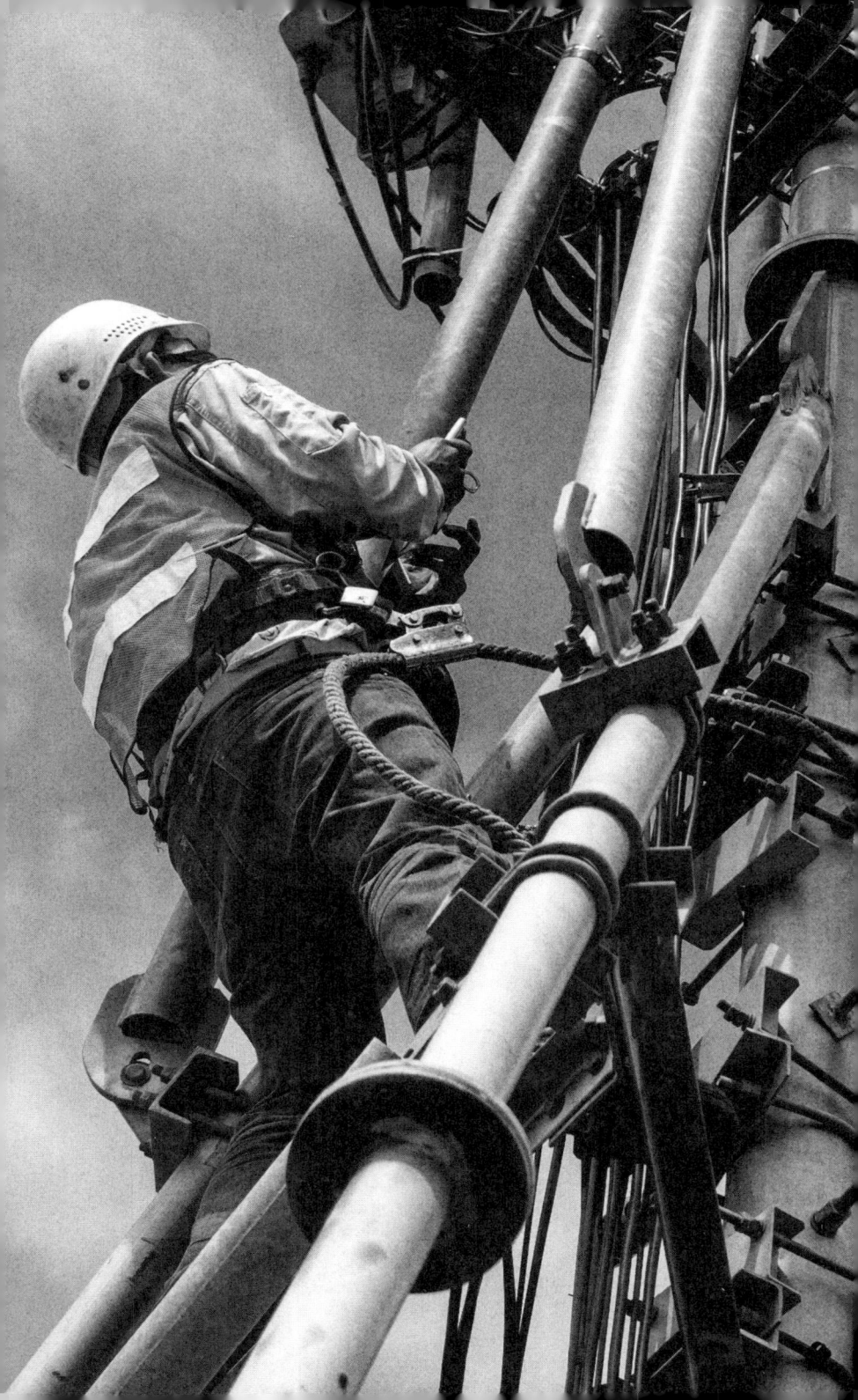

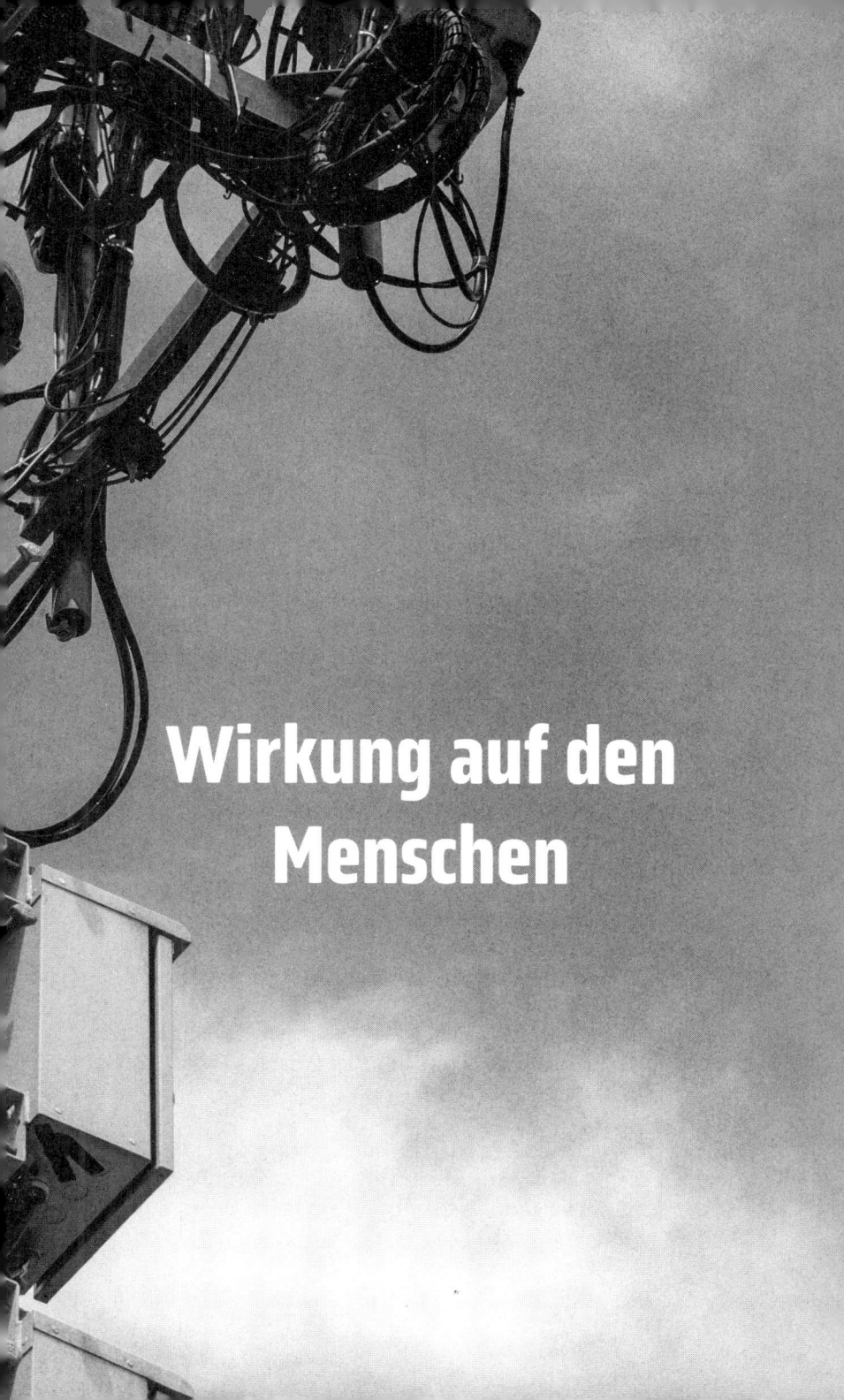

Wirkung auf den Menschen

Wirkung auf den Menschen

Erste Reaktionen

Wird irgendwo eine neue Sendeanlage errichtet, so spüren die meisten Menschen in der Umgebung keinerlei Beschwerden. Nur einige wenige bekommen schon nach Tagen Kopfschmerzen, Schlafstörungen, Gedächtnis- und Konzentrationsprobleme, Nasenbluten usw. Bald können noch weitere Effekte dazukommen: Erschöpfung, Hautausschlag, Tinnitus oder unangenehme Erwärmung des Körpers ohne Fieber. Wie viele Menschen davon betroffen sind, lässt sich schwer feststellen, weil es sich um völlig unspezifische Beschwerden handelt, die nur mit großen Schwierigkeiten auf eine bestimmte Ursache zurückgeführt werden können. Allein für Kopfschmerzen gibt es zweitausend verschiedene Gründe. Ein Arzt, der keine Erfahrung auf diesem Gebiet hat, könnte sagen: „Sie sehen den Mast vor Ihrem Fenster. Deshalb regen Sie sich auf. Da ist es kein Wunder, dass Sie schlecht schlafen. Ihre Konzentrationsprobleme sind dann die Folge."

Tatsächlich wird den Ärztinnen und Ärzten auf vielen Fortbildungskursen[7] vorgetragen, dass Funkstrahlung unterhalb der Grenzwerte keine Gesundheitsschäden hervorrufen könne und dass diese Beschwerden rein psychisch bedingt seien. Folglich werden in solchen Fällen häufig Beruhigungs- oder Schlafmittel verschrieben, eventuell sogar Psychopharmaka. Dass diese Beschwerden keineswegs psychisch bedingt sind – wenn das auch in einigen wenigen Fällen zutreffen mag –, sieht man daran, dass auch Tiere und Pflanzen beeinträchtigt werden, worüber später noch berichtet werden wird (siehe Seite 89 ff.). Und diese haben sicher keine psychischen Probleme, wenn sie einen Funkmast sehen. Leider bleibt es oft nicht bei diesen ersten Reaktionen. Die schlimmeren treten aber gewöhnlich erst nach einer Bestrahlung von mehr als zehn Jahren auf. Zum besseren Verständnis wird zuerst beschrieben, wie elektromagnetische Felder auf Lebewesen einwirken. Das kann auf mehrere unterschiedliche Weisen geschehen.

Wirkmechanismen der Funkstrahlung

Funkstrahlung greift lebendige Strukturen auf mehrere, unterschiedliche Weisen an. Unter ihnen ist die Öffnung der sogenannten „Calcium-Kanäle" am besten untersucht. Deshalb ist ihr und ihren Folgen auch der größte Teil dieses Kapitels gewidmet. In der untenstehenden Aufzählung werden aber in den Ziffern 3 bis 7 noch weitere Wirkmechanismen kurz vorgestellt.

Die wichtigsten Bausteine von Pflanzen, Tieren und Menschen sind die (Körper-)Zellen. Sie werden von einer Zellmembran umschlossen. Innerhalb der Zelle gibt es einen Überschuss an negativ geladenen Teilchen, außen herrschen positiv geladene vor. Das sind vor allem Natrium-, Kalium- und Calcium-Ionen. Eine Änderung der Calcium-Konzentration in der Zelle kann beispielsweise zu Muskelkontraktionen, zur Synthese von Hormonen oder zu Nervenimpulsen führen. Calcium steuert auch die Biosynthese von Proteinen. Manchmal, beispielsweise, wenn ein Nervenimpuls erzeugt werden soll, strömen Calcium-Ionen in die Zelle. Dazu dienen die „Calcium-Kanäle". Das sind „Röhren" durch die Zellmembran, durch die die Calcium-Ionen von außen ins Innere der Zelle gelangen können. Sie sind normalerweise verschlossen, können aber durch Funkstrahlung geöffnet werden. Das wurde in mehreren Experimenten nachgewiesen.[8] Dafür werden zwei Wirkmechanismen diskutiert:

❶ Die **Calcium-Kanäle** werden durch „Schalter" **geöffnet**, sodass Calcium in die Zelle einströmen kann. Normalerweise geschieht dies selten und nur, wenn die Zelle zu einer spezifischen Aktivität angeregt werden soll. Der „Schalter" ist ein Sensor, der auf Änderungen der elektrischen Spannung reagiert. Man kann ihn sich als einen Stöpsel vorstellen, der unter normalen Umständen bei einer Änderung der Spannung angehoben wird und so die Calcium-Ionen passieren lässt. Er enthält vier schraubenförmige Abschnitte, die in den Calcium-Kanälen[9] liegen. Jeder dieser schraubenförmigen Abschnitte hat an einem Ende fünf elektrische Ladungen, sodass insgesamt 20 Ladungen im Spiel sind. An ihnen greift die Funkstrahlung an, wenn das Handy sendet. Außerhalb und innerhalb der Zelle und auch im Calcium-Kanal selbst gibt es freie Ionen, die auf die Spannungssensoren der Calcium-Kanäle wirken. Sie bewegen sich unter Funkstrahlung sehr langsam und nur unglaublich kurze Strecken von 10^{-11} bis 10^{-12} m.[10] Trotzdem zeigen Berechnungen,[11] dass bei gepulsten Wellen unter Umständen schon eine sehr schwache Strahlung von weniger als 0,003 µW/m² genügt, damit der Kanal aufgeht und Calcium in die Zelle einströmt. Dieser Wert hängt ganz wesentlich von der Pulsung ab. Bei ungepulsten Wellen bräuchte man erheblich stärkere Strahlung. Außer der Funkstrahlung können auch Magnetfelder diesen Effekt auslösen: Magnetfelder entstehen unter Hochspannungsleitungen und, wenn ein Handy benutzt wird, durch die Pulsung.[12]

❷ Es gibt noch einen weiteren Mechanismus, wie **Calcium-Kanäle** durch Funkstrahlung geöffnet werden können: Wir wissen, dass viele Proteine ihre biologische Wirksamkeit nicht nur durch ihre chemische Zusammensetzung erreichen, sondern auch durch ihre **spezielle Form**. Das wurde oben anhand der schraubenförmigen „Schalter" in den Calcium-Kanälen gezeigt. Die Gestalt der Proteine wird meistens durch sogenannte „Wasserstoffbrücken" gehalten. Das heißt, dass die elektrischen Ladungen in den Proteinen nicht gleichmäßig verteilt sind. Dabei ziehen sich positive und negative Ladungen an und halten den entsprechenden Abschnitt des Proteins in Form. In der Pionierarbeit von Henrik und Jakob Bohr[13] wurde nachgewiesen, dass Mikrowellen diese sehr schwache Anziehungskraft aufbrechen können. Das passiert auch bei den schraubenförmigen „Schaltern" in den Calcium-Kanälen, die dann ihre Steifig-

Wirkmechanismen der Funkstrahlung

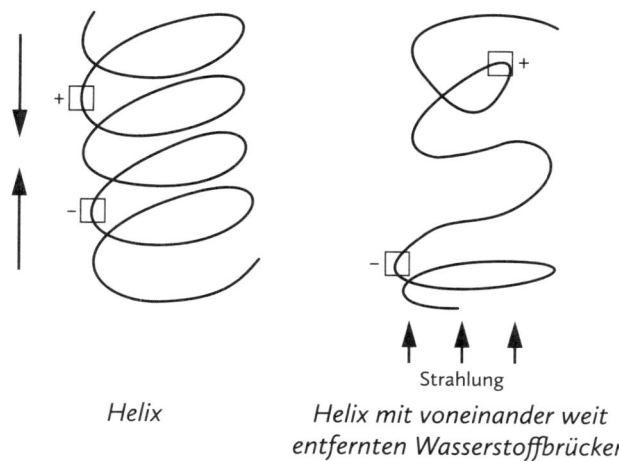

Bild 4 Funkstrahlung kann die Struktur von Proteinen verändern.

keit verlieren und den Weg ins Innere der Zelle freigeben. Nach der sehr groben Abschätzung zum Thema „Öffnung der Calcium-Kanäle durch Änderung der Proteinfaltung" (siehe Seite 40f.) braucht man mindestens 2,5 W/m², um dadurch die Öffnung der Calcium-Kanäle zu bewirken – möglicherweise in einigen Situationen auch wesentlich mehr. Bedenkt man aber, dass der ICNIRP-Grenzwertvorschlag[14] von 2020 Teilkörperbestrahlungen bis zu 100 W/m² (an absorbierter Leistung) zulässt, so muss die Proteinfaltung auf jeden Fall berücksichtigt werden.

Die Proteine müssen jedoch nicht sofort ihre Gestalt verlieren. Es kann sein, dass sie sich nur unverändert bewegen und dabei einige Mikro-Strukturen (z.B. im Cytoskelett) ändern.[15][16]

Die bisher genannten Mechanismen bewirken die Öffnung von Calcium-Kanälen.[17] Das ist jedoch nicht die einzige Möglichkeit, Zellen oder Gewebe zu schädigen:

❸ Durch die Funkstrahlung werden Spannungen kurz unter der Haut **induziert**.[18] Außerdem erzeugt das elektrische

Wirkung auf den Menschen

Feld der Strahlung **Ströme im Gewebe**.[19] Dabei ist zu beachten, dass diese Ströme in nicht-linearen Übertragungswegen laufen und dabei zum Teil gleichgerichtet werden. Obwohl in der Endnote gezeigt wird, dass die so erzeugten Stromdichten von einigen zig µA/mm² sehr klein sind, können sie doch möglicherweise bei der **Signalübertragung zwischen den Zellen** durch die „Membran-Nanokanäle"[20] eine Rolle spielen.

❹ Außer diesen spielen noch weitere Mechanismen eine wichtige Rolle: Die **Lebensdauer** von Paaren **Freier Radikale** (siehe Bild 5) kann verlängert werden, wenn zusätzlich zur Funkstrahlung noch ein schwaches Magnetfeld wie das der Erde vorhanden ist.[21][22] Dadurch erhöht sich die Wahrscheinlichkeit, dass sie schädliche Reaktionen hervorrufen.

❺ Außerdem kann die **Zähigkeit des Wassers** (Viskosität) durch Funkstrahlung erniedrigt werden. Auch das wurde schon unterhalb unserer Grenzwerte nachgewiesen, nämlich bei 0,45 GHz und 24,6 V/m.[23] Damit werden die so wesentlichen **Diffusionsprozesse** im Körper verändert.

❻ Schließlich darf nicht vergessen werden, dass bei Frequenzen von einigen GHz Körperteile, beispielsweise ein Finger, mit einer Ausdehnung von einem Viertel der Wellenlänge, also in Dezimeter- und Zentimeterbereich, als effektive **Antennen** wirken und so mehr Energie aufnehmen, als man vielleicht erwarten würde.

❼ Für hohe Frequenzen spielen noch weitere Effekte eine Rolle, die im Abschnitt „Was ist bei 5G anders?" (Seite 82ff.) näher beschrieben werden.

Zurück zur Öffnung der Calcium-Kanäle: Die Calcium-Ionen im Inneren der Zelle lösen eine Reihe von Reaktionen aus: Sie neutralisieren zum Teil die negative Ladung, die dort vor-

Wirkmechanismen der Funkstrahlung

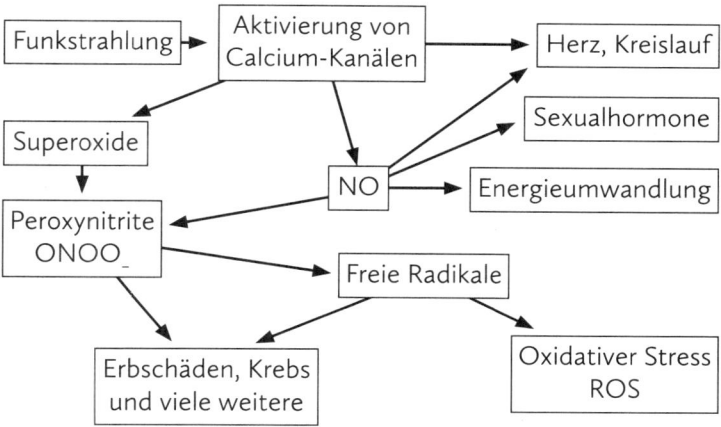

Bild 5 Wirkung der Funkstrahlung auf die Calcium-Kanäle und die Folgen – nach einer Idee von Pall (2019).

handen ist. Bei Nervenzellen kann dadurch ein Nervenimpuls ausgelöst werden, bei Muskeln kann es zu Kontraktionen kommen. Außerdem verursachen sie über mehrere Zwischenschritte die Entstehung von aggressiven chemischen Verbindungen wie „reaktive Sauerstoff-Spezies", ROS, und reaktive Stickstoffverbindungen, ausgehend von Stickstoffmonoxid NO und seinen Folgeprodukten wie zum Beispiel $ONOO_-$.[24] Sie sind die Ursache für den „Oxidativen Stress" der Zellen.

Die Kenntnis dieser Reaktionen ist aber im Folgenden nicht nötig. Trotzdem werden hier wenigstens die wichtigsten Schritte angegeben:

Das Einströmen von Calcium in die Zellen durch Funkstrahlung ist in vielen wissenschaftlichen Arbeiten sehr gut dokumentiert.[25] Sogar die beratende Expertengruppe BERENIS der Schweizer Regierung hat die Folge davon, nämlich den Oxidativen Stress, anerkannt, insbesondere auch, dass Oxidativer Stress die Ursache einer Palette entzündlicher Erkrankungen ist.[26] Wenn ein großer Teil des Calciums in die Zellen fließt, fehlt es natürlich in den Bereichen zwischen den

INFO
Öffnung der Calcium-Kanäle durch Änderung der Proteinfaltung

In diesem Abschnitt wird eine sehr grobe zahlenmäßige Abschätzung angegeben, welche Leistungsflussdichten nötig sind, um die Proteinfaltung zu ändern. Dabei ist zu beachten, dass speziell bei höheren Frequenzen die Funkstrahlung nicht tief in das Gewebe eindringt und daher die gesamte eingestrahlte Energie in einer dünnen Schicht unter der Haut absorbiert wird. Dort treten dann große Belastungen auf. Es können aber auch Brennpunkte („hot spots") mit hohen Energiedichten entstehen. Deshalb sind keine genauen Angaben darüber möglich, bei welcher Einstrahlung eine Aufweichung der Proteinfaltung erfolgen kann. Hier geht es nur um eine Abschätzung der Größenordnung.

Die Funkstrahlung kann zunächst die Proteine zu Schwingungen anregen,[28] die dann eventuell zum Aufreißen der Helices führen. Die Bindungsenergie der Wasserstoffbrücken in den S4-Helices beträgt etwa $2{,}5 \times 10^{-20}$ Joule.[29] (Hier und im Folgenden stehen J für Joule = Wattsekunde, ms für Millisekunde und nm für Nanometer.) Für die Einwirkung der Funkstrahlung kann 1 Millisekunde als typische Zeit für Prozesse in der Zelle eingesetzt werden. Die Höhe der Helix ist etwa gleich der Dicke der Zellmembran, also etwa 10 nm = 10^{-8} m, ihr Durchmesser wird als 1 nm angenommen.

Um die Wasserstoffbrücke aufzubrechen, braucht man eine eingestrahlte Energie, die mindestens so groß ist wie die Bindungsenergie. Da die Energie gleich der eingestrahlten Leistung mal der Zeit ist und die Strahlung von einer Fläche absorbiert wird, die dem Querschnitt der Helix entspricht, erhält man:

Leistungsflussdichte = Bindungsenergie / (Fläche x Zeit)
$$= 2{,}5 \times 10^{-20} \text{ Ws} / (10^{-8}\text{ m} \times 10^{-9}\text{ m} \times 10^{-3}\text{ s})$$
$$= 2{,}5 \text{ W/m}^2$$

Öffnung der Calcium-Kanäle durch Änderung der Proteinfaltung

> Das bedeutet, dass ab einer Leistungsflussdichte von etwa 2,5 W/m² die Wasserstoffbrücken in den Helices der Kanalproteine („Schalter") aufgeweicht werden können. Dabei ist allerdings zu beachten, dass die Bindungslänge der Wasserstoffbrücken von etwa 0,18 nm wesentlich kleiner ist als die Höhe der Helices, was in diesem sehr groben Modell zu einer Erhöhung der nötigen eingestrahlten Leistung führen könnte. Andererseits wurden die Eigenschaften der Umgebung der Brücken (insbesondere das Verhalten im elektrischen Feld, nämlich die sogenannte Dielektrizitätskonstante) nicht berücksichtigt, was dieses Ergebnis ebenfalls beeinträchtigt. Für eine genauere Aussage sind daher umfangreiche Untersuchungen nötig.
>
> Wichtig ist hier nur, dass die vorübergehende oder dauerhafte Auflösung der Form der Helices in einem Bereich stattfindet, der mit den heutigen Grenzwerten erreicht werden kann.

Zellen. Das kann schlimme Konsequenzen haben. Bei einer Bekannten kommt es zu einem lebensgefährlichen Calcium-Mangel im Blut, sobald sie Funkstrahlung ausgesetzt ist. Einige Zeit nach ihrer Rückkehr in ein besonders funkarmes Gebiet normalisiert sich ihr Calcium-Spiegel wieder. Diese Beobachtung hat sie wiederholt machen müssen.

Es ist unmöglich, hier alle Folgen aufzuzählen, die durch das Einströmen von Calcium in die Zellen entstehen.[27] Im nächsten Abschnitt werden die wichtigsten davon genannt (beispielsweise verminderte Hormonproduktion), ohne auf die Krankheiten und Beeinträchtigungen einzugehen, die sich daraus ergeben (beispielsweise verminderte Fruchtbarkeit). Diese sind das Thema des nächsten Kapitels (Seite 49 ff.). Dort werden auch Folgen von Funkstrahlung erwähnt, die nicht oder nicht direkt mit Calcium in Verbindung stehen. Einen Überblick über diese Krankheiten finden Sie unter „Erkrankungen durch Funkbelastung" (siehe Seite 83 ff.). Im Übrigen wird auf die Literaturauswahl am Ende des Buches verwiesen.

Wirkung auf den Menschen

Funkstrahlung und ihre Wirkung auf den menschlichen Körper[30]

Viele Krankheiten oder Beeinträchtigungen, die durch elektromagnetische Wellen hervorgerufen werden, lassen sich auf gemeinsame Schädigungsmechanismen zurückführen. Die wichtigsten davon sind:

Muskelzellen

Zu viel Calcium in den bestrahlten Zellen und als Folge davon zu wenig Calcium an anderen Stellen kann zu neuromuskulärer Übererregbarkeit führen und damit zu weitreichenden Folgen für den Körper:

Der Herzmuskel verspannt. Auch Herzrasen kann eine Folge sein, die nicht selten bei elektrohypersensiblen Menschen auftritt.

Zudem kann es dazu kommen, dass die Blutgefäße kontrahieren, wodurch der Durchfluss des Bluts verringert wird. Dadurch kann eine Mangeldurchblutung von Organen wie Nieren, Leber, Bauchspeicheldrüse, aber auch des Gehirns und der Herzkranzgefäße entstehen.

Wegen schlechterer Durchblutung der Haut, die durch die Engstellung der Blutgefäße entsteht, kommt es zu Jucken, Brennen und Rissen in der Haut.

Auch die Nackenmuskeln können verspannen, was unter anderem zu Fehlhaltung, Tennisarm, Kopf- und Rückenschmerzen führen kann.

Je nachdem, welche Teile des Körpers von der Strahlung getroffen werden, und je nach ihrer Empfindlichkeit können auch andere Muskeln betroffen sein.

Nerven

Die Öffnung der Calcium-Kanäle kann Nervenimpulse erzeugen oder hemmen: Wird eine Nervenzelle erregt, bedeutet das, dass sie einen elektrischen Impuls weiterleitet. Durch dieses elektrische Signal werden an ihrem Ende die Calcium-Kanäle geöffnet. Dadurch werden Botenstoffe (Neurotransmitter) freigesetzt, die die Zelle verlassen. Sie docken an der nächsten Nervenzelle an und verursachen dort die Öffnung verschiedener Ionen-Kanäle. Das erzeugt eine Änderung der elektrischen Spannung, also einen Impuls, der diese Nervenzelle erregt und so das Signal weiterleitet.

Es ist daher offensichtlich, dass die Öffnung der Calcium-Kanäle durch Funkstrahlung die Nerven erregen kann. Handelt es sich beispielsweise um einen „Schmerznerv", so meldet dieser einen Schmerz ans Gehirn. Vermutlich ist das auch die Ursache für die oft unerträglichen Kopfschmerzen elektrohypersensibler Menschen.

Auch die vermehrte Produktion wichtiger Neurotransmitter durch Funkstrahlung wurde experimentell bestätigt.[31] Besorgniserregend ist hier die Tatsache, dass sich der Adrenalin-, Noradrenalin- und Dopamin-Spiegel erst nach etwa eineinhalb Jahren wieder normalisiert.

Funkstrahlung kann aber auch das Gegenteil bewirken, nämlich die Signalübertragung behindern oder sogar unterbrechen.[32]

Mitochondrien

Die Mitochondrien sind die Kraftwerke der Zellen. Ein erhöhter Calcium-Spiegel lässt dort einen Überschuss an aggressiven Sauerstoffverbindungen (ROS)[33] entstehen. Das führt zu Oxidativem Stress, denn diese Verbindungen sind äußerst reaktiv und greifen auch andere Teile der Zelle an, wie ungesättigte Fettsäuren, Proteine, die Erbsubstanz DNA und vor allem die Zellmembranen. Die Folgen können unter anderem chronische Krankheiten, Erbschäden und die Entstehung von

Krebs sein. Außerdem können Sauerstoffmangel und vorzeitiger Zelltod auftreten. In einer gesunden Zelle stehen dagegen die ROS im Gleichgewicht mit reduzierenden Stoffen, was letztlich ihre schädlichen Wirkungen neutralisiert.

Entstehung aggressiver chemischer Verbindungen

Ein Überschuss von Calcium-Ionen in den Zellen lässt auch Stickstoff-Monoxid (NO) entstehen, das unter anderem die Produktion von **Hormonen** stört. Hauptursache für weitere Schäden ist die Bildung von aggressiven Stoffen wie $ONOO_-$, das die Zellen angreift und damit sogar Genschäden verursachen kann.[34] Lagert es sich in den Mitochondrien an, hemmt es den Energiestoffwechsel. Beobachtungen zufolge werden die Schäden durch Funkstrahlung erheblich schlimmer, wenn eine hohe Schwermetallbelastung vorliegt. Da Letztere ebenfalls die Mitochondrien schädigen, ist es verständlich, dass sie dort die Wirkung von Funkstrahlung verstärken.

Energiemangel

Funkstrahlung erzeugt auf mehrere Weisen Energiemangel in den Zellen. Das fängt damit an, dass in der Lunge die roten Blutkörperchen den Sauerstoff schlechter aufnehmen können. Dafür ist das Hämoglobin verantwortlich, das dort den Sauerstoff an sich bindet. Durch Bestrahlung ändert sich seine (tertiäre) Struktur mit der Folge, dass es in der Lunge den Sauerstoff deutlich schlechter aufnimmt.[35]

Ein zweiter Effekt ist, dass der Sauerstoff an der Oberfläche der roten Blutkörperchen gebunden wird. Eine schwache elektrische Ladung auf diesen Oberflächen sorgt dafür, dass sich die Körperchen gegenseitig abstoßen und so die Oberflächen für den Sauerstoff frei zugänglich sind. Unter dem Einfluss von Funkstrahlung verschieben sich die Ladungen, und die roten Blutkörperchen kleben aneinander. Das zeigt Bild 6. Selbst

Funkstrahlung und ihre Wirkung auf den menschlichen Körper

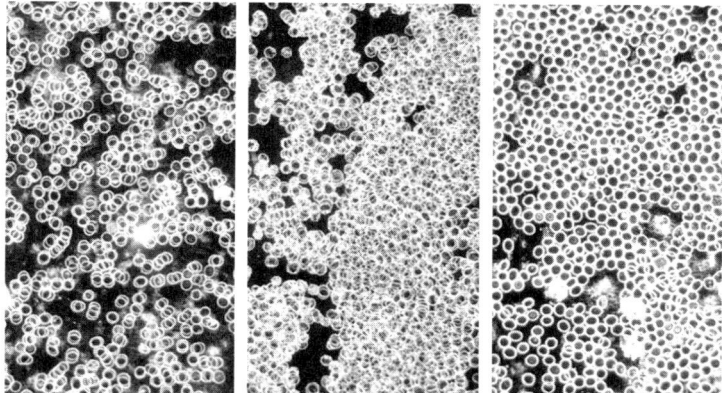

Bild 6 Das Blut eines gesunden Probanden wurde in einem abgeschirmten Raum des Hauses entnommen und in drei gleiche Mengen aufgeteilt. Eine davon (linkes Bild) verblieb im Raum, die zweite (mittleres Bild) wurde 30 Minuten der Strahlung eines nahen Mobilfunkmasts mit durchschnittlich 3.000 µW/m² ausgesetzt, und die dritte (rechtes Bild) ebenso lang in das Strahlungsfeld eines WLAN-Routers verbracht, wo 121 µW/m² gemessen wurden. Danach wurden alle drei Proben im Dunkelfeldmikroskop fotografiert. Man beachte, dass sich die bestrahlten roten Blutkörperchen in den Proben aus einem weiten Bereich zusammenziehen, verklumpen und dadurch in größerer Zahl im Mikroskop sichtbar sind.

wenn dort in den bestrahlten Proben wegen der fehlenden Abstoßung mehr rote Blutkörperchen zu sehen sind, ist ihre freie Oberfläche für die Bindung von Sauerstoff geringer geworden. Dadurch wird ihre Fähigkeit, Sauerstoff zu transportieren, stark eingeschränkt.

Wie oben dargelegt, können die Muskelkontraktionen zu einer Beeinträchtigung der Herzfunktion und der Blutgefäße führen. Dadurch verschlechtert sich der Transport des Bluts. Außerdem hemmt das Stickstoff-Monoxid den Energiestoffwechsel in den Mitochondrien. Ein Leistungsabfall durch Bestrahlung kann also auf vier verschiedenen Wegen – Strukturänderung des Hämoglobins, Geldrollenbildung, Muskelkontraktionen bei Herz und Kreislauf und schließlich durch Stickstoff-Monoxid – entstehen, die im schlimmsten Fall alle zusammentreffen.

Immunsystem

Das Immunsystem wird durch Funkstrahlung zunächst angeregt, längerfristig hemmt sie es dagegen. Diese gerade in Zeiten einer Pandemie wichtige Tatsache wurde in vielen wissenschaftlichen Arbeiten untersucht.[36][37][38][39][40]

Viren

Viren können sich nur im Inneren von Zellen „replizieren", also vermehren. Einige gelangen durch die Calcium-Kanäle dorthin. Funkstrahlung öffnet die Kanäle und nimmt so den Viren „die Arbeit ab", dies selbst zu tun. Obwohl dazu nur wenige Experimente bekannt sind,[41] muss man davon ausgehen, dass Funkstrahlung (zumindest in einem bestimmten „Energiefenster") die Verbreitung von Viren fördert. Gut dokumentiert ist aber eine Folgerung daraus: Durch die Blockierung der Calcium-Kanäle können viele der entsprechenden Erkrankungen behandelt werden. Bisher war das beim Schweine-Delta-Coronavirus, Ebola-Virus, Zika-Virus und beim Influenza-A-Virus erfolgreich.[42][43][44] Natürlich ist das noch kein Beweis, sondern nur ein Hinweis auf die Wirkung der Funkstrahlung. Aber auf jeden Fall greift diese Behandlung auch, wenn die Viren mutieren, was laufend passiert.

Entzündungen

Entzündungen werden durch Funkstrahlung gefördert. Das lässt sich leicht durch die veränderte Zahl an Leukozyten feststellen.[45] Saba Shahin und Mitarbeiter finden bei trächtigen Mäusen Entzündungen bereits bei einer täglichen Bestrahlung von 2 Stunden über 45 Tage mit 335.000 µW/m² und 2,45 GHz.[46][47] Dass Funkstrahlen auch Entzündungen hervorrufen können, wurde in der oben zitierten Stellungnahme von BERENIS, einem Beratergremium der Schweizer Regierung, anerkannt.

Blut-Hirn-Schranke

Das Blut enthält viele Stoffe, die nicht ins Gehirn gelangen dürfen. Das sicherzustellen ist die Aufgabe der Blut-Hirn-Schranke. Sie ist eine Barriere zwischen den Blutgefäßen und dem Hirn, die alle schädlichen Stoffe zurückhält. Ähnliche Schranken gibt es an mehreren Stellen im menschlichen Körper, beispielsweise gibt es eine Blut-Hoden-Schranke und eine Schranke in der Plazenta (Mutterkuchen), die den Embryo vor den Abbauprodukten im Blut der Mutter schützt. In vielen Experimenten an Ratten wurde nachgewiesen, dass Funkstrahlung unter gewissen Umständen die Blut-Hirn-Schranke öffnet.[48] Der Mechanismus, der dem zugrunde liegt, ist gut erforscht.[49]

Bei diesem Effekt gibt es ein „Energiefenster", das heißt, er tritt am stärksten schon bei einem Tausendstel W/kg auf; bei stärkerer Bestrahlung ist er weniger ausgeprägt. Ein Tausendstel W/kg hat man bei einem Mobiltelefon schon in etwas mehr als einem Meter Abstand. Der genaue Wert hängt natürlich von der Sendeleistung, also vom Abstand zur nächsten Basisstation ab. Das bedeutet, dass bei einem Mobiltelefonat die umstehenden Personen geschädigt werden können.

Das ist für Schwangere besonders wichtig. Denn man muss davon ausgehen, dass die Plazenta-Schranke ähnlich reagiert wie die Blut-Hirn-Schranke.

Diese Ergebnisse wurden von Betreiberseite heftig angegriffen. Dabei scheute man sich nicht, gefälschte Studien vorzulegen.[50] Nachdem der Betrug bekannt wurde, musste man aber die Richtigkeit der Ergebnisse akzeptieren.

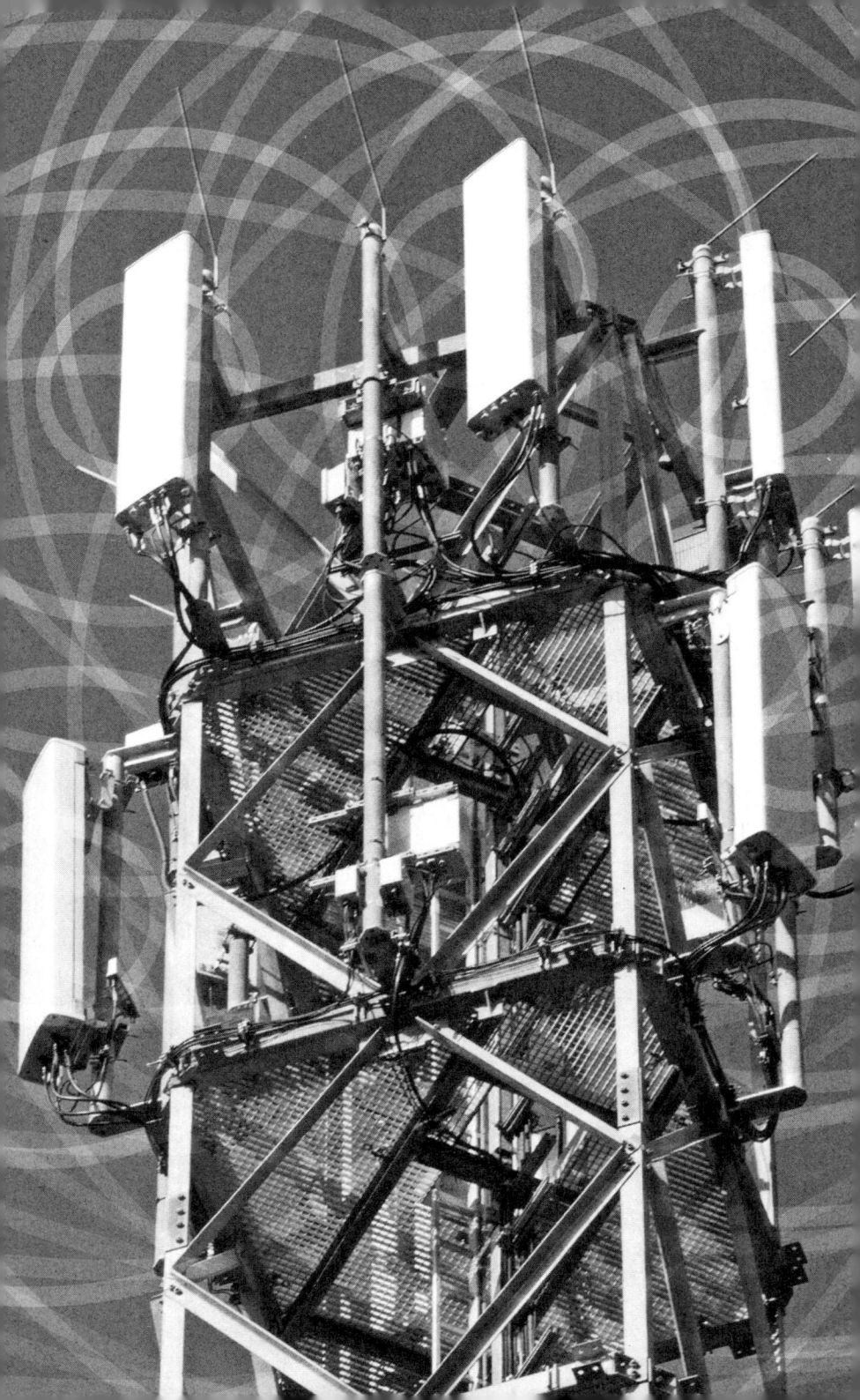

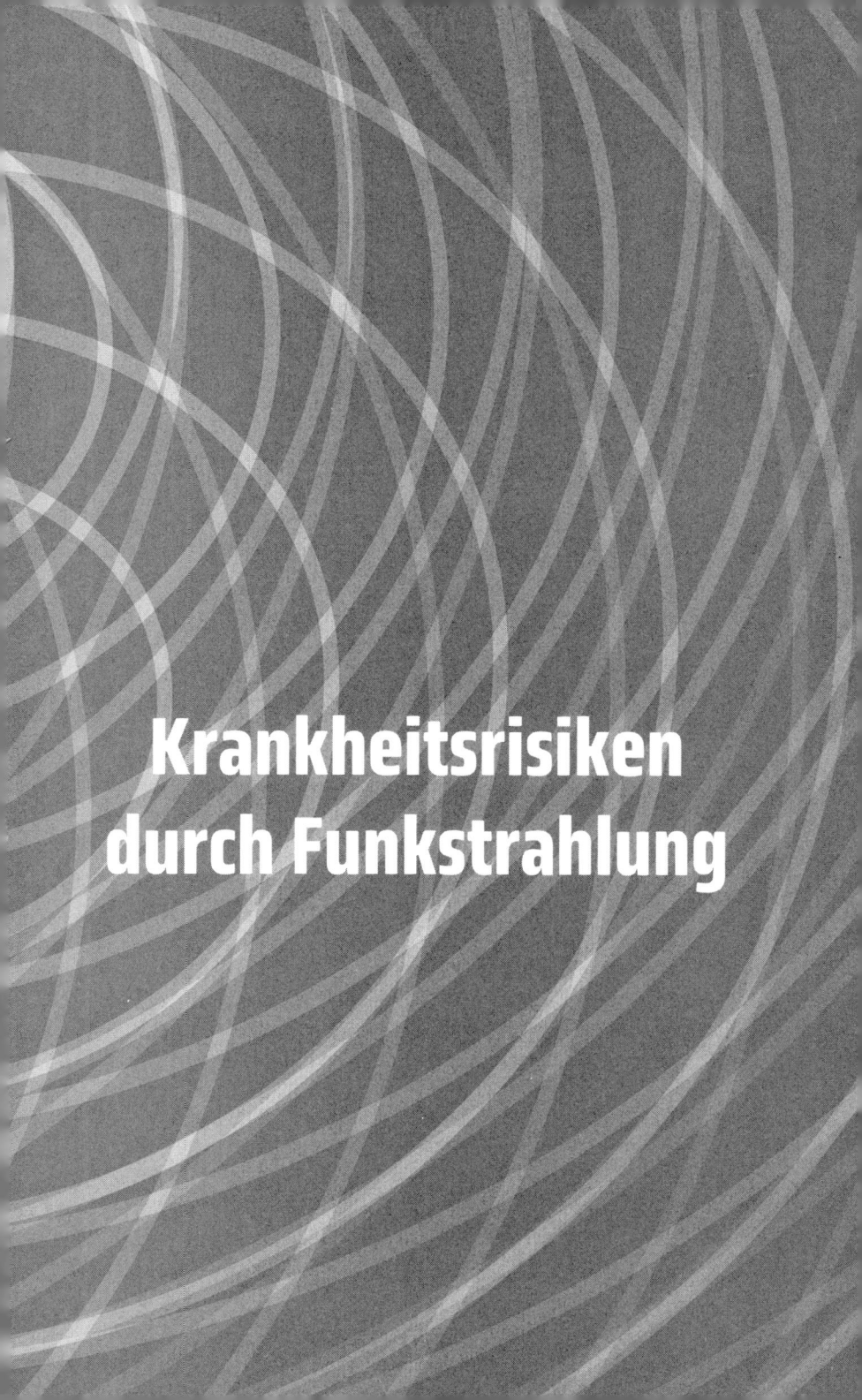

Krankheitsrisiken durch Funkstrahlung

Die Wirkungen von Funkstrahlung auf den Menschen werden in mehreren sehr guten Schriften zusammengefasst, in denen man auch die entsprechenden Literaturangaben findet. Hier sei besonders das Heft „5G als ernste globale Herausforderung"[51] von Martin Pall erwähnt. Außerdem sei auf den Bioinitiative Report von 2012,[52] auf den Überblick von Isabel Wilke[53] und auf die Literatur bei diagnose:funk[54] hingewiesen. Die biochemischen Aspekte werden bei Igor Yakymenko et al.[55] dargestellt; eine fast vollständige Liste von Veröffentlichungen findet man bei emfdata.org[56] und emf-portal.org.[57] Die Literaturangaben zu den folgenden speziellen Themen sollen dagegen im Regelfall nur die historischen Zusammenhänge erläutern.

Kombinierte Wirkung mehrerer Einflüsse?

In diesem Buch werden nur Erkrankungen besprochen, die durch Funkstrahlen allein ausgelöst werden können. Über die Kombinationswirkung von Funkstrahlung mit anderen schädlichen Einflüssen ist bisher noch wenig bekannt. Aber es fällt auf, dass sehr viele elektrohypersensible Menschen gleichzeitig eine Vorbelastung durch Schwermetalle haben, beispielsweise durch Amalgam in Zahnfüllungen. Bekannt ist auch der Einfluss schwacher Magnetfelder, die sich auf den Spin Freier Radikale auswirken,[58][59] und das Zusammenwirken von Radarstrahlen mit Radioaktivität.[60] Von den wenigen Untersuchungen, die das Zusammenwirken von Funkstrahlung mit anderen Einflüssen diskutieren, seien hier noch die Arbeit von Ronald N. Kostoff et al.[61] und die darin zitierte Literatur erwähnt. Außerdem beschreibt Dimitris J. Panagopoulos die Kombination von UMTS-Strahlung weit unterhalb des Grenzwerts mit sehr hohen Dosen von Koffein – ein Gedanke, den man spontan wohl eher als seltsam abtun würde, wären das nicht harte experimentelle Fakten.[62]

Herzfrequenz (Puls)

In Nordrhein-Westfalen gibt es einen Waldweg und einen Dorfweg, auf denen eine sehr geringe Funkstrahlung gemessen wird. Nur an wenigen Stellen strahlt ein Funkturm ein, der aber verdeckt ist und deshalb von Fremden nicht wahrgenommen werden kann. Auf diesen Weg wurden im Lauf der Zeit über 500 ortsfremde Besucher mit einem Dosimeter und einem Messgerät für den Puls geschickt. Manchmal wurden sie auch von Tieren (z.b. Lamas) begleitet, deren Puls ebenfalls gemessen wurde. Das Ergebnis für einen der Spaziergänger zeigt Bild 7. Bei allen anderen und bei den Tieren war es ähnlich. Dabei ist bemerkenswert, dass selbst bei diesen relativ schwachen Feldern von maximal 1.000 µW/m² ausnahmslos alle Besucher mit einer Erhöhung des Pulses reagierten. Erstaunlich ist auch, wie schnell der Puls selbst auf sehr kurze Bestrahlung reagierte. Meist dauerte es weniger als eine Minute.

Dabei erhöht Funkstrahlung die Herzfrequenz nicht immer. Wenn die Strahlung an anderen Organen auftrifft, senkt sie sie.[63] Dass Funkstrahlung sich so stark auf den Herzschlag auswirkt, hat seinen Grund darin, dass dieser durch Schrittmacherzellen im Sinusknoten des Herzens gesteuert wird. Sie haben eine hohe Dichte an spannungsgesteuerten Calcium-Kanälen.

Bei Funkbestrahlung ändert sich aber auch die Herzratenvariabilität, d.h. die natürliche Variation der Zeit zwischen zwei aufeinanderfolgenden Herzschlägen. Für die Menschen ist eine gewisse Variabilität lebenswichtig. Sie ermöglicht, dass man sich schnell auf neue Situationen wie körperliche und psychische Belastung einstellen kann. Bei Bestrahlung verringert sie sich. Ein Techniker würde sagen, die Herzschläge werden durch die Funksignale synchronisiert. (Die Erklärung dafür wird in dem Buch von Hans-Christoph und Ana Scheiner[64] gegeben: Selbst schwache Funkstrahlung kann den Adrenalin- und Noradrenalinspiegel erhöhen.[65] Dadurch wird die Aktivität des „Sympathikus" verstärkt, die das Verhalten unter Stress regelt, und die Aktivität des Gegenspielers „Parasympathikus" gedämpft.)

Krankheitsrisiken durch Funkstrahlung

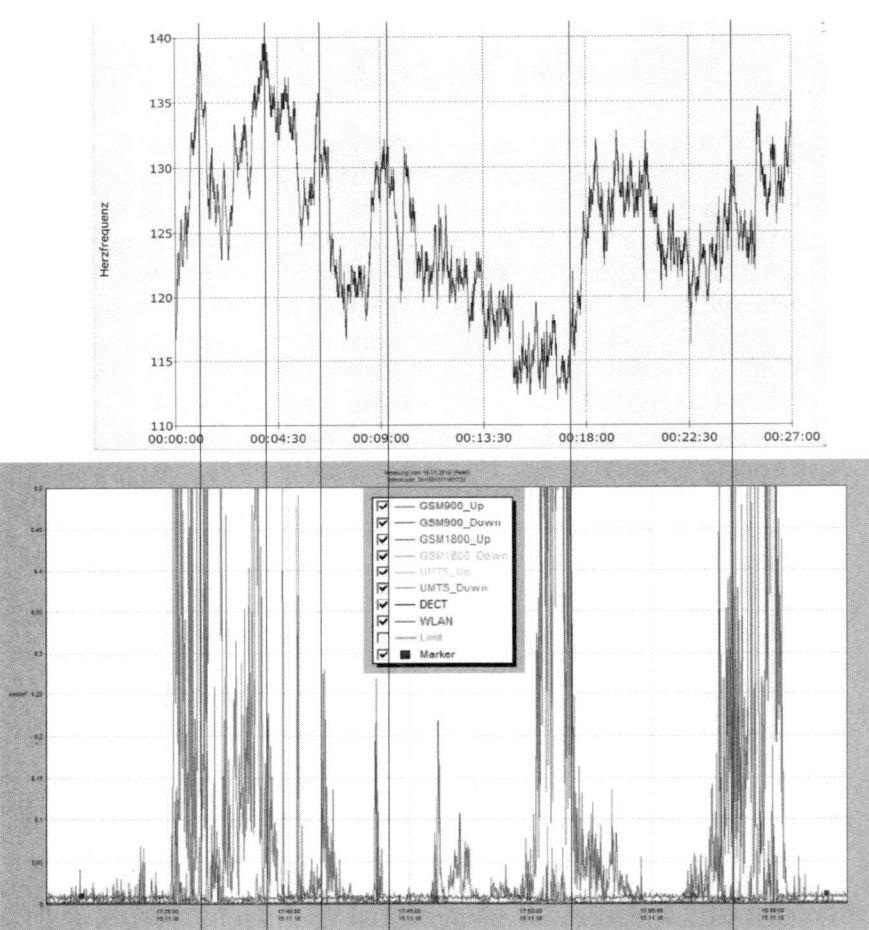

Bild 7 Unten: Funkbelastung; sie stammt ausschließlich von GSM-900, außer den schmalen Spikes um 17:43:30, 17:46:30 und 17:57:30 Uhr, die durch WLAN erzeugt wurden. Die Skala auf der linken Seite reicht von 0 bis 500 µW/m².
Oben: Puls (Herzfrequenz) der Probandin. Die Herzfrequenz steigt meistens nach deutlich weniger als einer Minute nach Beginn der erhöhten Strahlenbelastung. Die Wirkung hängt von mehreren Faktoren ab, z.B. von der Dauer der Strahlung und von der Belastung unmittelbar zuvor.

Gehirn, gepulste Strahlung

Durch die Aufweichung der Blut-Hirn-Schranke können Giftstoffe ins Gehirn gelangen, die es nachhaltig schädigen. Den größeren Einfluss auf die unmittelbare Reaktion des Gehirns hat aber vermutlich die Pulsung der Funkstrahlung. Ihre Frequenzen liegen zum Teil im Bereich der Gehirnströme und verändern sie.

Dabei muss man bedenken, dass das Einströmen der Calcium-Ionen in die Zellen bei jedem Puls erfolgt und damit – wie oben beschrieben – bei jedem Puls einen Nervenimpuls erzeugen kann. (Ein Techniker würde sagen, die Zellen bilden einen Gleichrichter.)

So ist es nicht verwunderlich, dass der deutsche Medizinphysiker Lebrecht von Klitzing 1993 feststellte,[66] dass gepulste Mobilfunksignale schon bei 10.000 µW/m², also weit unter den Grenzwerten, die Gehirnströme des Menschen verändern. Später konnte er diesen Effekt bereits bei 1.000 µW/m² nachweisen.[67] Ungepulste Wellen dagegen verändern das EEG nicht.[68]

Erstaunlich war bei diesen Experimenten, dass der Effekt schon bei einer Bestrahlung von zwei bis drei Mal 15 Minuten auftrat und dann viele Stunden anhielt. Seltsam war, dass ausschließlich mit 217 Hz gepulst wurde, dass also keine der üblichen Frequenzen des EEG (Elektroencephalogramm) verwendet wurde, beispielsweise die der Alphawellen. Geändert wurden aber genau diese, obwohl sie mit etwa 8 Hz einen ganz anderen Frequenzbereich umfassen. Bisher wurde noch nicht verstanden, wie eine 217 Hz-Pulsung Gehirnströme mit 8 Hz derart beeinflussen kann. (Damals enthielt dieses GSM-Signal noch keine 8 Hz-Pulsung.)

Natürlich reagieren die Gehirnströme nicht nur auf die Handystrahlung des GSM-Mobilfunks, so wie das in den von Klitzing'schen Versuchen der Fall war. Besonders deutlich ist dieser Effekt bei WLAN.

Bei den Hirnströmen unterscheidet man:

Deltawellen	0,1–4 Hz	Treten im Tiefschlaf auf: Hormonproduktion, Stärkung des Immunsystems
Thetawellen	4–7 Hz	Treten in der Einschlaf- und der Traumphase vor dem Aufwachen auf; wichtig für Kreativität, Lernfähigkeit, Gedächtnis
Alphawellen	7–13 Hz	Wichtig für Entspannung, Biorhythmus, Aufmerksamkeit
Betawellen	13–27 Hz	Bei Hektik, Stress, Alarmbereitschaft
Gammawellen	30–70 Hz	Bei Konzentration, Angstzuständen, körperlicher Höchstleistung

Taktung einiger Funkanwendungen
→ Schnurlostelefone nach dem DECT-Standard: 100 Hz
→ WLAN: 10 Hz (Bereich der Alphawellen)
→ GSM-Mobilfunk (2G): 2,08 Hz und 2,33 Hz (Bereich der Deltawellen), 8,03 Hz (Bereich der Alphawellen), 217 Hz
→ Behördenfunk TETRA: 0,98 Hz (Multirahmenfrequenz, Bereich der Deltawellen), 17,65 Hz (Sender des Mobilteils, Bereich der Betawellen), 70,6 Hz (Sender der Basisstation, Bereich der Gammawellen)

Man sieht, dass einige dieser Taktungen Ströme im Gehirn verursachen, die dieselben Frequenzen wie die natürlichen Gehirnströme haben. So ist es nicht überraschend, dass man schon früh den Einfluss von Funkstrahlung festgestellt hat, insbesondere natürlich auf die Alphawellen.[69] Diese koppeln wiederum an die natürliche Strahlung der Erde („Schumann-Resonanzen"), die unsere Aufmerksamkeit und den Biorhythmus beeinflusst. Es sind aber nicht nur die Alphawellen, die durch Pulsungen der verschiedenen Funkdienste gestört werden.[70] Durch WLAN werden bei männlichen Ratten unerwarteterweise besonders die Beta- und Thetawellen verändert.[71] Alle Gehirnwellen von 0,1–30 Hz sind unmittelbar an die neurochemischen Aktivitäten gekoppelt.

Das hat das Militär der UdSSR, der USA, von Großbritannien und China veranlasst, die Auswirkung solcher Pulse nicht nur auf die Gesundheit, sondern auch auf die psychische Verfassung zu untersuchen.[72] Naturgemäß weiß man wenig darüber. Das steht für uns auch nicht im Vordergrund. Wichtiger sind die Folgen im Alltag, die mit der ständigen Störung der Gehirnströme verbunden sind. Sie wirken sich auf unser Denken, Lernen, unser Gedächtnis und unsere Konzentration aus und können Stress erzeugen.[73][74]

Man erwartet natürlich, dass sich solche Einflüsse insgesamt in der Bevölkerung bemerkbar machen. Tatsächlich liegen Daten aus der Schweiz vor, die einen steilen Anstieg psychischer Krankheiten und von Erkrankungen der Nerven und Sinnesorgane seit 1998 feststellen.[75] Von Nordirland und den USA weiß man, dass in der dortigen Bevölkerung immer mehr Autismus,[76] Demenz und Alzheimer[77] diagnostiziert werden. Das ist natürlich kein Beweis für irgendetwas, sondern nur eine notwendige Konsequenz der Behauptung, dass Funkstrahlung bestimmte Funktionen des Gehirns beeinträchtigt. Man muss immer im Auge behalten, dass dieser Anstieg sicher nicht auf eine einzige Ursache zurückgeführt werden kann.

Schlafstörungen

Wenn man bis hierher gelesen hat, ist klar geworden, dass es bei den biologischen Wirkungen der Funkstrahlung nicht nur auf die Stärke der Strahlung und die Frequenz ankommt. Es wurde gezeigt, dass noch weitere physikalische Eigenschaften eine Rolle spielen wie die Pulsung und die Polarisation.[78] Natürlich ist auch die Dauer der Einwirkung von Bedeutung. Außerdem produziert der Körper im Schlaf mehr von be-

Krankheitsrisiken durch Funkstrahlung

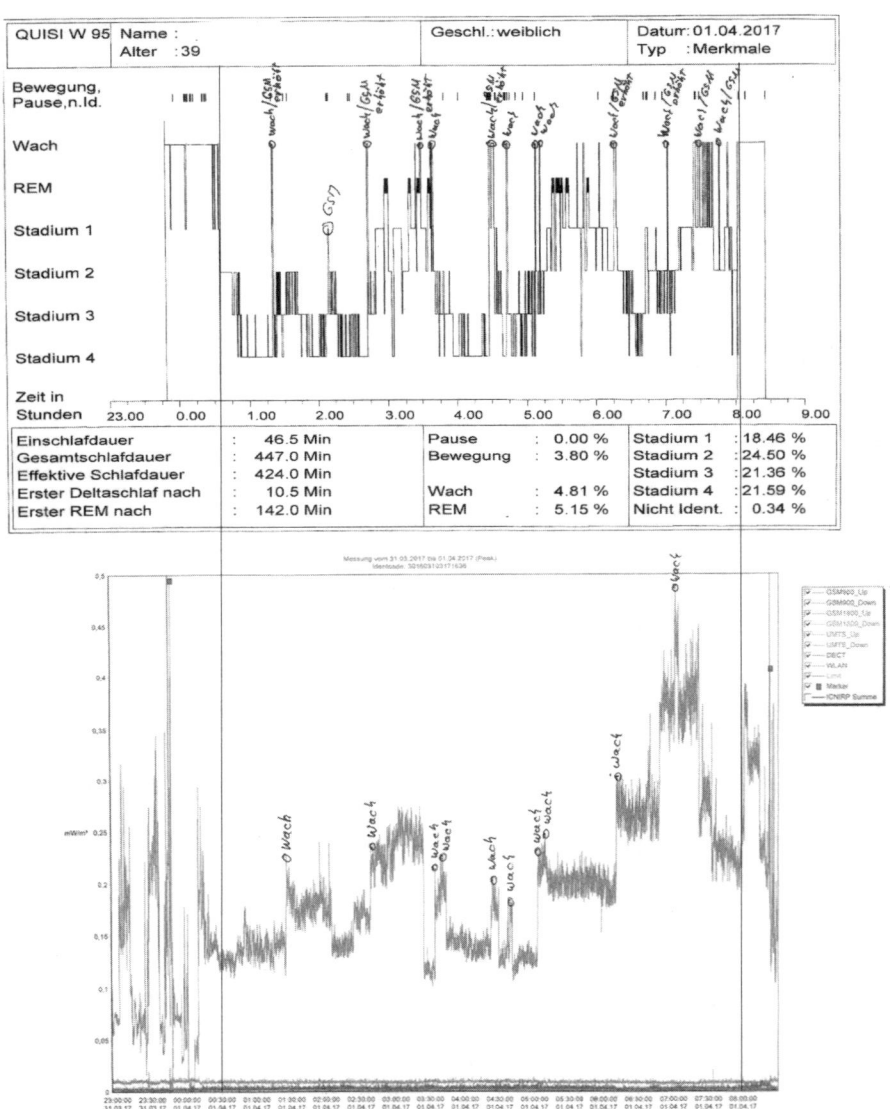

Bild 8 Unten: gesamte Funkstrahlung (Leistungsflussdichte in mW/m^2 = 1.000 µW/m^2).
Oben: die zugehörigen Schlafstadien einer Probandin.

stimmten Stoffen, wie etwa des Hormons Melatonin, als im wachen Zustand. Deshalb stört Funkstrahlung nicht nur den Schlaf selbst, wie gleich gezeigt werden wird, sondern auch die Synthese vieler wichtiger körpereigener Stoffe, die während des Schlafs erfolgt. Auch die sehr diffizile Balance dieser Stoffe kann beeinträchtigt werden.

Nach dem, was über die Änderungen des EEG berichtet wurde, ist zu erwarten, dass auch der Schlaf durch Funkstrahlung beeinflusst wird. Das wird auch in mehreren Studien experimentell beobachtet,[79] siehe auch Bild 8. Es zeigt, dass Spitzen der Funkstrahlung einen unruhigen Schlaf verursachen, der durch kurze Wachzeiten unterbrochen wird. Dabei ist interessant, dass es auf die Pulsung ankommt: Gepulste Magnetfelder ohne Funkstrahlung haben denselben Effekt wie gepulste Funkstrahlung,[80] aber nicht ungepulste Funkstrahlung.[81]

Fruchtbarkeit

Wie stark Funkstrahlung die Fruchtbarkeit schädigt, wurde in einer ganzen Reihe von Experimenten nachgewiesen. Ihre besondere Bedeutung liegt darin, dass nicht nur viele Arbeitsplätze, sondern im zunehmenden Maß auch Schulen mit WLAN ausgestattet werden. Die Eltern haben meist keine Möglichkeit, ihre Kinder vor dieser Strahlung zu schützen.

Abgesehen von den übrigen Folgen, auf die noch eingegangen werden muss, werden sowohl die Jungen als auch die Mädchen stark beeinträchtigt. Das legt zumindest eine ganze Reihe von Tierversuchen nahe. Bei Männern wurde dies ebenfalls nachgewiesen; die Experimente halten jedoch den strengen wissenschaftlichen Kriterien nicht stand.

Bei erwachsenen Tieren werden durch Funk sowohl die Zahl als auch die Form und die Beweglichkeit der Spermien beeinträchtigt.[82] Das kann bis zur Unfruchtbarkeit führen. Aus Versuchen in mehreren unterschiedlichen Labors weiß man, dass auch die Hoden selbst geschädigt werden. Besonders schockierend sind die Ergebnisse von Mehmed Zulkuf Akdag und Mitarbeitern bei Ratten,[83] wo bereits ein winziger Bruchteil der Strahlung eines Handys signifikante Änderungen des Hodengewebes bewirkte (nach einem Jahr Bestrahlung mit einem SAR-Wert zwischen 141,4 µW/kg und 7.127 µW/kg bei der WLAN-Frequenz von 2,45 GHz; Handystrahlung geht bis 2.000.000 µW/kg).

Leider sind auch Frauen betroffen. Da sich die entsprechenden Versuche am Menschen verbieten, ist man auf Schlussfolgerungen aus Beobachtungen an Tieren angewiesen.

Wie im nächsten Kapitel gezeigt wird, weiß man aus der Rinder- und Schweinehaltung, dass Strahlung den weiblichen Zyklus verändert, den Erfolg der Besamung verringert und zu mehr Abgängen führt. Um die biologischen Vorgänge dabei besser zu verstehen, wurden mehrere Versuche an Ratten, Mäusen und Drosophila-Fliegen durchgeführt.[84] Shahin und sein Team[85] berichten über einen signifikanten Anstieg von reaktiven Sauerstoff-Spezies ROS und physiologischem Stress bei weiblichen Mäusen, der zum Tod von Embryonen führte. In den Eierstöcken waren die Follikel vergrößert, die Zahl der Embryonen war verringert und die Entwicklung der Embryonen verzögert. Auch hier war der SAR-Wert wesentlich geringer als bei Handys in schlechter Empfangslage (2 W/kg): Die Tiere wurden 45 Tage lang jeweils 2 Stunden mit 0,023 W/kg bei 2,45 GHz bestrahlt.

Genschäden

Die Nachricht schlug wie eine Bombe ein, als 2005 die Medien über die Ergebnisse der „Reflexstudie" berichteten, die an Kulturen menschlicher Zellen Änderungen des Erbguts durch Funkstrahlung nachwiesen.[86] Dabei war das zu erwarten gewesen, denn schon 1950 konnte gezeigt werden, dass bei Pflanzen bereits eine 15-minütige Bestrahlung mit Wellen von 0,2 GHz und nur 6.000 µW/m² Mutationen auslöst.[87] Auch

Genschäden

beim Menschen wurden Veränderungen des Genoms durch Funkstrahlung schon sehr früh nachgewiesen[88] und später immer wieder bestätigt.[89][90] Das Besondere an der Reflexstudie war nur, dass die Medien vor allem darüber berichteten, weil es sich um eine groß angelegte, mit Mitteln der Europäischen Union (EU) geförderte, internationale Studie handelte, die die Industrie mit allen Mitteln bekämpfte. Davon aber später. Es stellte sich heraus, dass das Erbgut von Bindegewebszellen wesentlich stärker geschädigt wird als das von Muskelzellen. Trotzdem wurden immer wieder Experimente an Muskelzellen, bei denen keine Veränderung des Genoms festgestellt wurde, als Argument dafür herangezogen, dass alle Beobachtungen von Genschäden durch Mobilfunk nicht reproduzierbar seien und deshalb nicht beachtet werden müssten.[91] Kein Wort davon, dass die Versuche an Weichteilzellen sehr gut reproduzierbar sind! Sie wurden von 49 unabhängigen Studien bestätigt; das angesehene wissenschaftliche Organ „Pathophysiology" widmete dieser Erkenntnis sogar eine Sonderausgabe.[92]

Versuche an der Taufliege, genauer an Drosophila melanogaster, sind für Untersuchungen von Erbgutveränderungen besonders geeignet, weil sie sich schnell vermehrt und so die Wirkungen leicht festgestellt werden können. Dabei hat sich gezeigt,[93] dass die Strahlung des D-Netzes mit einer Frequenz von etwa 0,9 GHz deutlich mehr DNA-Fragmentationen auslöst als die Strahlung des E-Netzes mit 1,8 GHz. Bei 11 und 21 GHz waren die Fragmentationen noch weniger, aber immer noch erschreckend hoch. Das könnte mit der Pulsung zusammenhängen, die vermutlich bei den Experimenten mit 11 und 21 GHz geringer war.

Die Zellen besitzen einen Reparaturmechanismus, der mittels der sogenannten Kontrollproteine DNA-Schäden aufspürt, ihre Reparatur einleitet und auf jeden Fall eine Verdoppelung der DNA (Replikation) vor der Zellteilung mit einer geschädigten DNA verhindert. Ohne diese Kontrollproteine könnten wir nicht überleben. Man musste aber leider feststellen, dass Funkwellen die Bildung des entscheidenden

Krankheitsrisiken durch Funkstrahlung

Kontrollproteins 53 BP1/Y-H2AX hemmen. Die Experimente wurden sowohl bei 0,915 GHz als auch bei 1,9474 GHz durchgeführt.[94][95]

Auch bei der Zellteilung selbst kann Funkstrahlung zu Fehlern führen, speziell durch Störungen des Spindelapparats.[96][97] Das geschieht schon bei 45 V/m, also etwa bei unserem gegenwärtigen Grenzwert für 0,9 GHz-Strahlung. Dies und die Störung des Reparaturmechanismus erklären, warum man so viele Missbildungen beobachtet, die zu einem guten Teil während der Trächtigkeit der Tiere entstanden sein müssen (siehe unten). Obwohl dazu keine Daten verfügbar sind, ist anzunehmen, dass auch menschliche Embryonen gefährdet sind.

Die Änderung des Erbguts müsste eigentlich das Ende des Mobilfunks in seiner heutigen Form bedeuten. Wollen wir es uns wirklich leisten, dass wir die kommenden Generationen schädigen, nur weil wir zu bequem sind, die Alternativen weiterzuentwickeln und sie auch tatsächlich einzusetzen?

Krebs

Wie zuvor erörtert entsteht durch Funkstrahlung in den Zellen ein Überschuss an Freien Radikalen, also äußerst aggressiven chemischen Verbindungen. Wie in den oben beschriebenen Experimenten gezeigt wurde, zerstören sie Teile der Erbsubstanz DNA und greifen in biologische Abläufe und Schutzreaktionen ein. Daher ist zu erwarten, dass Funkstrahlung auch Krebs auslösen kann.

Ob das tatsächlich der Fall ist, interessierte die Forschung von Anfang an. Schon wenige Jahre nach der Entdeckung der Funkstrahlung wurden krebsartige Wucherungen an bestrahlten Pflanzen untersucht; später kamen Tierexperimente dazu. Die wichtigste von ihnen ist heute die NTP-Studie von 2018,[98] die die US-amerikanische Regierung in Auftrag gegeben hat. Dabei wurden 3.080 Ratten und getrennt davon auch Mäuse von ihrer Zeugung bis zu ihrem Lebensende bestrahlt. Statistisch signifikant war aber nur Krebs am Herzmuskel (bösartige Schwannome, das heißt Nervenscheidentumoren) von männlichen Ratten. Zwar wurden auch andere Tumorarten beobachtet; sie waren aber wegen der ungünstigen Aufteilung der Tiere auf die einzelnen Untersuchungen in diesen Experimenten statistisch nicht signifikant. Bei weiblichen Ratten wurde ein kleiner, aber statistisch nicht relevanter Anstieg verschiedener Krebsarten gefunden („equivocal evidence"); ähnlich war es auch bei den Mäusen. Die Bestrahlung lag bei 1,5 oder 3 oder 6 W/kg. Zum Vergleich: Unser Grenzwert beträgt 2 W/kg für Mobiltelefone.

Noch im selben Jahr wurde eine ähnliche Studie des italienischen Ramazzini-Instituts veröffentlicht.[99] Sie untersuchte nur 2.448 Ratten. Das Ergebnis war bei einer Bestrahlung mit 6,6 W/m^2 statistisch signifikant, bei 1,7 W/m^2 aber nicht mehr.

Das Problem der NTP-Studie ist, dass versucht wurde, zu viele Fragen gleichzeitig zu beantworten, und daher die Zahl der Tiere für jedes dieser Experimente zu gering war. Deshalb waren die Ergebnisse nur bei männlichen Ratten und hier nur Tumoren am Herzmuskel statistisch signifikant. Trotzdem liegt die Bedeutung dieser Experimente gegenüber allen anderen darin, dass sie im offiziellen Auftrag einer amerikanischen Regierungsstelle durchgeführt wurden.

Wenn also Funkstrahlen bei Tieren Krebs auslösen können, wie steht es dann um den Menschen? Dazu wurden mehrere groß angelegte Untersuchungen durchgeführt. Die wichtigste davon ist vielleicht die INTERPHONE-Studie der Internationalen Krebsforschungs-Agentur IARC der WHO. Sie wurde 2012 fertiggestellt. Der Endbericht[100] umfasst Fall-Kontroll-Studien zu zwei Arten von Gehirntumoren, nämlich zu 2.708 Gliom- und 2.409 Meningeom-Fällen. Für Meningeome (sie sind meist gutartig) und Akustikus-Neurinome konnte selbst nach zehn Jahren Handynutzung keine statistisch relevante Erhöhung der Fallzahlen gefunden werden. Aber bei den sehr aggressiven Gliomen war das Risiko für Vieltelefonierer mit mehr als insgesamt 1.640 Stunden Telefonaten deutlich erhöht. Der Bericht nennt das „unplausibel", stellt aber immerhin fest, dass auf der Seite, auf der gewöhnlich telefoniert wird (also für Rechtshänder meist rechts), Gliome häufiger auftreten als auf der anderen Seite. Um mehr Klarheit zu bekommen, analysierte die Gruppe um den schwedischen Forscher Lennart Hardell[101] diesen Zusammenhang weiter. Dabei wurden alle bösartigen Gehirntumoren bei langjährigen Nutzern von Mobilfunk und Schnurlostelefonen erfasst. Er konnte eindeutig nachweisen, dass bei Handynutzern vermehrt Gliome und andere bösartige Gehirntumoren auftreten. Dabei spielt die Zeit seit dem ersten Telefonat eine wichtige Rolle: Je länger sie zurückliegt, desto größer das Risiko. Nach den Bradford-Hill-Kriterien, die bei statistischen Erhebungen zwischen zufälligem Zusammentreffen und Ursachen unterscheiden helfen, muss man die Entstehung der Gliome eindeutig auf Funkstrahlung zurückführen.

Weil der größte Teil der Bevölkerung Mobiltelefone, Smartphones und Schnurlostelefone nutzt, erwartet man ein Ansteigen der relevanten Gehirntumoren in der gesamten Bevölkerung, speziell der besonders aggressiven Glioblastome. Das ist leider der Fall. Eine Statistik für die „Metropol-Region", die den größten Teil Frankreichs umfasst, zählt 823 Neuerkrankungen an (histologisch bestätigten) Glioblastomen im Jahr 1990 und 3481 im Jahr 2018.[102] Diese Zahl hat sich also seit Beginn der massenhaften Nutzung von Handys und Schnurlostelefonen mehr als vervierfacht. In der Diskussion am Ende dieser amtlichen Statistik werden als mögliche Ursachen elektromagnetische Felder und Pestizide angegeben; es wird aber darauf hingewiesen, dass das umstritten sei. Mehr Klarheit bringt die offizielle britische Krebsstatistik, weil dort zwischen den einzelnen Regionen im Gehirn unterschieden wird. Der Frontal- und die Temporallappen liegen beim Telefonieren unmittelbar neben dem Handy und bekommen daher besonders viel Strahlung ab. Das trifft auch auf den Parietallappen zu, der sich in der Nähe der Antenne(n) eines Handys befindet. Deshalb wurde in einer Studie[103] der Anstieg der Glioblastome im Frontal- und Temporallappen mit den Glioblastomen im restlichen Teil des Gehirns verglichen. Während es dort keinen wesentlichen An-

Krebs

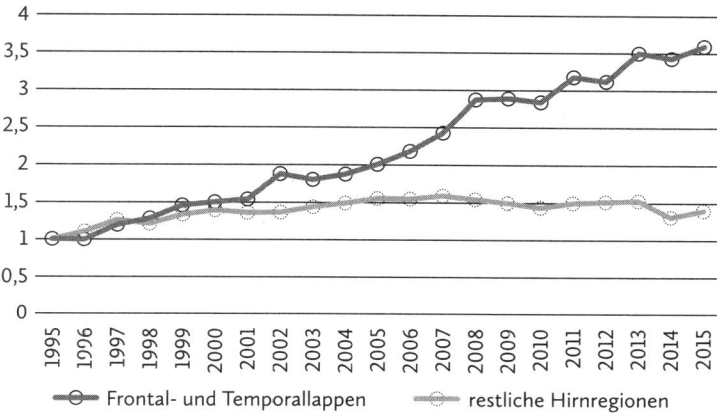

Bild 9 Veränderung der Häufigkeit von Glioblastomen pro 100.000 Einwohner in England, bezogen auf das Jahr 1995. Die Daten sind altersstandardisiert nach der europäischen Bevölkerung. Man sieht, dass die Neuerkrankungen an Glioblastomen im Frontal- und Temporallappen zwischen 1995 und 2015 auf das 3,5-Fache angestiegen sind.

stieg gibt, hat sich die Zahl in den besonders bestrahlten Regionen des Gehirns mehr als verdreifacht. Auch im Parietallappen stieg die Häufigkeit der Glioblastome stark an.

Zum Glück sind die absoluten Zahlen für diese sehr bösartige Krankheit noch gering; es erkrankt nur etwa eine von zehntausend Personen daran. Aber Bild 9 zeigt, dass die Kurve ständig nach oben ansteigt – wie weit, lässt sich jetzt noch nicht abschätzen.

Eine Auswertung britischer Daten[104] von 1985 bis 2014 ergibt, dass die Neuerkrankungen an Glioblastomen im Frontal-, Temporal- und Parietallappen seit etwa 1992 anstiegen. Das muss mit der Einführung der Schnurlostelefone 1987 und mit der Einführung des D-Netzes 1992 verglichen werden, die Mobilfunk für die breite Masse erschwinglich machte. Eine erschreckende Konsequenz dieser Tatsache ist der steile Anstieg der Glioblastome bei 15- bis 19-jährigen Männern und bei älteren Personen seit dem Jahr 2000.[105] Das wäre bei der Auswertung der Daten in der Altersstandardisierung zu berücksichtigen, ist aber heute kaum noch möglich. Wir halten fest: Wenn Funkstrahlung Krebs hervorruft, dann erwartet man einen Anstieg dieser Tumorarten seit den 1990er-Jahren, den man tatsächlich auch sieht. Das ist aber für sich gesehen noch kein Beweis, dass Funkstrahlung die oder wenigstens eine Ursache ist, auch wenn einige andere Daten wie zeitlicher Verlauf und Altersverteilung das plausibel machen. Es ist aber eine notwendige Konsequenz der Aussage, dass Funkstrahlung Krebs auslösen kann.

Natürlich sind Glioblastome nicht die einzige Krebsart, die durch Funkstrahlung entstehen kann. Hier wird sie deshalb diskutiert, weil gerade durch die Darstellung in Bild 9 viele andere Ursachen ausgeschlossen werden können, die sonst alle Teile des Gehirns schädigen müssten. Eine davon ist die Belastung durch das natürlich vorhandene radioaktive Gas Radon, dessen Konzentration seit einigen Jahrzehnten in vielen Häusern wegen der besseren Isolierung der zwei- oder dreifach verglasten Fenster und wegen ungenügenden Lüftens ständig ansteigt.

Es sollte noch erwähnt werden, dass 80 % der Studien, die die Folgen von Funkstrahlung in der Bevölkerung untersuchten und vor 2010 erschienen, in einem Umkreis von 500 Metern um Funkmasten eine erhöhte Anzahl von Krebsfällen und Schädigungen des Nervensystems feststellten.[106] (Eine Auswertung der Studien nach 2010 ist uns nicht bekannt.)

Vorzeitige Demenz

Die häufigste Form der Demenz ist mit rund 70 % die Alzheimer-Demenz. Vaskuläre Demenzen sind mit 20 % am zweithäufigsten; als Folge von Durchblutungsstörungen (durch Arterienverkalkung, Infarkt, Bluthochdruck usw.) im Gehirn. Mobilfunkstrahlung beschleunigt das Fortschreiten der Demenzen erheblich und führt deutlich früher zum Pflegefall.[107]

Schädigungen bei Kindern und Jugendlichen

Spermien und Eizellen können schon vor der Befruchtung durch Funkstrahlung geschädigt werden. Es gibt aber Hinweise darauf, dass dies zumindest im jetzigen Zeitpunkt (noch) nicht sehr häufig geschieht. Dabei ist aber zu bedenken, dass sich viele dieser Schäden von Generation zu Generation anhäufen, sodass die Erbschäden zu einem gravierenden Problem werden könnten. Demgegenüber scheint zum jetzigen Zeitpunkt ein heranwachsendes Kind in der Schwangerschaft einer weitaus größeren Gefahr ausgesetzt zu sein. Das legen Beobachtungen in der Schweinezucht nahe, weil dort in einem von Funk belasteten Betrieb ein Auswechseln der Eber die Missbildungsrate nicht verringert hat.[108] Am Samen konnte es also nicht gelegen haben. Dagegen wurden Ferkel mit Missbildungen geboren, deren Mütter noch kurz vor dem Anschalten des nahe gelegenen Mobilfunkmasts gedeckt worden waren. Es handelte sich zwar nur um sehr wenige Tiere.[109] Da derartige Missbildungen vor dem Betrieb des Funkmasts bei den 20.359 Ferkeln äußerst selten und die meisten von ihnen noch nie aufgetreten waren, ist die Wahrscheinlichkeit verschwindend gering, dass diese Anomalien schon in den Erbanlagen angelegt waren.

Es ist leicht einzusehen, warum ein heranwachsendes Kind während der Schwangerschaft und auch noch nach der Geburt so sehr gefährdet ist. Denn in dieser Zeit ist die Zellteilung besonders stark. Da sie vermutlich durch Funkstrahlung gestört werden kann,[110] kommt es leichter zu Fehlern beim Kopieren des Genoms und zur Entstehung einer Missbildung. Man weiß ja auch, dass der Embryo besonders empfindlich auf verschiedene erbschädigende Chemikalien reagiert. In Tierversuchen zeigte sich, dass Missbildungen nicht die einzigen Probleme einer Funkbestrahlung während der Schwangerschaft sind. Am häufigsten wurden ein verzögertes Wachstum

Krankheitsrisiken durch Funkstrahlung

und eine Verzögerung der Pubertät beobachtet.[111] Besorgniserregend sind auch die Experimente an neugeborenen Ratten, die ein vermindertes Zellwachstum im Gehirn nach einer WLAN-Bestrahlung nachweisen.[112]

Diese Ergebnisse zeigen, wie wichtig es ist, Schwangere, Kinder und Jugendliche von Funkstrahlung fernzuhalten. Das betrifft nicht nur den Gebrauch von Handys, Schnurlostelefonen und WLAN. Ein wachsendes Problem ist auch die Radarstrahlung von Autos, besonders von selbstfahrenden, wenn sich Schwangere oder Kleinkinder am Rand einer befahrenen Straße aufhalten. (Dazu kommt natürlich noch die Belastung durch Abgase.)

Wenn die Kinder älter werden, beobachtet man häufig Verhaltensauffälligkeiten wie Hyperaktivität, wenn die Mutter während der Schwangerschaft und der Stillzeit häufig ein Handy benutzte.[113] Die Wirkung von Funkstrahlung zeigt sich auch später noch. Allein zur Wirkung von WLAN gibt es mehr als 100 Studien, die Isabel Wilke in ihrem bereits mehrfach zitierten Überblicksartikel bespricht. Zwölf davon beschäftigen sich mit dem schädlichen Einfluss auf das EEG und die Gehirnfunktionen. Einige dieser Ergebnisse:[114]

→ Räumliches Lernen und Gedächtnis waren beeinträchtigt (weil die Cholin-Aufnahme im Hippocampus beeinträchtigt war).
→ Eine Beeinträchtigung des Formen-Gedächtnisses durch die Strahlung von Mobiltelefonen wurde auch in einer Schweizer Studie an 843 Jugendlichen festgestellt.[115]
→ Kontinuierliche WLAN-Strahlung verursachte Oxidativen/Nitrosativen Stress im Hippocampus und führte zu Zellveränderungen, die das Lernen und das Erinnern beeinträchtigten.
→ WLAN löste Stressreaktionen im Hippocampus von Ratten aus.
→ Männliche Mäuse verhielten sich noch 30 Minuten nach der Bestrahlung im Laufrad und im Wasserlabyrinth signifikant verschieden von unbestrahlten Tieren. Das räumliche Gedächtnis war beeinträchtigt.

Schädigungen bei Kindern und Jugendlichen

→ Nach einer Bestrahlung über 180 Tage von Ratten mit 0,9, 1,8 und 2,45 GHz waren die räumliche Orientierung sowie die Lern- und Gedächtnisleistung beeinträchtigt. (Außerdem waren die DNA-Strangbrüche signifikant erhöht.)
→ Die Ratten wurden durch Bestrahlung hyperaktiv.

Andere Berichte[116][117] beschreiben eine Untersuchung an 469 Schülern. Dabei ergab sich ein signifikanter Zusammenhang zwischen der Gesprächsdauer mit dem Handy und der Häufigkeit von Kopf- und Muskelschmerzen, Herzklopfen, Müdigkeit, Tinnitus, Schwindel und Schlafproblemen. Außerdem traten Probleme hinsichtlich Aufmerksamkeit, Konzentrationsfähigkeit und Nervosität auf. Ähnliche Ergebnisse lieferte auch die österreichische ATHEM-2-Studie: Während sich die Reaktionsgeschwindigkeit bei den meisten Aufgabenstellungen durch die wiederholten, jeweils zweistündigen Bestrahlungen erhöhte, stieg bei allen Aufgaben die Fehlerquote deutlich an. Das gilt auch für Gedächtnistests. Man beachte: Schon bei 60 µW/m² und weniger sinkt nach sechs Monaten der PEA-Spiegel.[118] Mangelndes PEA wird mit ADS und ADHS in Verbindung gebracht. Die Häufigkeit dieser Erkrankungen ist in den letzten zwanzig Jahren enorm angestiegen.

Noch gefährlicher ist schon bei geringer Strahlung die Wirkung von WLAN auf die Dichte der Neuronen, die für den Lernvorgang wesentlich ist.[119]

In Deutschland will man die Digitalisierung der Schulen vorantreiben. Dazu soll jeder Schüler ein Tablet besitzen, und WLAN soll in allen Schulen eingerichtet werden. Allein schon, weil WLAN gesundheitliche Schäden verursachen kann, ist dies unverantwortlich, ja, sogar ein Straftatbestand. Aber auch, was den Lernerfolg betrifft, bringt das nichts, und Deutschland ist im internationalen Vergleich wieder einmal Schlusslicht. Denn Australien, Südkorea, Thailand, die Türkei und Los Angeles, die den Unterricht ihrer Kinder digitalisieren wollten, haben die Laptops und Tablets längst wieder aus ihren Schulen verbannt.[120]

Krankheitsrisiken durch Funkstrahlung

Wann ist Funkstrahlung als Ursache einer Krankheit bewiesen?

Wie kann man beweisen, dass der Storch die Kinder bringt? Das zeigt man am besten anhand einer Statistik, die für jeden Landstrich darstellt, wie viele Störche es gibt und wie hoch die Geburtenrate ist. Dann wird man finden, dass in Gegenden mit ursprünglicher Natur, wo es noch viele Störche gibt, auch die Geburtenrate höher ist. Das ist eine eindeutige, hochsignifikante Korrelation, aber sicher kein kausaler Zusammenhang.

Durch Beobachtungen kann man selten zwingend beweisen, dass eine Tatsache die Ursache für eine andere ist. Um aber wenigstens Fehlschlüsse wie bei den Störchen zu vermeiden, stellte der Brite Sir Austin Bradford Hill im Jahr 1965 neun Kriterien[121] auf, die helfen zu unterscheiden, wann etwas als Ursache einer Krankheit angesehen werden kann und wann etwas eher ein zufälliges Zusammentreffen mit einer Krankheit ist.

Diese neun Kriterien werden selten alle zusammen erfüllt; aber jedes einzelne davon erhöht die Wahrscheinlichkeit eines kausalen Zusammenhangs. Sicherheit können sie nie bieten, selbst wenn alle von ihnen erfüllt sind. Die Bradford-Hill-Kriterien besagen in unserem Fall, dass ein kausaler Zusammenhang einer Bestrahlung mit Funk mit einer Krankheit umso wahrscheinlicher ist,[122]

❶ je mehr Studien ein statistisch signifikantes Zusammentreffen zwischen der (erhöhten) Bestrahlung und der Krankheit feststellen;

❷ je besser sich Studien in der Bevölkerung („epidemiologische Studien") mit den Vermutungen oder Kenntnissen über das Entstehen der Krankheit in Einklang bringen lassen;

Wann ist Funkstrahlung als Ursache einer Krankheit bewiesen?

❸ je häufiger die Krankheit bei Funkstrahlung auftritt und je seltener sie vorkommt, wenn keine oder nur eine geringe Bestrahlung vorliegt (in den Worten der Kriterien: je spezifischer die Krankheit für die Art und die Dosis der Bestrahlung ist);
❹ wenn die Krankheit erst nach der Bestrahlung auftritt, wobei die übliche Zeit zwischen der Ursache und dem Ausbruch der Krankheit berücksichtigt werden muss;
❺ wenn eine Abhängigkeit von der Dosis vorliegt (die aber keineswegs linear sein muss: Es gibt manchmal „Energiefenster" oder „Reparaturmechanismen", die erst ab einer bestimmten Schwelle einsetzen);
❻ wenn der Zusammenhang zwischen Ursache und Wirkung plausibel ist;
❼ wenn das (statistisch erfasste) Zusammentreffen zwischen Bestrahlung und Krankheit nicht dem widerspricht, was man über die Krankheit weiß;
❽ wenn die Experimente selbst starke Hinweise dafür bringen, dass die Bestrahlung die Ursache der Krankheit ist. In unserem Fall bedeutet das beispielsweise, dass eine Krankheit verschwindet, wenn die Funkstrahlung (wieder) abgeschaltet wird (oder wenn eine „randomisierte kontrollierte" Studie durchgeführt wird – etwas, das bei Funkstrahlung in Tierversuchen eine Rolle spielen kann);
❾ wenn zwei verschiedene Krankheiten in einigen Aspekten ähnlich sind, und eine davon mit hoher Wahrscheinlichkeit durch Funk verursacht werden kann. Dann reichen bei der anderen schon schwächere Argumente aus, um Funk als Ursache wahrscheinlich erscheinen zu lassen.

Alle in dem vorliegenden Buch besprochenen Krankheiten und Beeinträchtigungen wurden in mehreren Untersuchungen beschrieben. Es ist aber schwierig, in einem konkreten Fall die genaue Zahl zu ermitteln, weil Datenbanken wie emf-data.org[123] und emf-portal.org[124] nicht nur Studien enthalten, die den beschriebenen Effekt gefunden haben, sondern auch die Diskussionen darüber, die in diesem Zusammenhang

Krankheitsrisiken durch Funkstrahlung

nicht mitgezählt werden dürfen. Auf jeden Fall ist damit aber das Kriterium 1 bei allen hier diskutierten Krankheiten und Beeinträchtigungen sehr gut erfüllt. Die im Kriterium 2 erwähnten epidemiologischen Untersuchungen können nur bei sehr wenigen Effekten von Funkstrahlung durchgeführt werden. Bei Krebs gibt es aber eine ganze Reihe entsprechender Ergebnisse wie die Naila Studie,[125] die Belo Horizonte Studie[126] und die bereits erwähnte Interphone Studie.[127] In den ersten beiden war der Zusammenhang zwischen der Stärke der Bestrahlung und der Häufigkeit von Krebs offensichtlich, obwohl die Funkstrahlung nur grob geschätzt werden konnte. Bei der Interphone Studie brachte erst eine detaillierte Auswertung die oben erwähnten Ergebnisse über bösartige Hirntumoren. Ähnliche epidemiologische Untersuchungen sind bei anderen häufigeren Krebsarten schwer durchzuführen, weil sie sich kaum einer bestimmten Ursache zuordnen lassen – siehe Kriterium 3. Kriterium 4 sollte eine Selbstverständlichkeit sein.

Natürlich hält jede seriöse wissenschaftliche Arbeit die Stärke der Bestrahlung fest und vergleicht das Ergebnis mit einer Kontrollgruppe, wie es die Kriterien 5 und 8 verlangen. Mit der Beschreibung der Wirkmechanismen und biochemischen Reaktionen, die in den meisten Fällen bekannt sind, wird Kriterium 6 erfüllt; die Kriterien 7 und 9 sind in diesem Fall nicht relevant. Wir sehen also, dass selbst nach Bradford Hill die Funkstrahlung als sehr wahrscheinliche Ursache für die meisten der hier beschriebenen Beschwerden und Krankheiten gelten muss.

In dieser Betrachtung wurden die Bradford-Hill-Kriterien qualitativ angewendet. Einige davon lassen sich auch quantitativ auswerten. Das wurde von Michael Carlberg und Lennart Hardell mit dem eindeutigen Ergebnis durchgeführt,[128] dass der häufige Gebrauch von Mobil- und Schnurlostelefonen ein deutlich erhöhtes Risiko für Gliome bringt.

Elektrohypersensibilität (EHS)

Bis vor dreißig Jahren wurden Menschen mit Allergien belächelt. Mittlerweile erkranken 30 % der Erwachsenen im Laufe ihres Lebens an einer Allergie.

Zum Beispiel ist die Ursache einer Pollen-Allergie meist nicht sichtbar; dennoch machen Allergien vielen Menschen zu schaffen (vom leichten Heuschnupfen bis hin zum lebensbedrohlichen Status asthmaticus).

Das Gleiche trifft auf Menschen zu, die auf nicht sichtbare elektromagnetische Felder reagieren. Mittlerweile werden sie immer seltener belächelt, da auch hier die Zahl der Betroffenen stetig zunimmt.

Nach derzeitigen Schätzungen sind etwa 3–12 % der Menschen in unserer Gesellschaft überempfindlich auf Funkstrahlung und/oder auch auf Niederfrequenzen und Magnetfelder.

Genau wie bei Allergikern reagiert jeder Körper anders auf den auslösenden Reiz. Häufige Probleme sind starke Müdigkeit, Konzentrationsprobleme, Schlaflosigkeit, Tinnitus, Schwindel, Kopfschmerzen/Migräne, erhöhter Blutdruck, Depressionen, Hautjucken/Brennen, ADHS, Herzrhythmusstörungen, Gelenk- und Muskelschmerzen, aber auch epileptische Anfälle, Blutgerinnungsstörungen (vom leichten Nasenbluten hin zu Hauteinblutungen, Schlaganfällen, Darmblutungen etc.) und EEG-Veränderungen.

Das Typische für diese Symptome – wie auch bei Allergien – ist, dass sie nur unter Exposition (das heißt hier: bei Funkstrahlung) binnen einiger Minuten bis etlicher Stunden auftreten, ansonsten sind die Betroffenen zumindest symptomfrei von den durch den Reiz ausgelösten Problemen.

Sind die Beschwerden kaum zu ertragen, wird natürlich die Exposition so weit wie möglich vermieden. Gleichzeitig wünschen sich die meisten Elektrohypersensiblen die Rückkehr in ein normales Leben.

Zur Normalität gehört es, ohne Beschwerden einkaufen zu gehen, vielleicht im Chor mitzusingen oder auch wieder dem erlernten Beruf nachgehen zu dürfen. Betroffene Kinder sind meist dankbar, wenn sie von der/dem besten Freundin/Freund nicht ausgelacht werden und die Familien der Freunde für das Kind WLAN und Handy ausschalten, während es dort spielt. Auch ein Schulbesuch ohne Kopfschmerzen, frei von epileptischen Anfällen und Ähnlichem, ist für diese Kinder die Basis für eine unbeschwerte Kindheit.

Um diesem Ziel nachzukommen, wird nach jedem Strohhalm gegriffen und viel Geld ausgegeben: Aufkleber für Router und Handys oder Ketten mit Schutzsteinen werden gekauft, teure harmonisierende Strahlungsschützer in die Räume gelegt und vieles mehr.

Es kommt zu einer Ärzte-Odyssee mit der Suche nach Hilfe mit mehreren Zielen:

→ Beschwerdefreiheit und Heilung
→ Beweiserbringung, dass die Beschwerden nicht psychischer Natur sind, wie es vom Bundesamt für Strahlenschutz und offiziellen Stellen proklamiert wird
→ Reduktion der Sendemast-, WLAN-, DECT- oder Handystrahlungen, die von Nachbarn emittiert werden.

Durch die Forschungsarbeiten von Karl Hecht und seine internationalen Fachliteraturrecherchen wissen wir, dass sich mit ansteigender Expositionsdauer die Symptome und die Sensibilität gegenüber den Mikrowellenstrahlungen erhöhen (Kumulationseffekt). Ab einem gewissen Punkt können sie irreversibel sein, das heißt: Der Patient wird immer Symptome haben, solange er einer Funkstrahlung ausgesetzt ist. Offenbar gibt es ein Strahlengedächtnis, mit dem der Körper die Strahlung erkennt, die ihn zuerst krank gemacht hat. Dieses Strahlengedächtnis erinnert an das Schmerzgedächtnis, das sich bildet, wenn man lange Zeit Schmerzen an derselben Stelle hat. So kommt es vor, dass ein Mensch starke Schmerzen im großen Zeh hatte, die bestehen bleiben, wenn das Bein amputiert wird.

Es ist wichtig, die Betroffenen auf das Schmerzgedächtnis hinzuweisen. Gleichzeitig muss jedoch vermittelt werden, dass diese Tatsache keine absolute Hoffnungslosigkeit bedeutet.

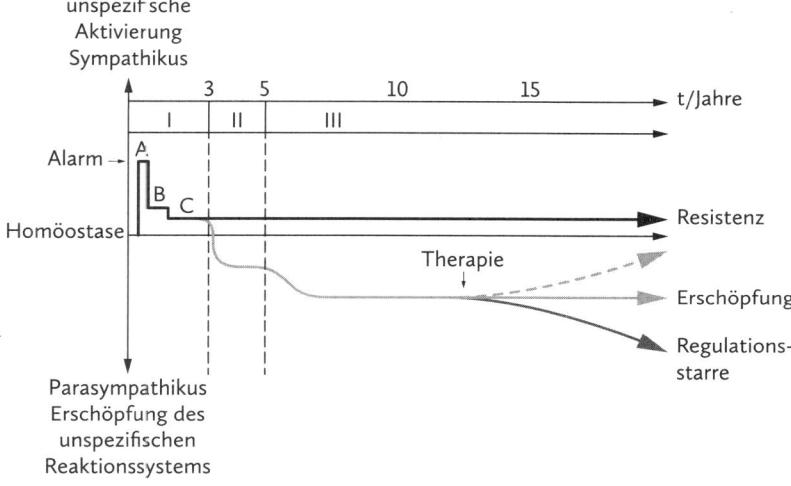

Bild 10 Entwicklung der Krankheiten von ursprünglich Gesunden nach Langzeiteinwirkung von Funkstrahlung im Vergleich mit den Stadien j, k und I des Allgemeinen Adaptationssyndroms nach Hans Selye (1953):
I   = Aktivierungsphase
A = Aktivierung (Erregung); entspricht Phase 1 nach Selye
B = positive Stimulierung
C = adaptive Phase; entspricht Phase 2 nach Selye (Resistenzphase)
II = latente schwache pathologische Entwicklung; entspricht noch Phase 2 nach Selye (Resistenzphase)
III = starke pathologische Entwicklung; entspricht Phase 3 nach Selye (Erschöpfung)

(Darstellung nach Karl Hecht)

In den meisten Fällen gelingt es, dass die Erkrankten zumindest im elektrosmogarmen funkfreien Raum wieder gesund werden und dort unbeschwert leben können. Leider beschränkt sich dieser Raum häufig auf einen abgeschirmten Keller, eine kleine Wohnung ohne Garten in der Stadt oder einen Wohnwagen im Wald. Ohne Kontakt zur Außenwelt ist der Betroffene auf einen gut funktionierenden Familien- und Freundeskreis angewiesen, der nun den Alltag ins Funkloch bringt und Besorgungen für ihn erledigt.

Dass diese Lebensweise nicht unproblematisch ist, zeigt sich an den Erfahrungen mit den Corona-Lockdowns. Dabei lebt und arbeitet der Mensch in einer beengten, reizarmen Umwelt. Als somatische Reaktionen sind Bewegungsmangel, Dekonditionierung und Inaktivitätsatrophien zu erwarten. Davon wiederum betroffen sind der Kreislauf, der Muskel- und Knochenapparat, die Nahrungsaufnahme und das Immunsystem. Visuelle, propriozeptive (die Wahrnehmung des eigenen Körpers betreffende), akustische und thermische Reize sind vermindert oder entfallen ganz. Eine Geruchs- und Geschmacksmonotonie ist zu erwarten. Der normale Rhythmus der Tageszeiten ist aufgehoben. Auf die ständig wechselnden Reize des sozialen Umfeldes und die psychischen Reize aus dem Familien-, Freundes- und Bekanntenkreis muss der Mensch im Lockdown verzichten. Die Folge dieses reizverarmten Umfelds ist eine umfassende Monotonie, die Motivation und Arbeitsfreude schwinden lässt und zu Antriebslosigkeit und Vereinsamung führen kann (nach Karl Hecht).

Erfahren konnte das die Autorin bei ihrem verstorbenen Mann. Da er durch Mobilfunk epileptische Anfälle bekam, konnte er über vier Jahre das Haus nicht verlassen, lebte nur zwischen Keller und Praxis im Parterre, wo er als Zahnarzt im abgeschirmten Bereich noch arbeiten konnte. Nach vier Jahren fanden sie ein kleines noch funkfreies Waldstück, wohin er mit dem Auto gebracht werden konnte. Er konnte kaum laufen, die Unebenheiten des Waldbodens war er nicht mehr gewöhnt. Immer wieder betonte er, wie schön es sei, Wind und Regen zu fühlen. Es war kalt, er sog den Waldgeruch ein.

Leider verstarb der Ehemann ein Jahr später. Während des Kochens in der Küche neben der Praxis wurde die Sendemaststrahlung erhöht. Auf die Bitte an ihn, das Kochen zu stoppen und sofort in das Abschirmzelt im Keller zu gehen, sagte er nur: „Ich will nicht mehr." Der nun folgende letzte epileptische Anfall führte zu einer Hirnblutung und schließlich zum Tod.

Weiße Zonen als mögliche Lösungen?

Der Schaffung von weißen Zonen in Naturschutzgebieten und funkfreien Wohngebieten kommt hier eine besondere Bedeutung zu und ist gleichzeitig eine Herausforderung, da die wenigsten Elektrohypersensiblen ihr Zuhause und ihre Freunde/Familie verlassen möchten. Ein weiterer wichtiger Schritt ist sicherlich die Forderung nach einer reinen Outdoor-Funkversorgung zur innerhäuslichen Funkminderung (also einer Funkstrahlung, die nur im öffentlichen Raum, aber nicht in Wohnungen zu empfangen ist). Damit wäre ein Ausweg aus der Hoffnungslosigkeit in Sicht.

Medizinische Behandlungsziele

Das primäre Behandlungsziel eines zurate gezogenen Arztes/ Heilpraktikers sollte sein, als Erstes mit geringem Aufwand die Beschwerdefreiheit des Patienten im elektrosmogarmen Bereich zu erreichen. Normalerweise ist das nicht so schwierig. Die meisten notwendigen Untersuchungen sind bei medizinischer Begründung Leistungen der gesetzlichen Krankenkasse.

Im Idealfall sollten Betroffene den Ratschlägen der Leitlinien 2016 Europaem[129] oder der Österreichischen Ärztekammer[130] folgen und diese abhängig von den Beschwerden umsetzen.

Realistisch muss jedoch der Kosten/Nutzen-Aspekt in verantwortungsvoller Weise überlegt werden. Damit erfolgt zunächst pragmatisch die Umsetzung der kostenfreien diagnostischen Möglichkeiten.

Vieles haben Elektrohypersensible gemeinsam:
- Mineral- und Vitamin-Mangelzustände: insbesondere B-Vitamine, Vitamin D3, Magnesium, Selen, Jod, Vitamin B6
- Autoimmunerkrankungen wie Thyreoiditis Hashimoto, Diabetes mellitus, Zöliakie, Colitis ulcerosa, Morbus Crohn
- Auslösung oder Verstärkung von neurologischen Störungen wie Epilepsie, Morbus Parkinson und ADHS

Krankheitsrisiken durch Funkstrahlung

→ Allergien und Intoleranzen (Gluten-, Histamin-, Fruktose-) sowie MHS (multiple chemical sensitivity) mit besonderer Empfindlichkeit auf Schadstoffe wie Parfums, Pestizide, Herbizide, Farben etc.
→ Immunschwäche mit Infektionen bzw. mögliche Reaktivierung insbesondere durch Epstein-Barr-Virus, chronische Borreliose, Herpes-Viren, Corona-Viren
→ Dysbiose des Darmes
→ Verschiebungen der Wirbelsäule und Verspannungen
→ Narbenstörfelder
→ Zahnprobleme, die behoben werden sollten

Ausgeschlossen werden müssen in jedem Fall Krebserkrankungen, insbesondere:
→ Hirntumoren
→ Akustikusneurinome
→ Aderhautmelanome
→ Brustkrebs
→ Leukämien
→ Prostata-Karzinom
→ Etc.

Neben der ursächlichen Behandlung dieser Erkrankungen durch Allergenkarenz, Auffüllen der Vitamin- und Mineraldefizite, Behandlung der Hashimoto etc. ist eine zweite Maßnahme zwingend notwendig: die Schaffung eines elektrosmogarmen Umfelds.

Der Patient sollte möglichst seinen Wohnbereich abschirmen und mithilfe eines simplen Messgerätes die Strahlungsbelastung regelmäßig überprüfen können. Das ist die wichtigste Maßnahme auf dem Weg zur Gesundung; das zur Verfügung stehende finanzielle Budget sollte primär zum Schutz des Betroffenen eingesetzt werden.

Nach dem Erreichen des primären Behandlungszieles wird meistens der Elektrosmog besser und länger ertragen – inwieweit, ist wiederum individuell verschieden und von den Grunderkrankungen abhängig.

Elektrohypersensibilität (EHS)

Beweisführung der EHS

In Schweden und Kanada ist EHS eine anerkannte Umweltkrankheit. Bei uns sind dagegen, solange die Grenzwerte eingehalten werden, die Aussichten gering, vor Gericht einen Ersatz für die Ausgaben zu erstreiten, die durch EHS entstehen.

Trotzdem hier einige Hinweise für eine Beweisführung in einem solchen Verfahren: Viele aufwendige und teure Blutuntersuchungen lassen eine EHS wahrscheinlich erscheinen. Leider zählen diese Untersuchungen nicht zu den Regeluntersuchungen und werden damit nicht von den Krankenkassen erstattet. Zudem lassen diese Untersuchungen nur eine EHS erahnen, gelten jedoch nicht als Beweise (EMF-Leitlinien).

Andere Untersuchungen,[131] [132] [133] zum Beispiel die HRV (Herzratenvariabilität), Schlaf-EEGs (Schlafelektroencephalogramm), UCTS (Ultrasonic cerebral tomosphygmography), TDU (transkranialer Dopplerultraschall), EMG (Elektromyographie) und Konzentrationstests basieren auf dem Prinzip der Strahlenexposition. Hier wird während der Untersuchung in definierten Abständen Strahlung an- und ausgeschaltet.

Aus ethischer Sicht muss hier kritisch hinterfragt werden, inwieweit das zu verantworten ist und die Betroffenen nicht noch sensibler macht.

Ein weiterer Ansatz ist die fMRI,[134] die die empfindlichen Bereiche bei EHS dokumentiert, jedoch nicht beweisend für Mobilfunk als Auslöser ist. (fMRI ist die funktionelle Kernspintomografie.)

Ein verantwortungsvoller Ansatz ist die Dunkelfeldmikroskopie (siehe auch Bild 6, Seite 45), die auch für die schulmedizinische Untersuchung von Parasiten und Ähnlichem angewandt wird. Hierfür wird den Betroffenen standardisiert Blut abgenommen und auf verschiedene Objektträger verteilt. Nach Vergewisserung unter dem Dunkelfeldmikroskop, dass sich auf den verschiedenen Objektträgern das lebende Blut ähnlich verhält, werden bis auf ein Präparat die Proben verschiedensten Strahlungsquellen und E-Smog-Quellen für

Krankheitsrisiken durch Funkstrahlung

30 Minuten ausgesetzt und anschließend im Mikroskop auf Beweglichkeit, Verklumpung und so weiter evaluiert. Die Probanden selbst werden nicht exponiert.

Im Blut von elektrohypersensiblen Personen findet eine stärkere Verklumpung bzw. Adhäsion der roten Blutkörperchen statt. Bei der längerminütlichen Beobachtung der weißen Blutkörperchen, die für die Immunabwehr zuständig sind, sieht man eine zunehmende Unbeweglichkeit und Inaktivität bis hin zur Bewegungsstarre.

Familiäre Probleme sind vorprogrammiert, wenn es zu Interessenskonflikten kommt. Mehrere Beispiele hierfür belegen diese Problematik:

→ Das Kind leidet unter Diabetes mellitus Typ 1 und ist laut Arzt aufgrund von lebensbedrohlichen Hypoglykämie-Attacken auf eine Insulinpumpe und einen Bluetooth-Sensor angewiesen, der kontinuierlich Signale an das Handy der Mutter sendet. Die Mutter ist hingegen elektrohypersensibel und reagiert auf Funk mit epileptischen Anfällen.

→ Das Kind ist schwerhörig und auf funkende Hörgeräte angewiesen. Seine Schwester ist elektrohypersensibel und reagiert auf Funk mit ADHS.

→ Der Familienhauptversorger ist IT-Spezialist und im Homeoffice. Die krebserkrankte Ehefrau weiß um die krebspromovierende Wirkung des Mobilfunks.

→ Eine weitere Notsituation kann eintreten, wenn akut ein Elektrohypersensibler eine Operation benötigt. Zurzeit gibt es in Deutschland nur zwei strahlungsarme Umweltzimmer in Hamburg. In Luxemburg wird gerade eine Klinik gebaut, und in Schweden gibt es Krankenstationen für Betroffene.

Elektrohypersensibilität (EHS)

Hilfreiche Maßnahmen bei starker Funkbelastung

Bei vielen hilft es, vor Exposition Schmerztabletten, beispielsweise Ibuprofen, einzunehmen, um die Kopfschmerzen einzudämmen. (Bitte nicht täglich einnehmen und nicht übertreiben. Am besten nach Rücksprache mit Ihrem Arzt.) Ein mobiles Sauerstoffgerät versorgt den Körper mit O_2 und kann so dem Oxidativen Stress entgegenwirken. Nicht nur die Konzentration steigt, sondern auch Beschwerden wie Schwindel, Blutungen, Herzrhythmusstörungen und Sonstiges werden deutlich reduziert. Dieses Hilfsmittel wird mittlerweile von vielen Betroffenen dankbar verwendet.

Abschirmkleidung muss individuell getestet werden. Die einen schwören darauf, bei den anderen kann sie Beschwerden verstärken.

Fast alle Betroffenen benötigen als Dauermedikation: Vitamin B-Komplex, Vitamin D3, Magnesium, Probiotika und Selen. Bei Bluthochdruckpatienten hat sich die Gabe von Blutdrucksenkern mit Calcium-Kanalblockern zunehmend bewährt. Ein weiteres gutes Hilfsmittel ist die Einnahme von Citicolin (CDP-Cholin). Bei Histaminintoleranz hilft die Einnahme von DAO-Hemmern zum Essen.

Alternative Lösungsmöglichkeiten

Um die Funkbelastung zu verringern, sollte man immer kabelgebundene Lösungen suchen. Oft ist aber EHS nicht das einzige Problem, sodass weitere Unterstützung nötig ist. Bei einigen Erkrankungen, die zusammen mit EHS auftreten, und für Allergiker können Assistenzhunde eine große Hilfe sein, z.B.:

- → Diabetiker-Warnhund
- → Epilepsie-Warnhund
- → Asthma-Warnhund
- → Mobilitäts-Assistenzhund
- → Autismus-Hund
- → PTBS-Assistenzhund
- → FAS-Assistenzhund
- → Signalhund
- → Demenz-Assistenzhund
- → Schlaganfall-Warnhund

Krankheitsrisiken durch Funkstrahlung

Was ist bei 5G anders?

Oft heißt es, die hohen Frequenzen von 5G seien völlig harmlos, weil sie ja kaum in die Haut eindringen. Dabei ist zwar richtig, dass sie schon in einer dünnen Hautschicht absorbiert werden, aber der Schluss ist falsch, dass sie deshalb harmlos seien. Denn gerade die geringe Eindringtiefe ist ein Problem, wenn die Strahlung so stark ist, dass sie merklich Wärme erzeugt. Diese ist dann in einer dünnen Hautschicht konzentriert, wo sie ähnlich wie bei einem Brennglas zu lokalen Überhitzungen führen kann.

Stellen wir uns vor, die Haut eines Menschen hätte eine vollkommen glatte Oberfläche und wäre darunter völlig homogen. Für diesen Fall gibt ICNIRP[135] folgende Eindringtiefen an:[136]

GHz	Eindringtiefe in mm
6	8,1
10	3,9
30	0,92
60	0,49
100	0,35
300	0,23

Was das bedeutet, macht man sich am Beispiel der für 5G geplanten Frequenz von 26 GHz klar. ICNIRP will in diesem Frequenzbereich die Grenzwerte für lokale Bestrahlung hochsetzen. Wie im Abschnitt „Der Grenzwertvorschlag 2020 von ICNIRP" (Seite 124ff.) beschrieben, soll ein Teil des Körpers, beispielsweise das Auge eines Arbeiters oder der Unterleib einer schwangeren Arbeiterin, so hoher Funkstrahlung ausgesetzt werden können, dass dort die Temperatur in nur 6 Minuten um mehr als 5 °C steigt. Da das Aufheizen in der äußeren Hautschicht geschieht, die wenig durchblutet ist, wird diese Wärme nur sehr langsam an den übrigen Körper weitergeleitet. An vielen Stellen wird außer-

Was ist bei 5G anders?

dem kaum Wärme an die Umgebung abgegeben. Letzteres ist beispielsweise der Fall, wenn die bestrahlte Stelle unter der Kleidung liegt. Im Extremfall könnte die Funkstrahlung sogar unterhalb der vorgeschlagenen Grenzwerte allein durch die Wärme zu Hautveränderungen führen. Diese Auswirkungen lassen sich durch Messungen von Hitzeschock-Proteinen, speziell von HSP70, leicht feststellen.

Die Tabelle auf Seite 80 gibt vermutlich die Verhältnisse richtig wieder, soweit es sich um die Erwärmung des menschlichen Körpers handelt. Sie beschreibt aber ganz offensichtlich nicht die biologische Wirkung der Funkstrahlung. Denn sogar Sonnenlicht und (nicht-ionisierendes) UV-Licht verursachen Schäden wie Sonnenbrand und eventuell sogar Hautkrebs, obwohl sie weit höhere Frequenzen haben. Deshalb dürften sie nach dieser Tabelle noch viel weniger in die Haut eindringen und müssten zum größten Teil in einem „unempfindlichen" Teil der Haut absorbiert werden, wo sie keinen Schaden anrichten können. Die Tabelle kann auch die Untersuchungen nicht erklären, die in dem uns interessierenden Frequenzbereich vorgenommen wurden, der bei 5G, beim Radar und in vielen kommerziellen Anwendungen eingesetzt wird:

Bei der Besprechung der Erbschäden wurde schon darauf hingewiesen, dass auch bei 11 und 21 GHz Erbschäden (genauer: DNA-Fragmentationen) auftreten. Die größten Probleme in diesem Bereich über 3 GHz sind bisher beim Radar und beim Einsatz von Körperscannern („Nacktscanner") an Flughäfen aufgetreten. Bei Letzteren trifft es vor allem das Personal, das die Überwachung durchführt. Dazu gibt es eine Untersuchung von iranischen Forschern, die jedoch auf Druck der Regierung zurückgezogen werden musste (siehe Seite 138). Die Scanner arbeiteten mit Frequenzen zwischen 14 und 18 GHz. Obwohl die Betroffenen im Mittel nur 33 Jahre alt waren, stellte man Probleme im Verhalten und beim Wahrnehmungsvermögen fest.[137] Ähnliche Beobachtungen machte man auch in der Bevölkerung, die in der Nähe von Radarstationen lebte.[138] Die Betroffenen klagten über Kopfschmerzen, Migräne, Schwindel und andere neurologische Beschwerden. Schäden, die erst nach längerer Zeit auftreten, wurden offenbar nicht untersucht. Eine dieser Arbeiten[139] beschäftigte sich mit der Wirkung der britischen Radarstationen auf Zypern in der Bevölkerung. Da sie vom Militär in Auftrag gegeben wurde, hieß es am Ende ohne irgendeine Begründung, diese Beschwerden kämen nicht von den Radarstrahlen, sondern daher, dass die Menschen durch den Fluglärm beeinträchtigt würden, und dass sie Angst hätten, weil sie die Radarschirme sehen würden.

Wissenschaftler des Medizinischen Zentrums der Universität von Washington berichteten über das vermehrte Auftreten von Hodenkrebs bei Polizisten, die mit in der Hand gehaltenen Radargeräten arbeiteten.[140] In Australien gibt es eine Gruppe von Forschern um Priyanka Bandara, die über die oben beschriebenen iranischen Forschungen berichtet hat. Sie zählt in diesem Artikel 68 wissenschaftliche Untersuchungen auf, die in der Datenbank der australischen Gesellschaft ORSAA enthalten sind und in ihrer Zusammenfassung das Wort „Millimeterwellen" enthalten. 77,9 % davon fanden medizinisch relevante Wirkungen dieser Strahlen.

Auch Untersuchungen an geschädigten Organen zeigen, dass die Strahlen doch in tiefer liegenden Bereichen des Körpers wirken, als es nach der Tabelle (siehe Seite 80) möglich sein soll.[141] Das bedeutet, dass sie nicht die ganze Wahrheit wiedergeben kann.

Um eine Antwort darauf zu bekommen, wie die Strahlung in diese tieferen Schichten gelangen kann, muss man auf die physikalischen Berechnungen zurückgreifen, wie sich die Funkstrahlung im menschlichen Körper ausbreitet, die von außen auf die Haut trifft.[142] Sie zeigen, dass das Magnetfeld der Strahlung im Körper bei diesen Frequenzen etwa zehnmal so stark ist wie in der Luft. Damit ist seine Wirkung auch noch in tieferen Schichten zu spüren. Magnetfelder können nämlich auch ohne elektrische Felder Schäden im Gewebe hervorrufen. Das geht aus der Diskussion der Wirkungsmechanismen am Beginn dieses Kapitels hervor (Seite 37f., dort

INFO
Erkrankungen durch Funkbelastung

Anfängliche Beschwerden
Zum Glück reagiert nur ein geringer Bruchteil der Menschen auf eine neu installierte Funkquelle. Bei ihnen sind die ersten Beschwerden (oft auch in dieser oder ähnlicher Reihenfolge):
- Schlafstörungen (siehe den Abschnitt „Schlafstörungen" auf Seite 55f.)
- Kopfschmerzen (siehe den Abschnitt „Nerven" auf Seite 43)
- Gedächtnis- und Konzentrationsprobleme (siehe den Abschnitt „Schädigungen bei Kindern und Jugendlichen", Seite 65ff.)
- Nasenbluten (siehe „innere Blutungen" im Abschnitt „Elektrohypersensibilität", Seite 71ff., und die Bemerkungen über Rinder, Seite 98)
- Hautausschlag
- Nächtliche Halluzinationen
- Erschöpfung (siehe den Abschnitt „Energiemangel", Seite 44ff.)
- Unangenehme Erwärmung ohne Fieber
- Herzrhythmusstörungen (siehe den Abschnitt „Herzfrequenz (Puls)", Seite 51f.)
- Tinnitus
- Beeinträchtigung des Immunsystems (siehe den Abschnitt „Immunsystem", Seite 46)
- Neigung zu depressiver Stimmung und Aufgeregtheit[144][145]

Hier handelt es sich um sehr unspezifische Beschwerden, die viele Ursachen haben können. Um in einem konkreten Fall abzuklären, ob sie wirklich durch Funkstrahlung hervorgerufen werden, sind umfangreiche Untersuchungen nötig. Manchmal ist es möglich, die Quelle der Funkstrahlung, etwa ein Schnurlostelefon, einige Wochen aus- und dann wieder anzuschalten. Verschwinden dann die Beschwerden und setzen sie nach dem Anschalten wieder ein, so ist es plausibel, dass diese Quelle die Ursache der Probleme ist.[146]

Eine repräsentative Telefonumfrage in der Schweiz mit 2.048 Personen ergab, dass 5 % der Bevölkerung (107 Personen) antworteten,[147] Symptome durch Elektrosmog zu haben. Von diesen 107 Personen liegen weitere Angaben vor: 43 % von ihnen hatten Schlafprobleme, 34 % Kopfschmerzen und 10 % Konzentrationsprobleme. Aber nur 13 % suchten einen Arzt auf. Dreimal so vielen der Befragten war es gelungen, die Quelle zu beseitigen im Vergleich zu denen, die noch an den Symptomen litten. Auch Stress und Müdigkeit wurden häufig als Folge der Strahlenbelastung angegeben.

Die wichtigsten Langzeitschäden

Für die einzelnen Erkrankungen werden nur einige wenige typische Literaturstellen angegeben. Ausführlichere Nachweise findet man in den bereits zitierten Datenbanken und im Bioinitiative Bericht.

→ Veränderung des Herzrhythmus, Verringerung der Herzratenvariabilität, Herzrhythmusstörungen[148] (siehe den Abschnitt „Herzfrequenz", Seite 51f.)

→ Herz-Kreislauf-Erkrankungen,[149] Seiten 86, 98 und 108

→ Entzündungen, Störung des Immunsystems (siehe die Abschnitte „Entzündungen" und „Immunsystem", Seiten 46 und 95)

→ Allergische Reaktionen,[150] Seite 76

→ Innere Blutungen (siehe den Abschnitt „Elektrohypersensibilität", Seite 71ff., 79 und die Bemerkungen über Rinder, Seite 98)

→ Veränderungen im Stoffwechsel, speziell auch im Gehirn[151][152]

→ Kognitive Beeinträchtigungen[153] (siehe den Abschnitt über Kinder und Jugendliche, Seite 66f., sowie Seite 96f.)

Erkrankungen durch Funkbelastung

- Lern- und Gedächtnisdefizite[154] (siehe den Abschnitt über Kinder und Jugendliche, Seite 66f.)
- Degeneration von Nervenstrukturen mit möglichen Folgen wie Alzheimer, Parkinson und ALS (amyotropic lateral sclerosis)[155] (siehe den Abschnitt „Vorzeitige Demenz", Seite 64)
- Beeinträchtigung der Hormonausschüttung[156] [157] [158] [159] (siehe den Abschnitt „Entstehung aggressiver chemischer Verbindungen", Seite 44)
- Beeinträchtigung der Fortpflanzungsfähigkeit (Spermienqualität/weiblicher Zyklus)[160] (siehe die Abschnitte „Fruchtbarkeit" und „Rinder und Schweine", Seite 57f., 98 und 100)
- Änderungen der Erbanlagen, Schäden an Stammzellen, Fehler bei der Zellteilung[161] [162] [163] (siehe auch den Abschnitt „Genschäden", Seite 58ff., sowie die Seiten 65, 97, 99 und 101)
- Krebs (siehe Abschnitt „Krebs", Seite 60ff.)
- Epileptische Anfälle (siehe Abschnitt „Elektrohypersensibilität", Seiten 71 und 75)
- Weitere Schäden im Abschnitt „Elektrohypersensibilität"

Ziffer 3). Der Schlüssel für das Verständnis der Wirkungen von Millimeterwellen im Körper ist also die Tatsache, dass hier das Verhältnis „elektrisches Feld zu Magnetfeld" anders ist als im Vakuum oder in der Luft.

Kurt E. Oughstun aus den USA beschrieb im Jahr 2017 noch einen weiteren Mechanismus, die „Brillouin Vorstufe". Sie tritt bei extrem breitbandiger Strahlung mit schnellen Pulsen auf, so, wie es bei 5G der Fall ist. Auch dieser Mechanismus führt dazu, dass die Strahlung wesentlich tiefer in den Körper eindringt, als dies die Tabelle auf Seite 80 angibt.

Zum Abschluss dieser Überlegungen sei noch das russische Dokument „Biologischer Effekt von Millimeter-Funkwellen (biological effect of millimeter radiowaves)"[143] aus dem Jahr 1977 erwähnt, das vom US-Nachrichtendienst CIA übersetzt und inzwischen freigegeben wurde. Es beschäftigt sich zwar mit Millimeterwellen, also Frequenzen über 30 GHz, macht aber am Anfang folgende Bemerkung über Wellen zwischen 0,3 und 30 GHz: „In den vergangenen Jahren wurde nachgewiesen, dass Funkstrahlung unterschiedlicher Bereiche einen ungünstigen Einfluss auf den Organismus hat. Die Daten aus der Literatur (Subbota A.G. (1970), Tyagin N.V. (1971), Chukhlovin B.A. (1973), Yakovleva M.I. (1973), Dumanskiy Yu.D. et al. (1975)) zeugen davon, dass ein langer Aufenthalt unter dem Einfluss von Funkwellen [Ergänzung der Verfasser: im dm- und cm-Bereich] zu einer Änderung der Funktion des Nerven-, Herzkreislauf- und anderer Systeme des Organismus führt, mit dem Entstehen eines charakteristischen Symptom-Komplexes. Das erlaubt, dass man von einer speziellen Krankheit – der Funkwellenkrankheit – spricht (M.N. Sadchikova 1973)."

Es ist eine Schande, dass unsere Regierung trotz dieser Erkenntnisse keine unabhängige wissenschaftliche Studie in Auftrag gegeben hat, bevor sie den Einsatz von Mobilfunk, Körperscannern und Radar im militärischen, aber auch im privaten Bereich, beispielsweise bei Autos, zugelassen hat. Künftig will sie zusätzlich noch 5G bei 26 GHz einführen.

Dazu erteilte die Bundesregierung einen Studienauftrag an Alexander Lerchl, der „Gefälligkeitsforscher der Mobilfunkindustrie" genannt wird (siehe Seite 137 und Endnote 275). Man sagt sogar, dass er „durch bewusst verfehlte Planung, Durchführung und Auswertung der ihm im Rahmen des Deutschen Mobilfunk-Forschungsprogramms übertragenen Forschungsvorhaben das von der Mobilfunkindustrie gewünschte Ergebnis erzielt" hat. Kann man wirklich den verharmlosenden Erklärungen der Bundesregierung trauen, wenn sie zur Klärung dieser Fragen Herrn Prof. Lerchl beauftragt?

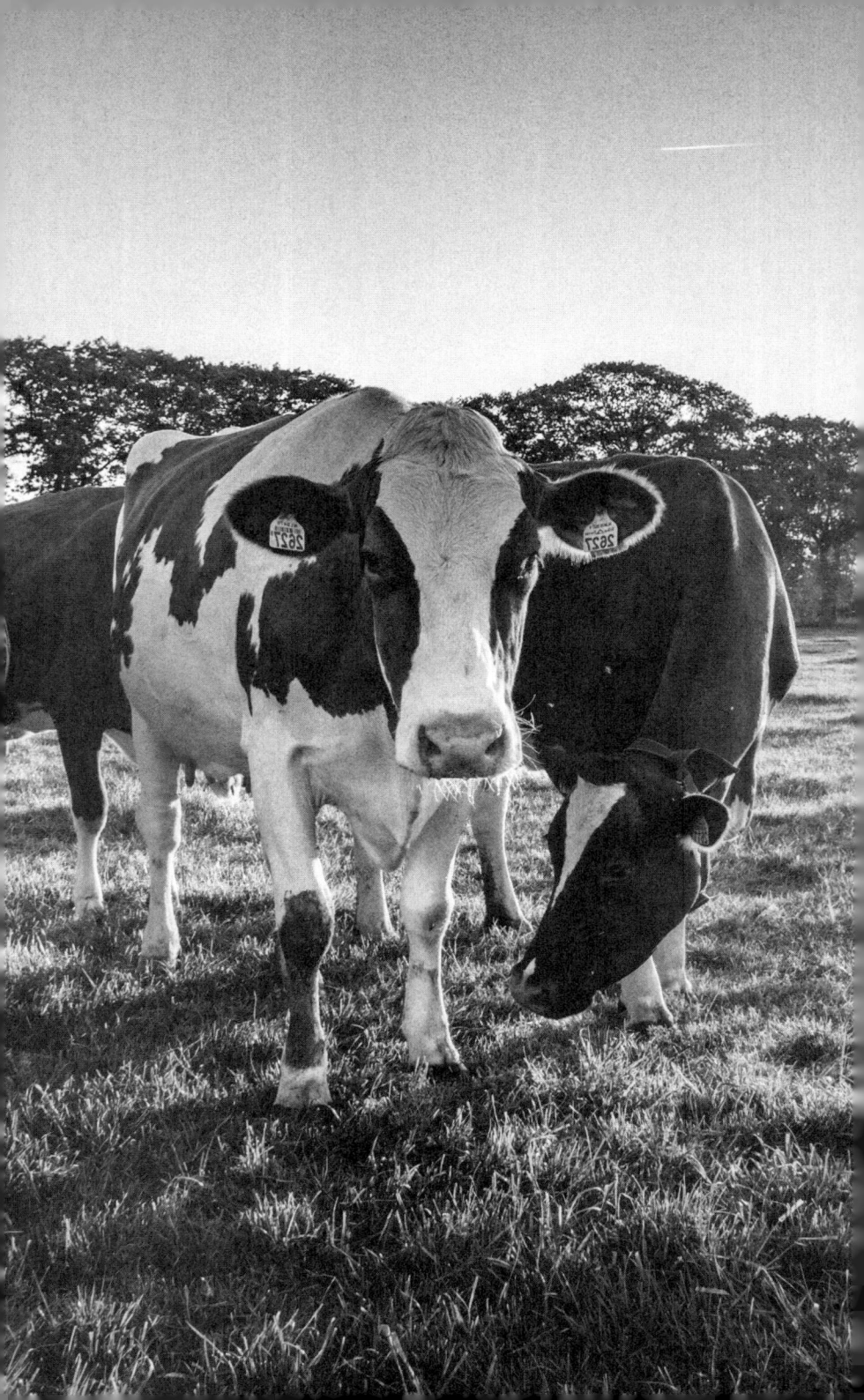

Schäden an der lebendigen Natur

Schäden an der lebendigen Natur

Viele Lebewesen orientieren sich an schwachen Magnetfeldern, meistens natürlich am Erdmagnetfeld. Der Saarbrückener Physiker und Biologe Ulrich Warnke zählt auf:[164]
→ Protozoen, Algen, Bakterien
→ Höhere Pflanzen
→ Weichtiere (Meeresschnecken), Würmer (z.B. Regenwürmer), Krebse, Langusten
→ Die meisten Insekten[165] (z.B. Strandfloh, Asseln, Käfer, Fliegen, Ameisen, australische Kompasstermiten, Bienen, Schmetterlinge, Mehlkäfer)
→ Vögel (z.B. Zugvögel, Tauben)
→ Fische (z.B. Haie, Rochen, Aal, Lachs, Forelle)
→ Reptilien (z.B. Schildkröten), Molche, Salamander
→ Säugetiere (z.B. Robben, Wale, Kühe, Fledermäuse, Graumulle, Blindmäuse)

Zugvögel navigieren mithilfe des Erdmagnetfelds so genau, dass sie aus einer Entfernung von 1000 und mehr Kilometern wieder genau zu ihrem Nest zurückfinden. Bienen nehmen selbst kleinste Änderungen ab 26 Nanotesla (26 nT) des Erdmagnetfelds wahr, das 30.000 nT und mehr beträgt. Bienen reagieren also auf Schwankungen von weniger als einem Promille. Obwohl sie sich nicht nur am Erdmagnetfeld, sondern beispielsweise auch am Sonnenstand orientieren, verlieren sie oft ihre Flugrichtung, wenn sie der Strahlung eines Mobilfunksenders ausgesetzt werden. Sie finden dann nicht mehr zurück zu ihrem Stock und verenden.

Das lässt sich folgendermaßen erklären:[166] Wie die obige Aufzählung zeigt, gibt es in vielen Pflanzen und Tieren, sogar im Menschen, an einigen Stellen eisenhaltige Strukturen (Magnetite), die durch die natürlich vorhandenen Magnetfelder leicht magnetisiert sind. Sie wollen sich wie eine Magnetnadel am Erdmagnetfeld ausrichten, was von dem Tier wahrgenommen wird. Eine elektromagnetische Strahlung entmagnetisiert diese eisenhaltigen Strukturen, und die Tiere verlieren ihre Orientierung. Übrigens sind Zugvögel davon weniger betroffen, weil sie bei ihren Zügen ins Winterquartier gewöhnlich so hoch fliegen, dass die Mobilfunkstrahlung sie nicht mehr stört. Und zu Hause in Europa scheinen zumindest einige Arten Gegenden zu meiden, in denen die Funkstrahlung hoch ist.[167][168] Auch auf oder unter der Erde lebende Tiere sind nur geringen Feldstärken ausgesetzt.

Bakterien

Schon wenige Jahre nach der Entdeckung der Funkwellen im Jahr 1886 untersuchte der Arzt und Physiker Jacques-Arsène d'Arsonval in Paris ihre Wirkung auf Bakterien. Die Ergebnisse wurden 1893 veröffentlicht.[169] Heute ist klar, dass Bakterien auf elektromagnetische Strahlung sehr unterschiedlich reagieren.

Besorgniserregend sind zwei iranische Studien.[170][171] Sie zeigen, dass Funkwellen bei einigen Arten von Bakterien das Wachstum deutlich beschleunigen und außerdem die Antibiotikaresistenz beeinflussen. Diese Effekte sind von der Frequenz, der Einwirkungsdauer und der eingestrahlten Leistung in komplizierter Weise abhängig. Man spricht von „nicht-linearen" Effekten. Das bedeutet beispielsweise, dass die doppelte Einwirkungszeit nicht die doppelte Wirkung verursacht, sondern eventuell sogar die Wirkung verringern kann. So beobachtet man bei der Bekämpfung von Klebsiella-Pneumonia-Bakterien zunächst eine höhere Wirkung von fünf verschiedenen Antibiotika.[172] Nach 4,5 Stunden Bestrahlung wurde offensichtlich der Reparaturmechanismus dieser Bakterien aktiviert, und ihre Antibiotikaresistenz stieg wieder an. Bei zwei anderen Bakterienarten erhöhte sich dagegen die Resistenz von Anfang an.[173]

Diese Befunde sind ein Alarmsignal: Wenn Antibiotika nicht mehr wirken, ist das eine Katastrophe für die Behandlung vieler Krankheiten.

Schäden an der lebendigen Natur

Pflanzen[174]

Funkstrahlung kann bei Pflanzen krebsartige Wucherungen hervorrufen, wie schon 1924 festgestellt wurde.[175] Hermann Bortels, ein Agrarbiologe aus Braunschweig, wies einige Jahre später nach, dass unter der Einwirkung von Strahlung der Erreger des bakteriellen Pflanzenkrebses deutlichere Bakteriensterne bildete.[176] Mutationen können aber auch ohne die Wirkung dieser Bakterien ausgelöst werden. Das wurde schon nach nur 15-minütiger Bestrahlung bei 6.000 µW/m² festgestellt[177] – zum Vergleich: Der Grenzwert liegt für diese Frequenz (0,2 GHz) bei 2.000.000 µW/m², ist also mehr als 300-mal so hoch. Das ist aus zwei Gründen interessant: Zum einen ist es die Tatsache, dass Funkstrahlung auch bei Pflanzen Mutationen auslösen kann, und zwar weit unter den Grenzwerten. Das bestätigt die Ergebnisse, die bei Tieren und an menschlichen Zellen gefunden wurden. Von grundsätzlicher Bedeutung ist, dass es für diesen Frequenzbereich, der für Rundfunk, Fernsehen und kommerzielle Anwendungen wichtig ist, ein „Fenster" in unserer Atmosphäre gibt, dass also diese Strahlung aus dem Weltraum bis auf die Erdoberfläche eindringen kann. Wenn sie auch wesentlich schwächer ist als die technisch erzeugte Strahlung, so kann man doch davon ausgehen, dass sie im Lauf der Jahrmillionen für die Evolution unserer Pflanzen eine wesentliche Rolle gespielt hat. Die technische Strahlung von heute schafft dagegen Änderungen in den Erbanlagen innerhalb von 15 Minuten. Ob und wie weit sie von den Reparaturmechanismen der Pflanzen wieder ausgeglichen werden können, wurde bisher nicht untersucht.

Auch das Wachstum von Pflanzen wird durch Funkstrahlung beeinflusst. Am bekanntesten sind dafür die Experimente, die im Rahmen von „Jugend forscht" an mehreren Gymnasien durchgeführt wurden: Kresse oder andere Keimlinge, die neben einer DECT-Basisstation angepflanzt wurden, zeigten je nach Feldstärke und Zeitdauer der Bestrahlung kein Wachstum, verstärktes Wachstum, vermindertes Wachstum oder Absterben.[178]

Pflanzen

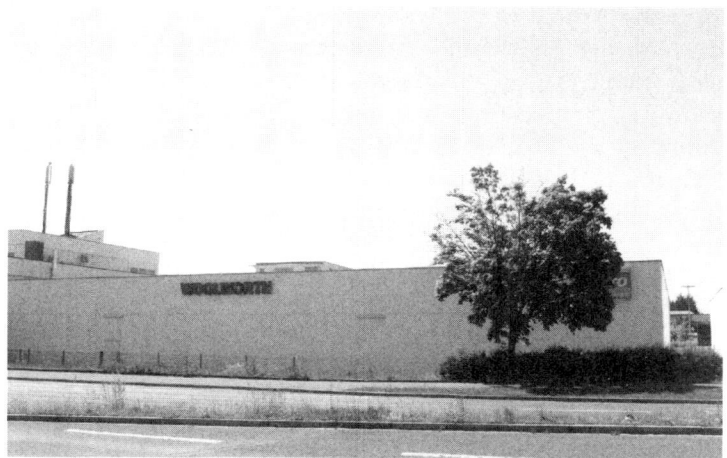

Bild 11 Schäden auf der Seite des Ahorns, die der Antenne zugewandt ist. Der Abstand des Baums zur Antenne beträgt 77 m. Auf der der Antenne zugewandten Seite des Baums wurden 2.100 µW/m² gemessen, auf der abgewandten Seite 290 µW/m².

(Mit freundlicher Genehmigung von Frau Dr. Waldmann-Selsam.)

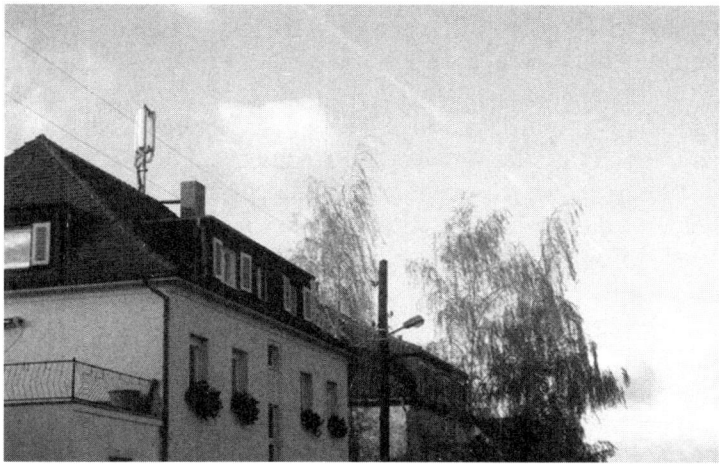

Bild 12 Schäden am Laub der Birken an den Stellen, die der Strahlung ausgesetzt sind.

Schäden an der lebendigen Natur

Bei den Pflanzen ist die Schädigung durch Funkstrahlung bei den Bäumen am deutlichsten sichtbar.[179] Sowohl die Blätter als auch die Nadeln absorbieren die Strahlung sehr stark – so sehr, dass sie meist nur weniger als zwei Meter in den Baum eindringt und danach so geschwächt ist, dass sie nicht mehr schadet. In Bild 11 sieht man den großen Unterschied der Strahlung vor und hinter einem Baum. In den ersten Jahren nach Errichtung eines Funkmasts beobachtet man daher, dass der Teil des Baums abstirbt, der dem Funkmast zugewandt ist. Wenn an diesem Teil keine Blätter oder Nadeln mehr vorhanden sind, frisst sich die Schädigung weiter: In den nächsten Jahren stirbt eine weitere Schicht des Baums ab und so weiter, bis er vollständig tot ist.

Steht nur ein Teil eines Baums im Hauptstrahl einer Antenne, während ein anderer durch ein Gebäude oder ein Hausdach abgeschirmt ist, so wird nur der bestrahlte Teil geschädigt (Bild 12). Das zeigt, dass weder Trockenheit noch Hitze, Frost, Bodenbeschaffenheit, ein saurer Regen oder Ähnliches (allein) schuld sein können; als auslösender Einfluss bleibt lediglich die Funkstrahlung. Dieser Effekt tritt aber nur auf, wenn die Strahlung hoch genug ist. Das kann bei starken Sendern auch in einer Entfernung von 100 m und mehr geschehen, wenn der Hauptstrahl auf den Baum trifft.

In ihrem Übersichtsartikel[180] führt eine Gruppe indischer Autoren die beobachteten Schäden an Pflanzen durch Funkstrahlung einschließlich der Genschäden und der Aktivitäten der Enzyme auf die erhöhte Konzentration von Calcium in den Zellen und auf das Ansteigen der reaktiven Sauerstoff-Spezies (ROS) zurück.

Insekten, insbesondere Ameisen und Bienen[181 182 183]

In den vergangenen Jahrzehnten ist sowohl die Artenvielfalt als auch die Masse der Insekten in besorgniserregender Weise zurückgegangen. Das ist vor allem auf den Einsatz von Agrochemie und auf den schwindenden Lebensraum zurückzuführen. Diese Ursachen können aber nicht erklären, warum auch in Naturschutzgebieten immer weniger Insekten zu finden sind, wo sie doch ausreichenden unbelasteten Lebensraum vorfinden.

Tiere und Pflanzen werden durch Funkstrahlung nicht nur wegen der gestörten Wahrnehmung des Erdmagnetfelds geschädigt. Eine entscheidende Rolle spielt auch der Calcium-Stoffwechsel der Zellen, der schon bei den Gesundheitsschäden der Menschen (siehe Seite 35ff.) beschrieben wurde. Dort wurde gezeigt, dass Funkstrahlung die Calcium-Kanäle in den Zellwänden öffnet. Das löst eine Reihe von chemischen Reaktionen aus und führt bei Tieren außerdem zu Nervenreizungen. Die Fortpflanzung der Insekten wird vor allem durch den Zelltod beeinträchtigt, der durch die Funkstrahlung ausgelöst werden kann.[184] Dimitris J. Panagopoulos schätzt, dass die Fortpflanzung um bis zu 60 % verringert wird, wenn Insekten einige Tage jeweils wenige Minuten mit 100.000 µW/m² bei 0,9 GHz, also mit einem Fünfzigstel unseres Grenzwerts, bestrahlt werden.[185]

Wie beim Menschen spielt hier auch die Schädigung des Immunsystems eine Rolle. Daher sind Bienen unter Bestrahlung anfälliger auf Krankheitserreger und Parasiten wie die Varroa-Milbe. Außerdem können die Tiere bei bestimmten Frequenzen besonders viel Energie aufnehmen, wenn nämlich ihre Körperlänge oder die Größe ihrer Fühler oder Beine in einem bestimmten Verhältnis zur Wellenlänge der eingestrahlten Funksignale stehen (genauer: ein Viertel oder die Hälfte davon betragen). Dann wirkt das ganze Tier, ein Fühler oder ein Bein

Schäden an der lebendigen Natur

wie eine gute Antenne und nimmt viel von den Funkwellen auf. Das kann schon bei relativ schwacher Strahlung zu Schäden führen. So reagiert beispielsweise eine 5 cm große Libelle besonders empfindlich auf eine Strahlung mit einer Wellenlänge von 10 cm, also einer Frequenz von 3 GHz. Kleinere Tiere reagieren entsprechend empfindlich auf höhere Frequenzen.

Außerdem ist noch ein weiterer Effekt wichtig: Die Chitinhülle von Insekten (wie auch die Federn von Vögeln) haben Halbleiterfunktionen und zeigen Piezo- und Pyroelektrizität. Diese sehr technisch klingenden Begriffe haben eine wichtige Bedeutung: Die Pulsung, die bei vielen Menschen so große Probleme verursacht, trifft auch Insekten – womöglich noch verstärkt bei Strahlen, deren Wellenlänge auf die Tiere abgestimmt ist. Die Halbleiterfunktion kann unter bestimmten Voraussetzungen diesen Effekt noch verschlimmern.[186] Die Folgen werden am Beispiel der Ameisen und Bienen beschrieben:

Ameisen[187 188 189]

- → Smartphone in 10–20 cm Abstand im Stand-by-Modus: Ameisen weichen von ihrer geradlinigen Laufstrecke ab.
- → Smartphone in 10–20 cm Abstand, Sprachmodus: Schon nach 1–3 Sekunden zeigen sich Bewegungsstörungen, insbesondere unkoordinierte Bewegungen der Beine. Lernvermögen und Gedächtnis nehmen bis zu 50 % ab. Riech- und Sehsinn werden beeinträchtigt. Die Tiere finden ihr Futter nicht mehr. Wenn die Experimente frühzeitig abgebrochen werden, erholen sich die Ameisen wieder. Gehen sie weiter, sterben sie. Ihre Kommunikation untereinander ist gestört (schlechtere Reaktion auf Pheromone).
- → Notebook mit WLAN; 5 Minuten mit 300–500 µW/m²: Innerhalb von Sekunden wirken die Tiere verstört und krank; bei deaktiviertem WLAN verhalten sie sich normal. Die Betreuung von Larven und Nymphen wird eingestellt. Viele Arbeiter und die Königin sterben. Die Kolonie bricht zusammen.

Bienen[190] [191] [192]

→ Beeinträchtigung der Kommunikation der Bienen, besonders auch beim Schwänzeltanz
→ Schon bei 80 µW/m² finden viele Tiere nicht mehr zum Bienenstock zurück.
→ Störungen des Gedächtnisses schon bei 50.000 µW/m² (ca. 1/100stel des Grenzwerts)
→ Erhöhte Aggressivität im Stock
→ Ungleichmäßiger Wabenbau

Nach 25–40 Minuten erzeugen die Bienen Piepstöne, die sonst ein Signal für das Schwärmen oder für Störungen im Volk sind. Das wurde schon nach einer Stunde Bestrahlung mit einem GSM-Signal bei 1–2,5 µW/m² am Bienenstock und 80–100 µW/m² in einiger Entfernung beobachtet. Das Experiment wurde fünfmal durchgeführt; dabei kam es vor, dass das Volk seinen Bienenstock verließ.

Untersuchungen von Erbschäden lassen sich bei anderen Insekten leichter als bei Bienen und Ameisen durchführen. So fand man in den Ovarien der Fruchtfliege Drosophila melanogaster nach einer Bestrahlung mit einem Handy im Sendemodus (GSM-900 und -1800) statistisch signifikant mehr DNA-Doppelstrangbrüche.[193]

Rinder und Schweine

Diese kurze Einführung in die Probleme der Funkstrahlung kann nur einige markante Fakten aufführen. Daher konzentrieren wir uns hier auf die wichtigsten Tiere in der Landwirtschaft, wo die Daten wegen der elektronischen Stallbücher leicht zugänglich sind. Es muss aber betont werden, dass interessante Forschungsergebnisse auch über sehr viele andere Tierarten, speziell auch über Vögel, vorliegen.[194]

Die Probleme bei Rindern durch Mobilfunkstrahlung wurden schon früh festgestellt. Bereits 1998 erschien in der Zeitschrift „Der praktische Tierarzt" ein Artikel,[195] der folgende Wirkungen eines nahen Funkmasts beschreibt:
→ Mehr „Schadensfälle", also verendete oder notgeschlachtete Kühe. Die Kühe verfielen meist nach der dritten oder vierten Abkalbung. Sie konnten kaum noch aufstehen. Die Untersuchung einer im Stall verendeten Kuh ergab, dass der Tod durch Herz-Kreislauf-Versagen mit Blutungen an mehreren inneren Organen verursacht wurde. Es gab keinen Hinweis auf entzündliche Organveränderungen.
→ Vermehrte Abgänge („Verwerfen") ohne erkennbare Ursache (auch keine Verwerfenserreger)
→ Azyklie (Fruchtbarkeitsstörung)
→ Deutlich verringerte Milchleistung
→ Starker Tränenfluss, ständig nasse Wangen (Konjunktivitis) und Juckreiz
→ Mehrere Tiere schienen Kopfschmerzen zu haben.
→ Bis dahin noch nie beschriebene Verhaltensstörungen
→ Als zwei Tiere in einen 20 Kilometer entfernten Stall[196] gebracht wurden, verschwanden nach etwa fünf Tagen alle Verhaltensauffälligkeiten. Sie traten nach ihrer Rückkehr wieder auf.
→ Kalbinnen und trocken stehende Kühe gingen zum Fressen immer nur für einige Minuten auf die Wiese, um danach in oder vor dem Stall „Deckung" vor den Strahlen zu suchen.
→ In größeren Entfernungen vom Stall suchten die Tiere zum Wiederkäuen Stellen mit niedrigerer Strahlung (private Mitteilung des Bauern).
→ Einige Kälber wurden mit Missbildungen geboren. Leider wurde das in dem Bericht nicht erwähnt; auch eine statistische Auswertung dazu fehlt.

Natürlich wurden alle anderen möglichen Ursachen für diese Probleme untersucht, und zwar sowohl vom Amtstierarzt als auch von einem Professor der Tierärztlichen Hochschule Hannover. Auch der Bauer selbst und seine Familie bekamen

Rinder und Schweine

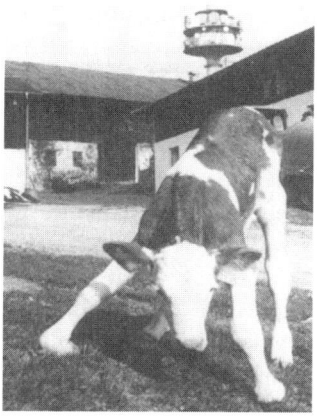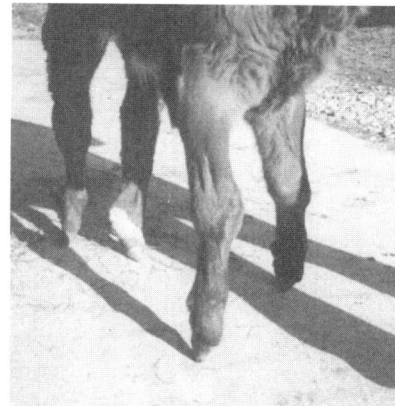

Bilder 13 a und b Links: Missgebildetes Kalb auf einem Hof in unmittelbarer Nähe eines niedrigen Funkturms. Das Kalb verendete einen Tag nach dieser Aufnahme. Die Untersuchung im Veterinärmedizinischen Institut der Universität München ergab, dass nicht nur die Beine, sondern auch mehrere Organe stark missgebildet waren. Nach einer Untersuchung des Amtstierarztes war der Stall infektionsfrei.
Rechts: Hufe eines Kalbs auf demselben Hof.

gesundheitliche Probleme. Nachdem dieser gut dokumentierte Fall viel Aufsehen erregt hatte und sich andere Landwirte mit ähnlichen Fällen gemeldet hatten, wurde das bayerische Landwirtschaftsministerium gedrängt, eine Studie über den Einfluss von Funkstrahlung auf Milchbetriebe in Auftrag zu geben. Die Finanzierung stammte zur einen Hälfte aus staatlichen Mitteln und zur anderen Hälfte von der Mobilfunkindustrie, die sich die Endredaktion vorbehielt. Das Ergebnis[197] war, dass kein Zusammenhang zwischen der Funkstrahlung und den Verhaltensstörungen und Gesundheitsproblemen der Rinder festgestellt wurde. Wie auf Seite 124 noch ausgeführt wird, protestierte einer der beteiligten Forscher sogar im Rundfunk gegen diese Deutung seiner Ergebnisse. Ein anderer Bauer schreibt: „Der Sender steht 20 Meter neben der Wiese. Bilanz seit 11 Jahren:

über 25 verendete Kühe und über 75 tot geborene Kälber, und das bei einem Kuhbestand von durchschnittlich 9 Kühen."[198]

In der Schweiz traten in einem Milchviehbetrieb, der nur 60 Meter von einem Mobilfunkmast entfernt liegt, Probleme mit Abszessen, sogar am Herzmuskel, auf. Etliche Tiere verendeten. Außerdem wurde ein Drittel der Kälber blind geboren.[199] Dabei war interessant, dass der Sender nur mehrere Jahre in Betrieb war. Kälber von Kühen, die während Abschaltzeiten trächtig waren, waren praktisch nie blind. Dies wurde in mehreren wissenschaftlichen Arbeiten[200] genauer untersucht. Das Phänomen selbst ist seit Langem bekannt: Funkstrahlung trübt die Augenlinse. Das mussten unzählige Soldaten erfahren, die in verschiedenen Armeen an Radargeräten arbeiteten.

In der Nähe von Mobilfunkmasten treten bei Schweinen ähnliche Probleme auf wie bei Rindern. Als Beispiel wird hier über eine Schweinezucht in Niederbayern berichtet.[201] Im April 2009 wurde in 300 Metern Entfernung von einem Schweinezuchtbetrieb ein Mobilfunkmast in Betrieb genommen. Vorher war die Belastung nach einer amtlichen Messung weniger als 1 µW/m² (Mittelwert), danach meist etwa 600–700 µW/m², maximal 1.200 µW/m² (Spitzenwerte). Dabei wurden die Daten von 20.359 Ferkeln aus der Zeit mit 1 µW/m² mit denen von 7.728 Ferkeln aus der belasteten Zeit verglichen. Außer der Funkstrahlung hatte sich nichts verändert, weder in der Haltung noch im Futter. Selbstverständlich wird der Betrieb laufend tierärztlich betreut. Die wichtigsten Ergebnisse der Untersuchung waren:
→ Die langjährige durchschnittliche Ferkelzahl sank von 2.908 auf 2.576 Tiere pro Jahr, obwohl die Zahl der Muttersauen im Mittel von 133 auf 140 erhöht wurde.
→ Der Zyklus der Sauen war oft gestört, und die Befruchtungen waren öfter erfolglos. Dadurch verminderte sich die Zahl der Ferkel pro Sau und Jahr von 23,5 auf 20,6.
→ Nach Sendebeginn kam es bei den neugeborenen Ferkeln zu einer Zunahme von Afterlosigkeit und Zwittern: Vor Sendebeginn waren es 7 Fälle von 20.359 Tieren,[202] danach 43 Fälle von 7.728 Tieren.

Rinder und Schweine

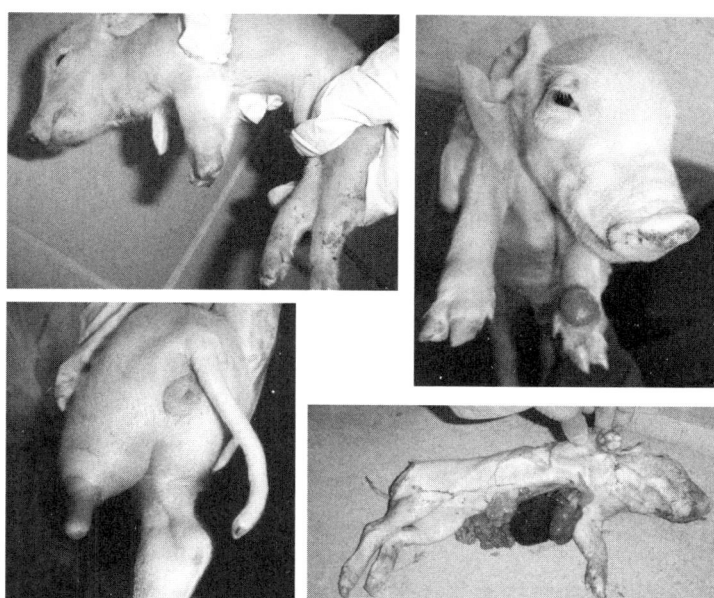

Bilder 14 a–d Beispiele von Ferkeln mit neuartigen Missbildungen, die in diesem Betrieb unter den vielen Tausenden von Ferkeln vor Errichtung des Funkmasts nie aufgetreten waren.

→ Es gab Missbildungen im Kopf-, Bauch- und Beinbereich, die in all den Jahren vor Sendebeginn unbekannt waren. Das wurde bei 27 von den 7.728 Ferkeln beobachtet. Es sind dies zwar nur gut drei Promille der neu geborenen Tiere und zusammen mit den oben genannten 43 Fällen neun Promille. Trotzdem: Fast 1 % an solchen Missbildungen ist erschreckend. Auch mit einem anderen unbelasteten Eber verbesserte sich die Situation nicht. Es gibt Hinweise darauf, dass ein Großteil der Missbildungen durch Schädigungen während der Trächtigkeit verursacht wurde (teratogene Schäden).
→ Das Geschlechterverhältnis „weibliche Ferkel zu männlichen Ferkeln" erhöhte sich signifikant.[203]

Der Hoftierarzt konnte keine Infektionen mit dem Circovirus feststellen, der die verminderte Fruchtbarkeit der Sauen verursacht haben könnte. Die Tiere wurden überdies regelmäßig gegen alle üblichen Erreger geimpft. Daran hat sich die ganze Zeit vor und nach Beginn des Sendebetriebs nichts geändert. Außerdem wurde das Futter auf Mykotoxinwerte kontrolliert. Da die Biologie der Schweine viele Gemeinsamkeiten mit der von Menschen hat, sind diese Befunde besorgniserregend.

Hier konnten nur drei gut dokumentierte und wissenschaftlich begleitete Beispiele aus Milchviehbetrieben und einer Schweinezucht vorgestellt werden. Es gibt aber viele ähnliche Fälle. Eine systematische und statistisch aussagekräftige Erhebung durch unabhängige Wissenschaftler ist dringend geboten. Sie ist zumindest in Deutschland einfach durchzuführen, wenn man Zugang zu den elektronischen Stallbüchern hat.

Der Funk-Skandal: Wie die Behörden mit unserer Gesundheit umgehen

Die Anfänge

Schon seit den ersten Versuchen mit Funktechnik war klar, dass sie nicht ungefährlich ist. Kurz nach der Entdeckung der Radiowellen durch den deutschen Physiker Heinrich Rudolph Hertz im Jahr 1886 untersuchte Jacques-Arsène d'Arsonval in Paris die Wirkung dieser Wellen auf lebende Zellen von Mikroben.[204] Seine Ergebnisse fanden jedoch wenig Beachtung. Die Begeisterung für die neue Funktechnik war zu groß, als dass man diese frühen Warnungen verstanden hätte. Im Gegenteil: Richard von Zeynek[205] nutzte die Eigenschaft dieser Strahlung, um lokal eng begrenzte Bereiche des menschlichen Körpers zu erwärmen. Damit entwickelte er ab 1908 die „Diathermie" zur Unterstützung der Selbstheilungskräfte. Aber schon bald zeigten sich erhebliche Nebenwirkungen, die bereits 1932 vom deutschen Arzt Erwin Schliephake eingehend untersucht wurden.[206] Weitere Veröffentlichungen von ihm auf diesem Gebiet folgten 1938 und 1960.[207][208] In diesen Arbeiten beschrieb Schliephake alle wichtigen Schäden, die heute als Folgen der Handystrahlung bekannt sind.

Die ersten Arbeiten über die Wirkung von Funkstrahlung auf Tumoren begannen ebenfalls schon in den 1920er-Jahren. Ein französisches Team untersuchte im Jahr 1924 Pflanzen und kam zu dem Ergebnis, dass auf ihnen Tumoren nach Beginn der Bestrahlung schnell wuchsen, dann aber abstarben.[209] Sie wiesen darauf hin, dass dieser Effekt nicht nur auf der Wärmeentwicklung beruhen kann. Das war der Beginn einer neuen Forschungsrichtung.[210]

Auch wenn damals beim Rundfunk die verwendeten Frequenzen (Schwingungen pro Sekunde) wesentlich niedriger waren als bei den heute gängigen Handys, waren die Wirkungen dieser Strahlung bereits vor dem Zweiten Weltkrieg recht gut bekannt.

Im Krieg war die Funktechnik und insbesondere das Radar entscheidend für die Abwehr feindlicher Bomber und für die Entdeckung von U-Booten. Deshalb wurde sie sowohl in

Die Anfänge

Großbritannien als auch in Deutschland mit großem Aufwand weiterentwickelt. Die gesundheitlichen Folgen dieser Strahlung spielten dabei kaum eine Rolle – auch später nicht, als im Kalten Krieg Soldaten durch militärische Radaranlagen erheblich geschädigt wurden. Es ist absurd, dass diese Verletzungen in Deutschland auch heute noch nicht anerkannt und entschädigt werden. Zu hoch wären die Zahlungen, die der deutsche Staat zu leisten hätte. Und das, obwohl der Augenarzt Milton Zaret bereits 1973 vor dem US-Senat aussagte, nachdem er 1.600 US-Soldaten untersucht hatte:

„Für die gesamte Bevölkerung unseres Landes besteht aufgrund der Exposition gegenüber dem Anteil nicht-ionisierender Strahlen des elektromagnetischen Spektrums eine eindeutige, gegenwärtige und ständig zunehmende Gefahr. Diese kann gar nicht überschätzt werden, weil die meisten Schäden durch nicht-ionisierende Strahlung unbemerkt auftreten, üblicherweise erst nach einer Latenzperiode von Jahren entdeckt werden und, wenn dies dann der Fall ist, die Ursache selten erkannt wird."[211] Zaret forderte, die Grenzwerte zu senken. Das war für das US-Militär eine Provokation. Es beendete die Zusammenarbeit mit ihm und startete, unterstützt von der Industrie, eine Kampagne gegen ihn, um seine Integrität als Wissenschaftler und als Mensch zu zerstören.[212]

Nach dem Zweiten Weltkrieg beschäftigte sich die Militärforschung in Ost und West mit der Funktechnik, um durch starke Strahlung Zerstörungen hervorzurufen, wie das mit Lasern möglich ist. Die „Erfolge" blieben aber bescheiden. Heute werden in manchen Ländern Frequenzen von etwa 90 GHz gegen Demonstranten und unerwünschte Menschenansammlungen als „nicht tödliche Waffen" gerichtet, um diese mithilfe der großen Schmerzen, die diese Frequenzen verursachen, zu zerstreuen.

Es wurde auch versucht, durch Funkstrahlung Menschen in ihrem Verhalten zu beeinflussen. Das lag nahe, weil man weiß,[213] dass Gehirnwellen durch Funk verändert werden können. Soweit bekannt ist, brachten auch diese Versuche keinen durchschlagenden Erfolg. Zumindest findet man in offiziellen

Dokumenten nichts darüber. Bemerkenswert ist jedoch, dass die US-amerikanische Botschaft in Moskau von den Sowjets mit Mikrowellen unterschiedlicher Zusammensetzung und geringer Feldstärke bestrahlt wurde. Das war zwischen 1953 und 1976.[214] Die genaue Stärke der Strahlen kann nur grob geschätzt werden, lag aber deutlich unter den heutigen Grenzwerten.[215] Henry Kissinger, damals Außenminister der USA, schrieb in einem Telegramm an die Moskauer US-Botschaft:[216] „Die Wirkungen, die die Sowjets beim Botschaftspersonal erreichen wollten, schlossen Unwohlsein, Reizbarkeit und starke Müdigkeit mit ein. Die Sowjets glaubten, dass diese Wirkungen vorübergehend sein würden. In der Zwischenzeit wurde jedoch zweifelsfrei nachgewiesen, dass sie nicht vorübergehend sind. Definitiv stehen mit der Strahlung in Zusammenhang: A) Katarakte, B) Blutbildveränderungen, C) maligne Tumoren, D) Kreislauf-Probleme und E) Funktionsstörungen des Nervensystems. In den meisten Fällen treten diese Nachwirkungen erst lange nach der Exposition auf – nämlich zehn oder mehr Jahre später." Vor wenigen Jahren klagte auch das Personal der US-amerikanischen und kanadischen Botschaften in China und Kuba über die typischen Beschwerden und Krankheiten einer Bestrahlung durch Mikrowellen.[217]

Abgesehen vom Militär wurde in den westlichen Ländern deutlich weniger über die gesundheitlichen Auswirkungen der Funkstrahlung geforscht als in der Sowjetunion. Außer dem erwähnten Buch von Schliephake sei hier stellvertretend auf einen Überblicksartikel der NASA aus dem Jahr 1981 hingewiesen.[218] Für die russischen Forschungen interessierte sich in den USA vor allem die CIA.[219]

In der Sowjetunion wurden die Gesundheitsschäden durch Funkstrahlung ausführlich wissenschaftlich untersucht. Die Folge war, dass im sogenannten Ostblock die Grenzwerte wesentlich niedriger waren – und in vielen dieser Länder heute noch sind – als im Westen. Viele Veröffentlichungen in russischen Fachzeitschriften folgten, die aber im Westen schon allein wegen der Sprachbarrieren kaum beachtet wurden. Deshalb bekam Karl Hecht, Professor Emeritus an der Charité in

Berlin, von der Bundesregierung den Auftrag, diese Arbeiten zu sichten und zu übersetzen. Er lieferte seine Ergebnisse fristgerecht ab; diese verschwanden jedoch – politisch gewollt – in den Tiefen der Verwaltung. Deshalb entschloss er sich, seine Unterlagen zu 878 russischsprachigen Studien in einem neuen Bericht zusammenzufassen und auf eigene Faust zu veröffentlichen.[220] Damit sind auch diese Arbeiten seit 2012 für die Öffentlichkeit zugänglich. Es ist erschütternd, dass selbst dieses Material die Bundesregierung nicht dazu gebracht hat, endlich die Grenzwert-Philosophie zu überdenken und den Schutz der Gesundheit ernst zu nehmen.

Wirtschaftsinteressen vor Gesundheitsschutz

Nach dem Zweiten Weltkrieg wurden sowohl für die aufstrebende Atomindustrie als auch für den Funk immer mehr Anwendungsgebiete entwickelt. Beide Bereiche stellten strategisch wichtige Teile der Wirtschaft dar. Deshalb war es schon früh ein Anliegen der Industrie, sie vor „übertriebenen" Forderungen nach Gesundheitsschutz zu bewahren. Zu diesem Zweck entstand 1966 die Internationale Strahlenschutzkommission IRPA, die sich zunächst nur mit Radioaktivität beschäftigte. Für den Funk wurde erst 1977 der Internationale Ausschuss für nichtionisierende Strahlung (International Non-Ionizing Radiation Commission (INIRC)) als Unterorganisation der IRPA gebildet, aus dem 1992 schließlich das ICNIRP e.V. (International Commission for Non-Ionizing Radiation Protection, Internationales Komitee zum Schutz vor nicht-ionisierender Strahlung) als selbstständige Organisation hervorging.

Das ICNIRP ist ein eingetragener Verein mit Sitz in Neuherberg bei München, der von sich behauptet, eine Gruppe unabhängiger Wissenschaftler zu sein, die Grenzwerte für Funkstrahlung vorschlägt, um die Bevölkerung zu schützen.

Tatsächlich handelt es sich aber fast ausschließlich um Personen, die Verbindungen zur Industrie haben. Dies wird im Bericht von Klaus Buchner und Michèle Rivasi anhand der persönlichen Interessenkonflikte der Mitglieder von ICNIRP e.V. im Detail nachgewiesen.[221] Der schwedische Ethikrat des Karolinska Instituts in Stockholm fordert sogar, dass jeder Forscher seine Mitgliedschaft bei ICNIRP als einen Interessenkonflikt mit seiner Unabhängigkeit angeben müsse.[222]

Wie sehen die Vorschläge von ICNIRP für die Grenzwerte von Funkstrahlung aus? Das kann man an den deutschen Grenzwerten sehen, die ICNIRP weitgehend gefolgt sind: In den bisherigen Netzen (2G bis 4G) genügt es für den Datenverkehr, wenn ein Smartphone eine Strahlung von 0,0005 µW/m² empfängt.[223] Tatsächlich darf die Strahlung in Deutschland aber je nach Frequenz zwischen 4.500.000 µW/m² und 10.000.000 µW/m² betragen, d.h. der Grenzwert der Funkstrahlung liegt rund 10-20 Milliarden Mal höher als dieser Wert. Sicher muss dieser Grenzwert ein Vielfaches der Empfindlichkeit eines Smartphones betragen, weil auf dem Weg vom Sender zum Empfänger Hindernisse stehen können, die die Strahlung abschirmen – und weil der Sender eine große Fläche überdecken muss. Trotzdem: Würde man die Forderung aufgeben, dass ein Mobilfunksender nicht nur im Freien, sondern auch noch in den Häusern, ja, sogar im Keller empfangen werden kann, so ließe sich bei optimierten Standorten für die Handymasten die Strahlenbelastung allein dadurch mindestens um den Faktor 1.000 senken.[224] Außerdem könnte man die Betreiber zwingen, zusammen nur ein einziges Funksystem zu benutzen, also 2G und 3G abzuschalten und 4G gemeinsam, das heißt mit nur einem Organisationskanal, zu verwenden, und damit auch die übrigen Dienste abzuwickeln. Das würde die Strahlung nochmals um den Faktor 10 verringern. Dass dies alles nicht unrealistisch ist, zeigen die niedrigen Grenzwerte, die früher in einigen anderen Gegenden wie der Toskana oder Neu-Südwales in Australien galten (siehe Kasten, Seite 122). Auch in einigen arabischen Großstädten ist die Strahlenbelastung sehr gering, obwohl dort die Ausbreitung der Funkwellen durch Hochhäuser stark behindert wird.

Warum schlägt ICNIRP e.V. diese Grenzwerte vor, obwohl doch auf der Hand liegt, dass sie gesundheitsschädlich sind? Ein Grund dafür ist wohl, dass dadurch die Genehmigungsverfahren für Sendemasten sehr einfach werden. Die Grenzwerte sind nämlich so hoch, dass sie bei den üblichen Anlagen auf Hausdächern nur unmittelbar an der Antenne überschritten, aber bereits in einem Abstand von wenigen Metern eingehalten werden. Deshalb wird ein sogenannter „Schutzkreis" um die Antennen festgelegt, innerhalb dessen die Grenzwerte verletzt werden. In ihm darf sich niemand dauerhaft aufhalten. Bei Antennen auf Hausdächern reicht dieser Schutzkreis meist kaum in den Speicher des Hauses hinein. Mehr als diesen Schutzkreis anzugeben braucht die Behörde nicht zu tun. Wie schon mehrfach erwähnt, schützt dieser Schutzkreis aber nicht wirklich, weil er nur die Grenzwerte berücksichtigt, die eine übermäßige Erwärmung des Körpers verhindern.

Denn auch ICNIRP e.V. verbreitet das Dogma, es gäbe keinen wissenschaftlichen Beweis für die schädliche Wirkung von Funkstrahlung, wenn der menschliche Körper um weniger als 1 °C erwärmt wird.[225] Deshalb ermittelt ICNIRP, wie stark sie sein muss, um diesen Temperaturanstieg von 1 °C zu verursachen. Als „Sicherheit" zum Schutz von Kranken, Schwangeren, Kindern und Alten schlägt ICNIRP vor, nur ein Fünfzigstel dieser Strahlung zu erlauben.[226] Um die Erwärmung beim Gebrauch von Handys und Smartphones am Ohr zu überprüfen, ist die Standardmethode, einen Kopf aus dünnem Plastik zu formen und mit Wasser zu füllen. Dieser Kunstkopf wird mit einem Handy am Plastikohr bestrahlt; dabei wird seine Temperatur gemessen. Auf diese Weise werden die Grenzwerte und die sogenannten SAR-Werte[227] für die Handys bestimmt. Dass dies in keiner Weise realen Bedingungen entspricht, dürfte jedem Laien klar sein. Denn der menschliche Kopf hat Strukturen, die Brennpunkte der Strahlung erzeugen. Außerdem ist, wie im Kapitel „Wirkung auf den Menschen" (siehe Seite 33 ff.) gezeigt wurde, die Erwärmung das geringste Problem der Funkstrahlung. Anders als bei Handys ermittelt man die Erwärmung durch die Strahlung von Sendemasten durch mathematische Berechnungen. So oder so – das Dogma, eine Bestrahlung durch Funkwellen sei nur dann gefährlich, wenn sie zu einer Erwärmung von mehr als 1 °C führt, lässt sich aus der Forschung nicht rechtfertigen. Es wurde schon 1955 ohne jeden Beweis von Hermann Schwan[228] in die Welt gesetzt, um Grenzwerte zu „begründen", die auch für das US-amerikanische Militär genügend hoch waren,[229] und dann immer wieder von der Industrie aufgegriffen wurden, insbesondere von ICNIRP in den Richtlinien von 1998[230] und 2020,[231] in den USA sowie von der Australischen Strahlenschutzgesellschaft ARPS.[232]

Die Bundesregierung ist sich offenbar im Klaren darüber, dass ihr Bundesimmissionsschutzgesetz[233] den Anforderungen des Gesundheitsschutzes nicht genügt. Auf eine Große Anfrage der CDU/CSU-Fraktion antwortete die Bundesregierung im Jahr 2002: „Bei der Ableitung der geltenden Grenzwerte, welche die Grundlage der Standortbescheinigung bilden, hat das Vorsorgeprinzip keine Berücksichtigung gefunden."[234] Diese Grenzwerte wurden 1996 eingeführt, als Angela Merkel Umweltministerin war. Seitdem gelten sie praktisch unverändert. Inzwischen haben sich aber, wie im Kapitel über die durch Funkstrahlung erzeugten Krankheitsrisiken, siehe Seite 49 ff., gezeigt wurde, die Beweise für die gesundheitsschädigende Wirkung der Funkstrahlung noch erheblich verschärft. Trotzdem ist die Bundesregierung untätig geblieben. Dass sie von Anfang an nicht aus Nachlässigkeit gehandelt hat, sondern im vollen Wissen, geht aus einem Zitat des damaligen Bundespostministers Wolfgang Bötsch (CSU) bei der Einführung des flächendeckenden Mobilfunks 1993 hervor: „Die aufgeregte Diskussion in der Bevölkerung über die Kernenergie dürfte in Relation zu dem, was uns die Mobilfunknetze noch bescheren werden, nur ein laues Lüftchen sein."[235]

Auch wenn sich die Bundesregierung, „ihr" Bundesamt für Strahlenschutz und die Strahlenschutzkommission nicht um

Wirtschaftsinteressen vor Gesundheitsschutz

wissenschaftliche Erkenntnisse scheren, hätten sie wenigstens wegen der Entwicklung in den letzten Jahren ihre Position zum Strahlenschutz überdenken müssen: In Italien haben die Gerichte zwei Personen wegen ihrer Hirntumoren, die sie aufgrund häufiger Handynutzung bekommen hatten, rechtskräftig Schadensersatz zugesprochen.[236] Dabei ist bemerkenswert, dass das Turiner Gericht die Aussage von ICNIRP-Mitgliedern nicht berücksichtigte, weil ICNIRP der Industrie nahe stehe und wegen Interessenkonflikten kein neutrales Komitee sei. In diesen Prozessen ging es um Schäden durch Handynutzung. Offenbar werden die Gerichte allmählich auch auf die Problematik der Funktürme aufmerksam. Ende 2020 wurde in den Niederlanden die Errichtung eines Funkmasts verboten, obwohl die Belastung des Klägers weit unterhalb der Grenzwerte gewesen wäre. Das Gericht schreibt, dass selbst bei einer Funkstrahlung von weniger als 2.650 µW/m² (Feldstärke: 1 V/m) erhöhte Gesundheitsrisiken nicht ausgeschlossen werden können.[237] Vermutlich bleiben diese Prozesse keine Einzelfälle. Deshalb ist verständlich, dass die großen Rückversicherer das Haftpflichtrisiko durch Funkstrahlung entweder überhaupt nicht mehr versichern oder sie in die höchste Risikostufe einordnen, weil es sich um eine Hochrisiko-Technologie handelt.[238] Um sich vor Schadensersatzansprüchen zu schützen, warnt sogar die Industrie immer wieder in den Betriebsanleitungen zu ihren Produkten. Zwei Beispiele: Apple schreibt, man solle das iPhone 7 nicht ans Ohr halten.[239] In der Betriebsanleitung des Speedport W 724V (eines Routers) der Deutschen Telekom steht auf S. 16: „Vermeiden Sie das Aufstellen Ihres Speedport in unmittelbarer Nähe zu Schlaf-, Kinder- und Aufenthaltsräumen, um die Belastung durch elektromagnetische Felder so gering wie möglich zu halten."[240] Wo kann man das Speedport in einer kleinen Wohnung dann überhaupt noch aufstellen? Wie ist es zu verantworten, dass viele Schulbehörden die Einführung von WLAN in Schulen, auch für sechsjährige Schüler, finanziell fördern, wenn selbst die Telekom davor warnt, WLAN-Router an solchen Orten aufzustellen? Ist das nicht der Gipfel der Verantwortungslosigkeit unserer Schulbehörden?

Wie aber ist es ICNIRP e.V. gelungen, alle wissenschaftlichen Erkenntnisse auf den Kopf zu stellen und seine Grenzwertvorschläge durchzusetzen? Den größten Anteil an diesem „Erfolg" hat vermutlich die Tatsache, dass es ihm gelungen ist, die weltweit wichtigsten Behörden mit seinen Mitgliedern zu durchsetzen. Dabei darf ICNIRP nicht isoliert gesehen werden.

In Australien wurde 1975 die „Australasian Radiation Protection Society" (ARPS) gegründet, die die Regierungsorganisation „Australian Radiation Protection and Nuclear Safety Agency" (ARPANSA) berät.

In den USA spielt das „International Committee on Electromagnetic Safety" (ICES) diese Rolle. Es ist ein Ausschuss des „Institute for Electrical and Electronic Engineers" (IEEE), einer Berufsorganisation von Ingenieuren, die enge Verbindungen zum US-Militär und zu großen Firmen wie Motorola unterhält.[241]

Die Organisationen ICNIRP, ARPS und ICES geben allesamt vor, unabhängige Gruppen von Wissenschaftlern und Ingenieuren zu sein, die den Anspruch erheben, sie seien die kompetentesten Ansprechpartner für Regierungen, weil sie einen besseren Überblick über dieses Fachgebiet hätten als einzelne Forscher, die immer nur ihre Privatmeinung vertreten würden. Dementsprechend wurden und werden wichtige Stellen in den Behörden mit Mitgliedern dieser drei Kommissionen besetzt. Das betrifft besonders die nationalen Behörden, die die Grenzwertvorschläge ausarbeiten, die Europäische Kommission und die Weltgesundheitsorganisation (WHO) mit ihren wichtigen Projekten IARC (Internationale Agentur für Krebsforschung in Lyon, Frankreich) und EMF-Projekt, einer Unterorganisation der WHO, die für den Schutz der menschlichen Gesundheit vor elektromagnetischer Strahlung zuständig ist. Es ist also letztlich nur ein kleiner Kreis von „Experten", die diese Gremien beraten.[242] Übrigens: Die wenigsten von ihnen sind Mediziner, wie man im Buchner-Rivasi-Bericht beim Werdegang der dort aufgelisteten Personen nachlesen kann.

Wirtschaftsinteressen vor Gesundheitsschutz

Um diesen großen Einfluss zu bekommen, gilt es als entscheidender Coup, dass der australische Physiker und Biologe Michael Repacholi nicht nur ICNIRP gründete, sondern auch 1996 bei der WHO die Gründung des EMF-Projekts anregte. Er leitete es zusammen mit B. Jon Klauenberg von 1996 bis 2006. So kann ICNIRP auf seiner Web-Seite behaupten,[243] dass es bei der WHO ausdrücklich als offizielle, nicht-staatliche Einrichtung mitarbeite. Das erhöht das Prestige und den Einfluss von ICNIRP ganz erheblich. Repacholi hatte enge Verbindungen zur Industrie und half ihr, ihre Forderungen durchzusetzen. Er traf sich häufig mit der Elektrizitäts-, Telekom- und Militär-Industrie und veranlasste, dass das EMF-Projekt zu einem Großteil von Lobbyorganisationen dieser Industrien finanziert wird.[244] So schreibt Don Maisch: „Wenn es jedoch um Fragen der nicht-ionisierenden Strahlung geht [in diesem Fall für die Risikobewertung der durch Netzfrequenzen hervorgerufenen Gesundheitsrisiken, Anm. d. Autoren], so sind die Beweise eindeutig, dass Michael Repacholi seine Stellung sowohl in der WHO als auch in der ICNIRP benutzt hat, um die Environmental Health Criteria Arbeitsgruppe der WHO zur Bewertung der Exposition durch Netzfrequenzen mit Vertretern aus der Stromindustrie zu besetzen, was ein glatter Verstoß gegen die WHO-Politik ist."[245]

In „A hard nut to crack"[246] schreibt Lennart Hardell: „Michael Repacholi hat [als Leiter beider Organisationen, Anm. d. Autoren] sofort eine enge Zusammenarbeit zwischen WHO und ICNIRP aufgebaut und die Strom-, Telekommunikations- und Rüstungsindustrie zu Tagungen eingeladen. Zudem arrangierte er, dass ein Großteil des WHO-EMF-Projekts von den Lobby-Organisationen der Telekommunikationsindustrie wie der GSM Association und dem Mobile Manufacturers Forum, heute unter dem Namen Mobile & Wireless Forum (MWF) bekannt, finanziert wurde." Hardell führt aus, dass Repacholi sich wie „ein Vertreter der Telekommunikationsbranche benahm, während er doch für die innerhalb der WHO zuständige Abteilung zur Untersuchung der durch EMF hervorgerufenen gesundheitlichen Wirkungen verantwortlich war."

Insgesamt waren im Jahr 2017 von den sechs Mitgliedern der EMF-Kerngruppe vier gleichzeitig bei ICNIRP; ein weiteres Mitglied war ehemals bei ICNIRP gewesen.[247] ICNIRP e.V. hatte bis vor Kurzem auch großen Einfluss auf das wissenschaftliche Beratergremium SCENIHR der EU-Kommission und auf die Internationale Agentur für Krebsforschung (IARC), weil mehrere ICNIRP-Mitglieder gleichzeitig auch Mitglieder dieser Organisationen waren.[248]

Wegen dieser Verflechtungen geriet die IARC vor einigen Jahren ins Kreuzfeuer der Kritik, denn es galt als ein Gremium „unabhängiger Experten". Ihr Mitglied Anders Ahlbom, ein Professor am Karolinska-Institut in Stockholm, war zur gleichen Zeit auch langjähriges prominentes Mitglied von ICNIRP (von 1996 bis 2008 sogar dessen Vorsitzender), Vorsitzender des wissenschaftlichen Rats der Schwedischen Strahlenschutzkommission und Mitglied des Beratergremiums SCENIHR der EU-Kommission. Die Journalistin Mona Nilsson deckte auf, dass er einen weiteren einträglichen Posten hatte:[249] Er saß im Vorstand des Unternehmens „Gunnar Ahlbom AB" seines Bruders Gunnar Ahlbom, das Kunden aus der Industrie in Telekommunikationsangelegenheiten berät. Außerdem arbeitete Gunnar Ahlbom lange Zeit in Brüssel als Lobbyist für den schwedischen Telekom-Riesen Telia (ehemals TeliaSonera). Fast unmittelbar, nachdem Anders Ahlbom die IARC verlassen musste, änderte diese ihre Meinung und stufte Funkstrahlung in ihrer Liste krebserzeugender Stoffe als „möglicherweise krebserregend" ein (Kategorie 2B).[250] Ahlbom hatte stets die Gesundheitsrisiken der Funkstrahlung geleugnet.

ICNIRP e.V. ist ein privater deutscher Verein, der mietfrei (!) im Gebäude des Bundesamts für Strahlenschutz in Neuherberg bei München untergebracht ist. Letzteres wird von Dr. Gunde Ziegelberger geleitet, die gleichzeitig die wissenschaftliche Sekretärin von ICNIRP ist.[251] Sie ist aber nicht das einzige ICNIRP-Mitglied, das eine hohe Stelle in einer deutschen Behörde innehat oder -hatte. Nur zwei Beispiele: Jürgen Bernhardt war von 1996 bis 2000 der Vorsitzende von ICNIRP und 2000 bis 2004 dessen stellvertretender Vorsitzender. Bis 1998 war er

> *INFO*
> ## Grenzwerte in Deutschland
> Die deutschen Grenzwerte[252] werden in der 26. Bundes-Immissionsschutzverordnung (abgekürzt: 26. BImSchV) festgelegt. Sie richten sich im Großen und Ganzen nach den ICNIRP-Empfehlungen von 1998.[253] Dabei unterscheidet ICNIRP zwischen beruflicher Exposition und der erlaubten Bestrahlung der allgemeinen Bevölkerung. Dem ist die Bundesregierung jedoch nicht gefolgt; in der derzeit gültigen Strahlenschutzverordnung (BImSchV) gelten die Grenzwerte für alle Teile der Bevölkerung gleichermaßen.
> Die in der 26. BImSchV festgelegten Grenzwerte gelten nur für ortsfeste Anlagen mit einer Sendeleistung von mehr als 10 W (sogenannter „äquivalenter isotroper Leistung"), aber beispielsweise nicht für Handys, Schnurlostelefone (die ohnehin eine viel geringere Leistung haben) und für die Kleinsendeanlagen von 5G, weil Letztere nicht mehr als 10 W Sendeleistung haben.
> Ein grundlegender Fehler dieser Grenzwerte ist, dass sie nur eine Grenze für die momentane Durchschnittsleistung der Strahlung[254] angeben. Für die biologische Wirkung ist aber der Spitzenwert wichtiger als der Durchschnittswert. In Anhang 3 der Verordnung wird zwar festgelegt, dass der Spitzenwert für die elektrische und die magnetische Feldstärke das 32-Fache der Grenzwerte im Anhang 1b nicht überschreiten darf. Das genügt aber nicht zum Schutz der Gesundheit, da die Werte des Anhangs 1b schon extrem hoch sind. Das 32-Fache davon ist unerträglich, denn das heißt, dass die Leistungsflussdichte beim Impuls das 32^2-Fache, also das 1.024-Fache des Durchschnittswerts nicht übertreffen darf. Derart scharfe Impulse kamen bisher kaum vor. Auch hier verfolgt man wieder das Prinzip, dass die Grenzwerte so hoch sind, dass sie praktisch nie erreicht werden und somit keine Einschränkung in irgendeiner Form bedeuten.

Ein weiterer Fehler ist, dass Ort und Dauer der Bestrahlung nicht berücksichtigt werden. Es ist ein großer Unterschied, ob sie vorübergehend oder – wie in Wohnungen, Schulen und Kindergärten – dauerhaft auf Personen einwirkt. Viele andere Länder berücksichtigen das. Insbesondere ist wichtig, wann die Bestrahlung erfolgt, ob im Wachzustand oder im Schlaf, wenn viele Hormone gebildet werden und andere, leicht störbare Vorgänge im Körper ablaufen. Das wird z.B. bei der Melatoninproduktion klar, die vorwiegend während des Schlafs stattfindet. Auch diese Tatsache wird in den Grenzwerten vieler Länder deutlich, die für Wohngebiete niedrigere Grenzwerte ausweisen.
Außerdem spielen eine Reihe anderer Parameter eine Rolle. Der wichtigste ist wohl die Frequenz der Pulsung, deren Wirkung ausführlich besprochen wurde. Die folgende Tabelle gibt die Grenzwerte für Funkstrahlung in Deutschland an:

Frequenz f in MHz	Grenzwert Leistungsflussdichte I in $\mu W/m^2$	Grenzwert elektrische Feldstärke E in V/m
0,1–1	20.000.000	87
1–10	20.000.000/f	$87/f^{1/2}$
10–400	2.080.000	28
400–2.000	5.014 f	1,375 $f^{1/2}$
2.000–300.000	9.870.000	61

Dabei wird die Frequenz f in MHz gemessen: 1.000 MHz sind 1 GHz. Die Grenzwerte der Leistungsflussdichte werden über 6-Minuten-Intervalle gemittelt; bei der elektrischen Feldstärke wird der Effektivwert in V/m angegeben. Man beachte, dass beim Übergang von einem Frequenzbereich in den nächsten Rundungsfehler auftreten. Die Leistungsflussdichte I, gemessen in $\mu W/m^2$, und die elektrische Feldstärke E, gemessen in V/m, lassen sich mit der Formel $I = 2.652{,}52\ E^2$ ineinander umrechnen.
Sind gleichzeitig mehrere Strahlungsquellen vorhanden, so ermittelt man für jede davon, wie viele Prozent des Grenz-

Grenzwerte in Deutschland

werts der Leistungsflussdichte sie erreicht. Dann werden alle diese Prozentwerte zusammengezählt. Das Ergebnis darf nicht mehr als 100 % betragen. Beispiel: Drei Sender strahlen an einen bestimmten Ort mit jeweils einem Drittel des Grenzwerts ein. Dann haben sie zusammen genau 100 % des Grenzwerts; das wäre also gerade noch erlaubt. Diese Regel gilt für Deutschland. In anderen Ländern wie in der Schweiz gelten die Grenzwerte für jeden Sender allein. Trifft daher die Strahlung mehrerer Sender zusammen, bleibt das ohne Bedeutung für jeden von ihnen. Dafür sind die Grenzwerte dann meist deutlich niedriger.

Man beachte:
ICNIRP und damit auch die Bundesregierung muten den Menschen deutlich höhere Strahlung zu als manchen Leitungen, in denen Daten übermittelt werden.[255] Der niedrigere Grenzwert für (nicht genügend abgeschirmte) Leitungen ist nötig, weil diese sonst durch Funkstrahlung gestört würden. Müssen die Daten besser geschützt werden als die Menschen?

Abteilungsleiter und stellvertretender Direktor im Bundesamt für Strahlenschutz, außerdem von 1987 bis 1989 und 1999 bis 2002 Mitglied der Strahlenschutzkommission. Diese Zeit liegt zwar lange zurück. Aber sie war entscheidend für die Einführung der Grenzwerte für Funkstrahlung (und allgemeiner für elektromagnetische Strahlung) im Jahr 1996, zu einer Zeit, in der der Mobilfunk die breiten Massen eroberte. So ist es kein Zufall, dass Deutschland die ICNIRP-Vorschläge übernommen hat.

Auch Rüdiger Matthes hat dazu beigetragen, dass die ICNIRP-Vorstellungen von der Harmlosigkeit der Funkstrahlung in unsere Gesetzgebung übernommen wurden. Von 1993 bis 2004 war er wissenschaftlicher Sekretär von ICNIRP, von 2012 bis 2016 sogar dessen Vorsitzender. In den Jahren 1989 bis 2016 arbeitete er auch als Leiter der Abteilung „Nicht-Ionisierende Strahlung" im Bundesamt für Strahlenschutz.

INFO

Grenzwerte in anderen Ländern

Soweit nicht das Gegenteil vermerkt ist, beziehen sich die Angaben auf die gesamte Belastung (Immission) und nicht auf einzelne Anlagen. Die Grenzwerte ändern sich und werden zurzeit in einigen Ländern gerade wegen 5G überarbeitet. Deshalb ist diese Liste nur eine Momentaufnahme. In dieser Tabelle bedeutet die Angabe „ICNIRP", dass das Land den Empfehlungen von ICNIRP folgt. Diese Werte sind fast identisch mit den deutschen Grenzwerten.

Europa

Belgien: ca. 1.2170.000 µW/m² (= ca. 21 V/m) bei 0,9 GHz; ca. 2.080.000 µW/m² (= 28 V/m) bei 1,8 GHz; 2.550.000 µW/m² (= 31 V/m) bei 2,165 GHz (UMTS) Wallonischer Teil: 23.900 µW/m² (= 3 V/m) je Mobilfunksystem 2G, 3G, 4G (5G ist damit nicht möglich) Region Brüssel: für 0,0001 GHz bis 0,4 GHz: 10.000 µW/m²; für 0,4 GHz bis 2 GHz: f/40.000 W/m², wo die Frequenz f in MHz eingesetzt wird; für 2 GHz bis 300 GHz: 50.000 µW/m² (5G ist damit nicht möglich)

Dänemark: ICNIRP

Deutschland: ICNIRP, d.h. ca. 4.500.000 µW/m² (= 41,2 V/m) bei 0,9 GHz, ca. 9 W/m² (= 58,2 V/m) bei 1,8 GHz

Estland: ICNIRP

Finnland: ICNIRP

Frankreich: ICNIRP

Großbritannien: ICNIRP

Irland: ICNIRP

Italien: 1.060.000 µW/m² (= 20 V/m) für Frequenzen 0,003–3 GHz bei vorübergehender Bestrahlung; 4.244.000 µW/m² (=40 V/m) für 3–300 GHz bei vorübergehender Bestrahlung; 95.500 µW/m² (= 6 V/m) für 0,003–300 GHz bei einer Bestrahlung über 4 Stunden

Lichtenstein: wie in der Schweiz
Luxemburg: 23.900 µW/m² (= 3 V/m) bei dauerhafter Bestrahlung, aber kurzfristig: wie Deutschland
Niederlande: ICNIRP
Norwegen: ICNIRP
Österreich: ICNIRP
Polen: 130.000 µW/m² (= 7 V/m) für alle Frequenzen 0,0001 – 300 GHz
Portugal: ICNIRP
Rumänien: ICNIRP
Russland: 95.500 µW/m² (= 6 V/m) bei 0,0001–1 GHz; 200.000 µV/m² (= 8,7 V/m) bei 2–300 GHz, Zwischenwerte bei 1–2 GHz
Schweden: ICNIRP
Schweiz: vorübergehende Bestrahlung: ICNIRP; Orte mit „empfindlicher Nutzung" (d.h. Orte, an denen sich Personen länger aufhalten, wie z.B. Wohnungen, Kinderspielplätze, Krankenhäuser, Schulen): 42.400 µW/m² (= 4 V/m) bei 0,9 GHz und 95.500 µW/m² (= 6 V/m) bei 1,8 GHz. Diese Schweizer Grenzwerte beziehen sich aber auf jede einzelne Antennenanlage. Stehen mehrere Anlagen an einem Standort, wird das bei den Grenzwerten nicht berücksichtigt.
Spanien außer Katalonien: ICNIRP
Tschechien: ICNIRP
Türkei: ICNIRP
Ungarn: ICNIRP

Einige außereuropäische Länder
Australien: ICNIRP
China: 100.000 µW/m² (= 6,14 V/m) für alle Frequenzen 0,3–300 GHz bei dauerhafter Bestrahlung (Wohngebiete, Krankenhäuser, Schulen), 400.000 µW/m² (= 12,3 V/m) bei vorübergehender Bestrahlung (Fabriken, Behörden, Parks). Diese Werte werden eventuell wegen 5G geändert.

Indien: $f/2$ W/m² , wobei f in GHz eingesetzt wird (oder 1.000.000 $f/2$ µW/m² , wobei auch hier f in GHz eingesetzt wird) für Frequenzen f = 0,4–2 GHz, 1.000.000 µW/m² für f > 2 GHz. Das entspricht etwa 1/10 der ICNIRP-Werte. Aber die Vorschriften für die Berücksichtigung des Grenzwerts unterscheiden sich von ICNIRP. Pressereichten zufolge sollen aber die indischen Grenzwerte weiter gesenkt werden.

Neuseeland: 2.000.000 µW/m² (= 27,5 V/m) für Frequenzen 0,4–300 GHz

USA, Kanada, Japan (nach US FCC OET Bulletin 1997/65/01, rev. 2019): 30–300 MHz: 2.000.000 µW/m² (= 27,5 V/m); 0,9 GHz: 5.980.000 µW/m² (= 47,5 V/m) 1,5–300 GHz: 61,4 V/m

Frühere Ausnahmeregelungen

In einigen Ländern gab es früher die Möglichkeit, dass einzelne Regionen selbstständig ihre Grenzwerte festlegten, die dann meist wesentlich niedriger waren. Das bekannteste Beispiel dafür ist wohl Salzburg, das einige Jahre lang den Grenzwert auf 100 µW/m² festgelegt hatte, und aufgrund wissenschaftlicher Studien diesen Wert sogar weiter auf 10 µW/m² senken wollte. Der Grenzwert war eine freiwillige Vereinbarung zwischen der Landesregierung und den Mobilfunkbetreibern. Als ein weiterer Betreiber hinzukam, der diese Vereinbarung nicht akzeptierte, hielten sich auch die anderen nicht mehr daran.

Auch die Toskana in Italien hatte früher den sehr niedrigen Grenzwert von 662 µW/m² (0,5 V/m). In Neusüdwales (Australien) galten lange Zeit sogar 10 µW/m². Auch damit funktionierten die Handys bestens, sowohl in den Großstädten als auch am Rand der Wüste. Man beachte aber, dass diese Grenzwerte zu Zeiten in Kraft waren, in denen nur wenige Daten übertragen wurden. Heute gelten sowohl in der Toskana wie auch in Neusüdwales die Grenzwerte ihres Landes, also von Italien bzw. Australien.

Die Beispiele dieser beiden Personen sollen genügen, um zu zeigen, wie sehr die Industrie über ICNIRP Einfluss auf unsere Grenzwerte genommen hat.[256] Trotzdem bleibt natürlich die Frage, wie es einem kleinen Kreis von Lobbyisten gelingen kann, die Behörden davon zu überzeugen, dass die meisten Wissenschaftler falsche Ergebnisse produzieren, und dass nur seine eigenen Aussagen vertrauenswürdig sind. Ein wichtiger Aspekt dabei ist, dass die meisten Staaten durch die Versteigerung der Frequenzen, durch Steuern und nicht selten auch durch Firmenbeteiligungen am Mobilfunk und an jedem Handy mitverdienen und ihnen deshalb so wenig Hindernisse wie möglich in den Weg legen wollen. Aber das genügt sicher nicht zur Erklärung, warum sie die Gesundheit vieler ihrer Bürger diesen Profiten opfern. Ist es die Tatsache, dass die Behörden den Politikern die Grenzwerte vorschlagen und dort überwiegend Verwaltungsbeamte arbeiten, die keine Fachkenntnis haben? Politiker verlassen sich meist blind auf staatliche Behörden, und bei etwaigen Zweifeln steht ein Heer von Lobbyisten bereit, diese zu zerstreuen. Wie wirksam Lobbyarbeit sein kann, hat der Autor als Abgeordneter im EU-Parlament erlebt. Manche Kollegen haben Vorschläge der Industrie wörtlich übernommen, auch wenn sie gegen elementare demokratische Prinzipien verstoßen haben. Der Autor hat sogar mehrmals den Satz gehört: „Wir werden doch nicht wegen ein paar Menschenrechten unsere Geschäfte verderben."

Die enge Verflechtung von Industrie und Staat bringt für beide eine Reihe von Vorteilen; insbesondere sparen sie sich eine Menge Ärger. So werden offizielle staatliche Forschungsprojekte ausgeschrieben, die die Harmlosigkeit der Funkstrahlung beweisen sollen. Sie werden entweder an „passende" Wissenschaftler vergeben, oder sie werden von der Industrie mitfinanziert, die sich dann ein Mitspracherecht bei der Formulierung der Ergebnisse sichert und Positionen einbringt, die von den staatlichen Stellen oft nur zu gern übernommen werden. Das ist in besonders krasser Weise bei der „Bayerischen Rinderstudie"[257] im Jahr 2000 geschehen, die zur Hälfte vom bayerischen Staat und zur anderen Hälfte von der Industrie bezahlt wurde. Einer der beteiligten Forscher, Dr. Christoph Wenzel von der Universität München, wurde dazu in einer Sendung des Bayerischen Rundfunks interviewt.[258] Dabei wurde ihm die Interpretation der Studie durch das Bayerische Umweltministerium vorgelegt: „Im Ergebnis haben die Forscher keinen Zusammenhang festgestellt zwischen der Strahlung, die von Mobilfunkantennenanlagen ausgeht, und einem veränderten Verhalten, der Gesundheit von Rindern." Dr. Wenzel als einer der Autoren sagte nur: „Die Interpretation ist falsch! Es steht im Prinzip genau das Gegenteil in unserem Bericht ..." Um solche Peinlichkeiten zu vermeiden, ging man später im „Deutschen Mobilfunk-Forschungsprogramm" vorsichtiger vor. Man genehmigte praktisch keine Untersuchungen mehr, bei denen schädliche Effekte zu erwarten gewesen wären.

Das ist alles schon lange her. Heute haben sich zwar die Methoden geändert, sie sind aber nicht weniger verantwortungslos, wie noch gezeigt wird.

Der Grenzwertvorschlag 2020 von ICNIRP

Für 5G reichen selbst die heutigen, extrem hohen Grenzwerte im Bereich über 10 GHz nicht aus. Dabei wird in vielen Fällen das Signal nicht mehr wie bisher rund um den Mobilfunkmast ausgestrahlt, sondern scharf gebündelt auf den Nutzer gerichtet. Auf diese Weise spart man viel Energie. In diesem Strahl hat man natürlich hohe Energieflüsse. Außerdem geht die Informationsübertragung viel schneller. Das ist ja gerade der viel gepriesene Fortschritt bei 5G. Auch das macht die Strahlung in der Zeit sehr viel intensiver, in der sie auf den Nutzer gerichtet ist (oder auf Personen, die im Weg stehen).

Infolgedessen hat ICNIRP in seinem Grenzwertvorschlag von 2020[259] einige Werte für Frequenzen über 10 GHz deutlich

Der Grenzwertvorschlag 2020 von ICNIRP

erhöht. Was das bedeutet, kann man sich in einer kleinen Rechnung klarmachen: Bei der für 5G vorgesehenen Frequenz von 26 GHz ist die Eindringtiefe in menschliches Gewebe nur etwa 1,5 mm (siehe auch „Was ist bei 5G anders?", Seite 80ff.). In seinem Grenzwertvorschlag erlaubt ICNIRP am Arbeitsplatz bei lokaler Bestrahlung für die in einer Minute absorbierte Energie den Wert 15.762 Ws/m^2 (Tabelle 2 in „Der ICNIRP-Grenzwertvorschlag von 2020 in Zahlen", Seite 126ff.).

Wird damit eine Schicht menschlichen Gewebes von nur 1,5 mm Dicke erhitzt, ergibt das einen lokalen Temperaturanstieg von 2,51 °C.[260] Nach 3 Minuten sind es schon 4,14 °C. So lange wird ein Arbeiter jedoch nicht sitzen bleiben; vorher wird er den Platz fluchtartig verlassen. Würde er trotzdem 6 Minuten bei seiner Arbeit verharren, so würden beispielsweise seine Augen um gut 5,7 °C erhitzt. Diese Wärme würde nur zum Teil über die Hornhaut abgestrahlt werden. Eine Schädigung des Auges und eine Linsentrübung direkt durch die Strahlung wären hier auf jeden Fall möglich.

Auch mit der Entstehung von Hautkrebs muss gerechnet werden, wenn diese Bestrahlung öfter erfolgt, was bei den lokalen „Kleinsendern" mit einer Leistung bis zu 10 W leicht möglich ist, die überall ohne Genehmigung und ohne Standortbescheinigung aufgestellt werden dürfen.

Ein weiteres Problem beim neuen Grenzwertvorschlag von ICNIRP ist, dass die Intensität über 6 Minuten bei lokaler Bestrahlung bzw. über 30 Minuten bei einer Bestrahlung des ganzen Körpers gemittelt wird (für Bestrahlungen über 6 Minuten, siehe die Erläuterungen zu Tabelle 1 in „Der ICNIRP-Grenzwertvorschlag von 2020 in Zahlen"). Aus biologischer Sicht sind aber die Spitzenwerte wichtig. Da die Informationsübertragung bei 5G mit intensiver Strahlung in sehr kurzer Zeit erfolgt, bedeutet der Mittelwert, dass die biologischen Wirkungen stark untertrieben werden.

INFO

Der ICNIRP-Grenzwertvorschlag von 2020 in Zahlen

Wegen der hohen lokalen Belastung durch die „Bleistiftstrahlen" bei 5G können die bisherigen Grenzwerte nicht mehr eingehalten werden. Deshalb hat ICNIRP in Absprache[261] mit der US-amerikanischen Organisation ICES die hier wiedergegebenen Grenzwerte vorgeschlagen,[262] die aber in Europa bisher noch nicht in nationales Recht umgesetzt wurden:

Tabelle 1
Für Bestrahlungszeiten von 6 Minuten und länger:

Ort	Frequenz GHz	Ganzkörper-Durchschnitt SAR (W/kg)	Lokal Kopf/Rumpf (W/kg)	Lokal Gliedmaßen SAR (W/kg)	Lokal W/m²
Arbeitsplatz	0,0001–6	0,4	10	20	NA
	>6–300	0,4	NA	NA	100
Allgemein	0,0001–6	0,08	2	4	NA
	>6–300	0,08	NA	NA	20

Anmerkungen
→ NA heißt: nicht anwendbar.
→ In der letzten Spalte steht die Leistungsflussdichte der **absorbierten** Strahlung.
→ Der Ganzkörper-Durchschnitt ist über 30 Minuten zu nehmen. Dabei sind wie immer die Felder E und H quadratisch zu mitteln (engl. rms).
→ Der lokale SAR-Wert und die lokale Leistungsflussdichte in W/m² sind über 6 Minuten zu mitteln.
→ Der lokale SAR-Wert ist über einen Würfel von 10 g zu mitteln.
→ Die lokale Leistungsflussdichte ist über ein Quadrat von 4 cm² zu mitteln. Über 30 GHz gilt zusätzlich, dass ein Durchschnitt über 1 cm² nicht höher sein darf als 200 W/m² (Arbeitsplatz) bzw. 40 W/m² (allgemein).

Tabelle 2
Für Bestrahlungszeiten unter 6 Minuten wird die gesamte aufgenommene Energie beschränkt. Dabei gelten folgende Grenzwerte, wo 1 Joule (J) gleich 1 Watt-Sekunde (Ws) ist:

Ort	Frequenz GHz	Ganzkörper-Durchschnitt SA (kJ/kg)	Lokal Kopf/Rumpf SA (kJ/kg)	Lokal Gliedmaßen SA (kJ/kg)	Lokal kJ/m²
Arbeitsplatz	0,0001–0,4	NA	NA	NA	NA
	>0,4–6	NA	A	B	NA
	>6–300	NA	NA	NA	C
Allgemein	0,0001–0,4	NA	NA	NA	NA
	>0,4–6	NA	D	E	NA
	>6–300	NA	NA	NA	F

A: $3{,}6\,[0{,}05 + 0{,}95\,(t/360)^{0,5}]$
B: $7{,}2\,[0{,}025 + 0{,}975\,(t/360)^{0,5}]$
C: $36\,[0{,}05 + 0{,}95\,(t/360)^{0,5}]$
D: $0{,}72\,[0{,}05 + 0{,}95\,(t/360)^{0,5}]$
E: $1{,}44\,[0{,}025 + 0{,}975\,(t/360)^{0,5}]$
F: $7{,}2\,[0{,}05 + 0{,}95\,(t/360)^{0,5}]$

Anmerkungen
→ NA heißt: keine neuen Beschränkungen für kürzere Zeiten als 6 Minuten.
→ In der letzten Spalte steht die **absorbierte** Energie pro m².
→ t wird in Sekunden gemessen. Die Grenzwerte gelten für alle Werte von t, die kleiner als 360 sind.
→ Der lokale SA-Wert wird über einen Würfel von 10 g gemittelt.
→ Die lokale Leistungsdichte ist über ein Quadrat von 4 cm² zu mitteln. Über 30 GHz gilt zusätzlich, dass am Arbeitsplatz ein Durchschnitt über 1 cm² nicht höher sein darf als $72\,[0{,}025 + 0{,}975\,(t/360)^{0,5}]$, für die Allgemeinheit nicht höher als $14{,}4\,[0{,}025 + 0{,}975\,(t/360)^{0,5}]$.

→ Die Belastung durch beliebige Pulse, Gruppen von Pulsen, oder Untergruppen von Pulsfolgen und die Summe von Strahlenbelastungen (auch nicht gepulsten) darf in keinem Zeitintervall diese Werte übersteigen.

In allen Tabellen begrenzt die Spalte „Lokal Gliedmaßen" den SA-Wert für Arme, Hände, Beine und Füße. Hier sollen nach dem Vorschlag von ICNIRP höhere lokale Strahlungen zulässig sein als in der Spalte Kopf/Rumpf, die die Maximalwerte für den restlichen Körper, also für Kopf, Brust, Rücken, Unterleib und Becken angibt. Auf Schwangere wird keine besondere Rücksicht genommen.

Die beiden vorstehend abgebildeten Tabellen listen die „grundlegenden Beschränkungen" von ICNIRP. Um sie in der Praxis leichter nachprüfbar zu machen, gibt der Verein drei weitere Tabellen an. Werden deren Grenzwerte eingehalten, so stellt ICNIRP fest, dass (fast immer) auch die „grundlegenden Beschränkungen" der Tabellen 1 und 2 oder zumindest die in der zitierten Veröffentlichung angegebenen grundlegenden SA-Werte erfüllt sind. Diese Tabellen sind:

Tabelle 3
Bestrahlung des ganzen Körpers, Bestrahlzeit >6 Minuten; es gilt der Durchschnitt über 30 Minuten.

Ort	Frequenz GHz	Eingestrahltes elektr. Feld E V/m	Eingestrahltes magnet. Feld H A/m	Eingestrahlte Leistungsflussdichte S W/m²
Arbeitsplatz	0,0001–0,03	660 / $f_M^{0,7}$	4,9 / f_M	NA
	>0,03–0,4	61	0,16	10
	>0,4–2	3 $f_M^{0,5}$	0,008 $f_M^{0,5}$	f_M / 40
	>2–300	NA	NA	50
Allgemein	0,0001–0,03	300 / $f_M^{0,7}$	2,2 / f_M	NA
	>0,03–0,4	27,7	0,073	2
	>0,4–2	1,375 $f_M^{0,5}$	0,0037 $f_M^{0,5}$	f_M / 200
	>2–300	NA	NA	10

Der ICNIRP-Grenzwertvorschlag von 2020 in Zahlen

Anmerkungen

- NA heißt: Dieser Wert muss nicht beachtet werden.
- In der letzten Spalte steht die Flussdichte der **eingestrahlten** Leistung, nicht der absorbierten.
- f_M bezeichnet die Frequenz in MHz. Beachte: 1.000 MHz sind 1 GHz.
- Alle angegebenen Werte sind über 30 Minuten und den ganzen Körper zu mitteln. Wie üblich errechnen sich die Mittelwerte des E- und des H-Felds aus den Mittelwerten der Quadrate dieser Werte.
- Zwischen 0,0001 und 0,03 GHz müssen sowohl das elektrische Feld E als auch das magnetische Feld H die angegebenen Grenzwerte erfüllen.
- Zwischen 0,03 und 2 GHz gilt: Im Fernfeld der Strahlung genügt es zu zeigen, dass eine der drei Größen E, H, und S die angegebene Bedingung erfüllt. Die einfallende Strahlung darf durch eine äquivalente ebene Welle ersetzt werden. Im strahlenden Nahfeld muss gezeigt werden, dass entweder S oder sowohl E als auch H die Bedingungen dieser Tabelle erfüllen. Im reaktiven Nahfeld müssen sowohl E als auch H unterhalb der Grenzwerte in der Tabelle liegen. S kann nicht verwendet werden.
- Zwischen 2 und 300 GHz wird der Grenzwert von Tabelle 1 eingehalten, wenn im Fernfeld und im strahlenden Nahfeld S unter dem Grenzwert dieser Tabelle liegt. Dabei darf im Fernfeld die einfallende Strahlung durch eine äquivalente ebene Welle ersetzt werden. Im reaktiven Nahfeld kann in diesem Frequenzbereich die Tabelle nicht benutzt werden. Hier ist nur Tabelle 1 gültig.

Tabelle 4
Bestrahlung von Teilen des Körpers über mehr als 6 Minuten. Bei allen Werten ist über 6 Minuten zu mitteln.

Ort	Frequenz GHz	Eingestrahltes elektr. Feld E V/m	Eingestrahltes magnet. Feld H A/m	Eingestrahlte Leistungsflussdichte S W/m²
Arbeits-platz	0,0001–0,03	$1.504 / f_M^{0,7}$	$10,8 / f_M$	NA
	>0,03–0,4	139	0,36	50
	>0,4–2	$10,58 \, f_M^{0,43}$	$0,0274 \, f_M^{0,43}$	$0,29 \, f_M^{0,86}$
	>2–6	NA	NA	200
	>6–300	NA	NA	$275 / f_G^{0,177}$
	300	NA	NA	100
Allge-mein	0,0001–0,03	$671 / f_M^{0,7}$	$4,9 / f_M$	NA
	>0,03–0,4	62	0,163	10
	>0,4–2	$4,72 \, f_M^{0,43}$	$0,0123 \, f_M^{0,43}$	$0,058 \, f_M^{0,86}$
	>2–6	NA	NA	40
	>6–300	NA	NA	$55 / f_G^{0,177}$
	300	NA	NA	20

Anmerkungen
→ NA heißt: Dieser Wert muss nicht beachtet werden.
→ In der letzten Spalte steht die Flussdichte der **eingestrahlten** Leistung, nicht der absorbierten.
→ f_M bezeichnet die Frequenz in Megahertz (MHz), f_G die in Gigahertz (GHz).
→ Die räumliche und zeitliche Mittelung von E und H ist wie immer über deren Quadrate vorzunehmen.
→ Zwischen 0,0001 und 0,03 GHz werden die Werte von Tabelle 1 eingehalten, wenn weder der Spitzenwert von E, noch der von H auf der Projektion des Körpers senkrecht zum einfallenden Strahl den Wert in dieser Tabelle übersteigt. Das gilt auch für das Nahfeld.
→ Zwischen 0,03 und 6 GHz gilt: Im Fernfeld genügt es zu zeigen, dass einer der Spitzenwerte von E, H oder S auf der Projektion des gesamten Körpers senkrecht zum einfallenden Strahl die Bedingungen der Tabelle einhält. Da-

bei darf die einfallende Strahlung durch eine äquivalente ebene Welle ersetzt werden. Im strahlenden Nahfeld muss der Spitzenwert von S oder der von E und H auf der Projektion des Körpers senkrecht zum einfallenden Strahl die angegebene Bedingung erfüllen. Im reaktiven Nahfeld müssen sowohl E als auch H die jeweils zutreffende Bedingung erfüllen. S hat hier keine Bedeutung. Für Frequenzen über 2 GHz kann Tabelle 4 im reaktiven Nahfeld nicht benützt werden.

→ Zwischen 6 und 300 GHz werden die „grundlegenden Beschränkungen" eingehalten, wenn im Fernfeld und im strahlenden Nahfeld das eingestrahlte S, gemittelt über eine Fläche von 4 cm^2 auf der Projektion des Körpers senkrecht zum einfallenden Strahl, die Grenzwerte der Tabelle einhält. Das muss natürlich für alle dieser Flächen mit 4 cm^2 gelten. Im Fernfeld darf wieder die einfallende Strahlung durch eine äquivalente ebene Welle ersetzt werden. Im strahlenden Nahfeld werden die „grundlegenden Beschränkungen" eingehalten, wenn S den Wert dieser Tabelle einhält, wobei S über eine Fläche von 4 cm^2 der Fläche senkrecht zur Strahlrichtung gemittelt wird, die vom Körper projiziert wird. Im reaktiven Nahfeld gilt diese Tabelle nicht. Stattdessen muss Tabelle 1, Seite 126, benutzt werden.

→ Für Frequenzen >30–300 GHz darf der Durchschnittswert, der über ein Quadrat von 1 cm^2 der Fläche senkrecht zur Strahlrichtung gemittelt wird, die vom Körper projiziert wird, das Doppelte der Beschränkungen für das 4 cm^2-Quadrat nicht übersteigen.

Tabelle 5
Für Bestrahlungszeiten von weniger als 6 Minuten wird die gesamte aufgenommene Energie beschränkt.

Ort	Frequenz	Eingestrahlte Energiedichte kJ / m²
Arbeits-platz	0,0001–0,4 GHz	NA
	>0,4–2 GHz	0,29 $f_M^{0,86}$ x 0,36 [0,05 + 0,95 (t/360)^{0,5}]
	>2–6 GHz	200 x 0,36 [0,05 + 0,95 (t/360)^{0,5}]
	>6–<300 GHz	275 / $f_G^{0,177}$ x 0,36 [0,05 + 0,95 (t/360)^{0,5}]
	300 GHz	100 x 0,36 [0,05 + 0,95 (t/360)^{0,5}]
Allge-mein	0,0001–0,4 GHz	NA
	>0,4–2 GHz	0,058 $f_M^{0,86}$ x 0,36 [0,05 + 0,95 (t/360)^{0,5}]
	>2–6 GHz	40 x 0,36 [0,05 + 0,95 (t/360)^{0,5}]
	>6–<300 GHz	55 / $f_G^{0,177}$ x 0,36 [0,05 + 0,95 (t/360)^{0,5}]
	300 GHz	20 x 0,36 [0,05 + 0,95 (t/360)^{0,5}]

Anmerkungen
→ NA heißt: Dieser Wert muss nicht beachtet werden.
→ In der letzten Spalte steht die Flussdichte der **eingestrahlten** Energie.
→ f_M bezeichnet die Frequenz in MHz, f_G die in Gigahertz.
→ t ist das Zeitintervall in Sekunden irgendeines Pulses, einer Gruppe von Pulsen oder Untergruppe von Pulsen in einer Pulsfolge oder der Summe von Bestrahlungen (gepulst oder nicht).
→ Der Wert in der Tabelle darf in keinem Fall überschritten werden.
→ Für Frequenzen zwischen 0,0001 und 0,4 GHz brauchen die Bedingungen für Bestrahlungen unter 6 Minuten nicht beachtet zu werden.
→ Für Frequenzen zwischen 0,4 und 6 GHz gilt: Im Fernfeld und im strahlenden Nahfeld werden die „grundlegenden" Grenzwerte eingehalten, wenn der Spitzenwert der eingestrahlten Energiedichte auf der Projektion des gesamten Körpers senkrecht zum einfallenden Strahl die jeweilige Grenze der Tabelle einhält. Dabei darf im Fernfeld die einfallende Strahlung durch eine äquivalente ebene Welle ersetzt werden. Im reaktiven Nahfeld

kann diese Tabelle nicht angewendet werden.
→ Zwischen 6 und 300 GHz gilt: Im Fernfeld und im strahlenden Nahfeld werden die „grundlegenden" Grenzwerte eingehalten, wenn die eingestrahlte Energiedichte, gemittelt über eine Fläche von 4 cm² auf der Projektion des Körpers senkrecht zum einfallenden Strahl, die Grenzwerte der Tabelle einhält. Im reaktiven Nahfeld kann diese Tabelle nicht angewendet werden.
→ Für Frequenzen zwischen 30 und 300 GHz gilt zusätzlich: Auf beliebigen Flächen von 1 cm² auf der Projektion des Körpers senkrecht zum einfallenden Strahl darf die Bestrahlung den Wert $275 / f_G^{0,177} \times 0,72 \, [0,025 + 0,975 \, (t/360)^{0,5}]$ kJ/m² am Arbeitsplatz bzw. $55 / f_G^{0,177} \times 0,72 \, [0,025 + 0,975 \, (t/360)^{0,5}]$ für die Allgemeinheit nicht überschreiten.

Sind mehrere Quellen für die Funkstrahlung vorhanden, so wird für jede von ihnen der Quotient zwischen dem entsprechenden SA-Wert bzw. der Leistungsflussdichte und dem zugehörigen Grenzwert gebildet. Die Summe aller dieser Werte darf 1 nicht übersteigen.

Hier wurden nur die vorgeschlagenen Grenzwerte für Frequenzen >0,1 GHz vollständig wiedergegeben.

Echte und „nützliche" Wissenschaft

Die enge Zusammenarbeit von Staat und Industrie bei der Unterdrückung wissenschaftlicher Ergebnisse ist eine Voraussetzung dafür, dass Organisationen wie ICNIRP erfolgreich sein können. Das ist aber nur die erste von drei Säulen ihrer Strategie, die sie befolgen, um ihre Ziele durchzusetzen:

❶ Sie bringen ihre Mitglieder an die wichtigen Schaltstellen der Politik.
❷ Sie widerlegen die wissenschaftlichen Ergebnisse nicht, die ihren Behauptungen widersprechen – das wäre unmöglich. Sie zweifeln sie an.
❸ Sie verleumden Wissenschaftler, die ihnen widersprechen.

Zur zweiten Säule formulierte einmal ein Spötter: „Zweifel ist ihr Produkt." Diese Taktik ist nicht neu – sie wurde schon vor Jahrzehnten von der Tabakindustrie, bei DDT, beim Sauren Regen und vielen anderen Umweltthemen angewendet.[263] Ein Beispiel dafür ist der Umgang mit der sogenannten NTP-Studie, die bereits im Abschnitt „Krebs", siehe Seite 60ff., erwähnt wurde: In einem Programm des US-Gesundheitsministeriums wurden 3.080 Mäuse und Ratten lebenslang unterschiedlicher Handystrahlung ausgesetzt. Dabei ergab sich bei männlichen Ratten eindeutig und statistisch signifikant, dass sie vermehrt Tumoren am Herzen (Schwannome) und im Gehirn (Gliome) entwickelten. Wie zu erwarten, reagierte ICNIRP mit der Behauptung, die Studie sei nicht fachgerecht durchgeführt worden; deshalb könne man daraus keine Schlüsse über Gefahren durch Funkstrahlung ziehen.[264] Dem widersprach[265] sogar Prof. James C. Lin von der Universität von Illinois in Chicago, der selbst zwölf Jahre lang Mitglied von ICNIRP gewesen war. Er bezeichnete diese Studie als einen klaren Beweis für die krebserzeugende Wirkung von Handystrahlung. Interessant ist, dass er dies ausgerechnet in einer Zeitschrift der Industrie

Echte und "nützliche" Wissenschaft

veröffentlichte. So verpuffte die ICNIRP-Kritik. Sie wurde von den unabhängigen Wissenschaftlern nicht als seriös angesehen. Heute gilt die NTP-Studie zusammen mit der ebenfalls schon erwähnten Ramazzini-Studie als überzeugender Beweis für die karzinogene Wirkung von Funkstrahlung.

Dies ist ein Beispiel dafür, dass die ICNIRP-Mitglieder vor allem ihre eigenen Arbeiten als hochwertig bezeichnen, aber missliebige Untersuchungen herabwürdigen und als nicht relevant einstufen. Dabei wird auch noch eine andere Taktik klar: Die Ramazzini-Studie, die dasselbe Ergebnis wie die NTP-Studie lieferte, wird in den Verlautbarungen von ICNIRP kaum erwähnt. So kann man behaupten, es gäbe nur „umstrittene" Beweise für die Gefährlichkeit von Funkstrahlung.

Inzwischen bahnt sich hier ein neuer Coup der Industrie an: Eine Gruppe von Forschern, von denen der Buchner-Rivasi-Bericht bereits festgestellt hat, dass sie der Industrie sehr nahestehen, will das NTP-Experiment wiederholen, allerdings mit einer geringeren Zahl von Tieren. Sie ist vermutlich zu klein, um einen „statistisch relevanten" Effekt feststellen zu können. In diesem Fall könnte man dann wieder behaupten, die Ergebnisse seien „nicht reproduzierbar" und damit im wissenschaftlichen Sinn ungültig.

Um die erbschädigende Wirkung von Funkstrahlung anzuzweifeln, wurde noch eine weitere Taktik angewendet: Diese Wirkung kann bei Zellen von Weichteilen wie Drüsen, Bindegewebe usw. gut beobachtet werden, dagegen kaum bei Muskelzellen. Deshalb hat man z.B. im wissenschaftlichen Beratergremium SCENIHR der EU-Kommission, dem mehrere ICNIRP-Mitglieder angehörten, einfach Studien über Muskelzellen, bei denen man keinen Effekt gefunden hat, mit solchen über Weichteilzellen in einen Topf geworfen und behauptet, die wissenschaftliche Lage sei unklar, weil sich die Experimente widersprechen.[266] Natürlich spielen gelegentlich auch einfache experimentelle Fehler eine Rolle, wenn Experimente nicht das gleiche Ergebnis liefern. Das war auch bei vielen Untersuchungen über die Öffnung der Blut-Hirn-Schranke der Fall – insbesondere bei denjenigen, die den Effekt nicht feststellen konnten. (Unabhängig davon wird, wie bereits erwähnt, einigen Gruppen hier Betrug vorgeworfen.) Inzwischen sind aber diese Fehler geklärt. Deshalb ist es auch hier nicht richtig zu sagen, die experimentelle Situation sei ungeklärt.

Interessant ist dabei die Argumentation, dass bei einer angeblich ungeklärten Situation keine Schutzmaßnahmen für die Bevölkerung nötig seien. Das Vorsorgeprinzip wird hier also ausdrücklich außer Kraft gesetzt.

Das Geld, das die Industrie für die Finanzierung von Studien über die Gesundheitsgefahren von Funkstrahlung ausgibt, ist für sie meist eine gute Investition. Denn sie behält sich gewöhnlich entweder eine abschließende Kontrolle der Veröffentlichungen vor oder macht zumindest weitere Gelder davon abhängig, ob die Ergebnisse in ihrem Sinn ausfallen. So analysierte der Biophysiker Henry Lai aus den USA 326 wissenschaftliche Arbeiten über mögliche Gesundheitsschäden durch Funkstrahlung, die zwischen 1990 und 2005 erschienen sind. 56 % von ihnen fanden relevante biologische Effekte, 44 % nicht. Es schien, als ob die „wissenschaftlichen" Ergebnisse nicht klar und eindeutig wären. Als Lai aber die Geldgeber dieser Studien berücksichtigte, war die Situation ganz anders: 67 % der aus unabhängigen Quellen finanzierten Arbeiten berichteten über wichtige biologische Effekte, aber nur 28 % der von der Industrie finanzierten.[267] Abgesehen davon kommt es nicht darauf an, wie viele Forscher einen bestimmten Effekt finden, sondern darauf, ob ihre Experimente richtig oder fehlerhaft ausgeführt wurden. Wenn man eine Nadel im Heuhaufen sucht, und eine Person findet sie, neun aber nicht, kann man nicht behaupten, die Nadel würde nicht existieren. Stattdessen muss man prüfen, ob es sich wirklich um die gesuchte Nadel handelt oder um etwas anderes.

Auch die dritte Säule der oben erwähnten Strategie wird laufend angewendet: Wissenschaftler, die die Gefahren der Funktechnik nachweisen, werden persönlich angegriffen und verunglimpft. Oft geschieht dies in Foren, bei denen die Schreiber anonym bleiben, aber die angegriffenen Personen mit vollem Namen genannt werden. Es scheint die Betreiber der Foren nicht zu stören, wenn sie von einem Gericht verurteilt werden. Besonders drastisch war Prof. Alexander Lerchl von der privaten Jacobs-Universität Bremen. Er beschuldigte immer wieder Wissenschaftler, deren Forschungsergebnisse der Industrie nicht gefallen. Deshalb wurde auch er mehrmals rechtskräftig verurteilt, einige seiner Behauptungen zu unterlassen.[268] [269] [270] In Wissenschaftskreisen ist Lerchls Ruf derart beschädigt, dass er nicht mehr als unabhängiger Forscher gilt. Mit dieser Begründung wurde ihm verwehrt, an der Auswertung des IARC (einer Organisation der WHO, siehe Seite 61) von Studien über die krebserzeugende Wirkung der Funkstrahlung mitzuarbeiten.[271] Sein „Meisterstück" leistete sich Lerchl, als er versuchte, die oben erwähnte Reflexstudie als Fälschung darzustellen. Er gab sogar eine falsche eidesstattliche Versicherung ab. Schließlich sah er sich gezwungen zuzulassen, dass man ihn „Lügengeschichtenerzähler" und „Gefälligkeitsforscher" nennt.[272] Ausgerechnet dieser Mann war von 2009 bis 2012 als Vorsitzender des Ausschusses für nicht-ionisierende Strahlung der Strahlenschutzkommission der oberste deutsche Strahlenschützer für Funk.[273] Außerdem war er an der Planung, Durchführung und Auswertung des Deutschen Mobilfunk-Forschungsprogramms[274] beteiligt. Wie unter diesen Umständen zu erwarten, lautet die Schlussfolgerung, dass Mobilfunkstrahlung als völlig harmlos einzustufen sei. Denn die Planung war so angelegt, dass wichtige Schäden durch Funk nicht erfasst werden konnten.[275] Noch schlimmer ist, dass er vom Bundesamt für Strahlenschutz im November 2019 den Auftrag bekam, die gesundheitlichen Risiken von 5G bei Frequenzen von 26 GHz und darüber zu untersuchen. Dafür wurden ihm und seinem Team 1,1 Millionen Euro zur Verfügung gestellt.[276] Müssen wir auch hier wieder eine Lügengeschichte von einem Gefälligkeitsforscher erwarten? Wann endlich wird dieses Bundesamt aufgelöst?

Auch in anderen Ländern ist die Mobilfunkindustrie nicht gerade zimperlich. Bekannt ist die Geschichte von George Carlo, der in den USA das „Wireless Technology Research Project" leitete, eine von der Industrie mit 28,5 Millionen US-Dollar finanzierte Studie, die die Harmlosigkeit der Mobilfunkstrahlung beweisen sollte. Als Carlo nicht die gewünschten Ergebnisse lieferte, sondern sogar vor den Gefahren warnte, wurde er zuerst nur persönlich verunglimpft und bekam Drohanrufe. Später brannte sein Haus vollständig ab, ohne dass je die Ursache dafür ermittelt werden konnte.[277]

Noch brutaler ging die iranische Regierung vor: Wie bereits im Abschnitt „Was ist bei 5G anders?" (siehe Seite 81) erwähnt, veröffentlichten zwei iranische Wissenschaftler in einer Fachzeitschrift eine Untersuchung,[278] dass Angestellte an Flughäfen mit den sogenannten „Nacktscannern" signifikant mehr neurologische, verhaltensmäßige und kognitive Erkrankungen aufweisen. Die beiden Wissenschaftler wurden von ihrer Regierung aufgefordert, die Veröffentlichung zurückzuziehen, weil sie sonst mit einer Anklage rechnen müssten.[279] Dazu muss man wissen, dass ein Gefängnis im Iran nicht mit einem in Europa verglichen werden kann und dass ihnen sogar die Todesstrafe gedroht hätte, wenn diese Scanner auf den Flughäfen als wichtig für die Sicherheit Irans und seiner Bürger erklärt worden wären.

Demgegenüber klingt es fast harmlos, wenn zwei bekannte Elektrosmog-Forscher in Deutschland bzw. Schweden ihre Stelle verlieren, weil die Ergebnisse ihrer Untersuchungen der Leitung ihrer Universitäten nicht gefallen.

Das liebe Geld

Ein weiterer Grund für den Erfolg von ICNIRP und ähnlicher Organisationen in anderen Ländern sind die enormen Geldbeträge, die ihnen zur Verfügung stehen. Dabei gehört Deutschland[280] mit jährlich etwa 100.000 Euro an Steuergeldern[281] zu den größten Finanzierern von ICNIRP. Hierin sind die Sachleistungen wie die mietfreie Benutzung der Büroräume im Gebäude des Bundesamts für Strahlenschutz und die unbezahlte Arbeit des Wissenschaftlichen Sekretariats durch jeweils ein führendes Mitglied dieses Amts noch nicht eingeschlossen. Natürlich ist Deutschland nicht der einzige, wenn auch größte Geldgeber. Weitere Zuwendungen kommen von der EU,[282] von der International Radiation Protection Association (IRPA), von der Australian Radiation Protection and Nuclear Safety Agency (ARPANSA) (siehe Seite 114), vom türkischen Gesundheitsministerium, von nationalen und internationalen Organisationen und von privater Seite.[283] Insgesamt hat ICNIRP laut seinem Geschäftsbericht für das Jahr 2018 zwar Fördermittel in Höhe von nur 132.150 Euro erhalten. Der Wert der gesamten Zuwendungen ist aber wesentlich höher, da viele Zuwendungen keine Fördermittel im Sinn des Geschäftsberichts sind.

In den USA und in Australien kommt viel Geld für industrienahe Forschung und für Lobbyarbeit über staatliche Stellen direkt aus der Industrie. In Australien fällt die Lizenzvergabe für Mobilfunkfrequenzen in den Aufgabenbereich der Regulierungsbehörde ACMA, der Australian Communications and Media Authority. Insgesamt treibt sie seit 1997 jedes Jahr eine Milliarde Dollar ein. Ein Teil dieses Gelds fließt in eine öffentliche „Informations"-Kampagne, ein anderer in industrienahe Forschung und ein weiterer Teil in das EMF-Projekt der WHO,[284] das außerdem noch jedes Jahr etwa 100.000 US-Dollar aus der Industrie erhält und deshalb alles andere als unabhängig ist. Die australische Forschungsgruppe ORSAA beschreibt es so: „Was hier wirklich vor sich geht, lässt sich am besten als ‚Geldwäsche' beschreiben, bei der Geldmittel von der Telekommunikationsbranche über Regierungsbehörden (ARPANSA) weiter in das internationale EMF-Projekt der WHO und die ICNIRP fließen."[285] (Das ist die wörtliche Übersetzung aus dem Englischen. Im Deutschen ist stattdessen das Wort „Verschleierung" angebracht, weil „Geldwäsche" sich bei uns gewöhnlich auf illegal erworbenes Geld bezieht.) Die „Verschleierung" bei der UNO funktioniert schon lange ähnlich. Um das Jahr 2000 wurden beispielsweise die Zahlungen der Elektronikfirma Motorola mit anderen Beiträgen aus der Industrie zusammengefasst. Der Industrieverband „Mobile and Wireless Forum" leitete sie dann an das EMF-Projekt der

WHO weiter – damals etwa 150.000 US-Dollar jährlich.[286] So blieb die direkte Zahlung von Motorola an die WHO ebenso verborgen wie die der australischen Mobilfunkfirmen.

In Australien ist die ACMA, die die Gelder für die Mobilfunklizenzen eintreibt, gleichzeitig auch die Regulierungsbehörde, die für den Gesundheitsschutz und die Sicherheit der Bevölkerung verantwortlich[287] ist. Das ist ein klarer Interessenskonflikt. In Deutschland sind es wenigstens zwei unterschiedliche Behörden, wenn sie auch derselben Regierung verantwortlich sind.

Natürlich muss man sich fragen, warum die Regierungen die Mobilfunkindustrie so sehr unterstützen – nicht nur finanziell und durch die Verbreitung von Falschaussagen wie „unterhalb der Grenzwerte können keine Gesundheitsschäden auftreten" oder „solange man keinen Wirkungsmechanismus für die Schädigungen durch Funkstrahlung kennt, muss man davon ausgehen, dass es einen solchen nicht gibt" usw. Die Bundesregierung tut mehr. 2020 hat sie sogar in Cottbus ein neues Bundesamt mit dem Namen „Kompetenzzentrum Elektromagnetische Felder" geschaffen, dessen Aufgabe es vor allem ist, über Strahlenschutz „aufzuklären", also Werbung gegen unerwünschte Wissenschaft zu machen![288] Ähnliches tut auch die australische Regierung. Im Geschäftsjahr 2019/2020 gab sie 9 Millionen australische Dollar aus, „um die Bevölkerung über 5G zu unterrichten und um Falschinformationen über Gesundheitseffekte zu entgegnen".[289] Sicher hat hier die Lobbyarbeit der Firmen in der Regierung und bei den Abgeordneten nachgeholfen. Wichtiger ist aber der finanzielle Aspekt: Im Jahr 2020 nahm die Mobilfunkindustrie weltweit knapp drei Billionen US-Dollar, also 3.000 Milliarden Dollar ein.[290] Allein die Mobilfunk-Betreiber tragen dazu mit knapp 1,4 Billionen Dollar bei.[291] Damit ist sie wohl die größte und wichtigste Industrie überhaupt. Und Geld bedeutet Macht, in diesem Fall sehr viel Macht. Auch die Regierungen bekommen durch Steuern, Unternehmensbeteiligungen und Einnahmen aus den Versteigerungen der Frequenzen ihren Anteil ab.

Aber ist das so wichtig, dass man dafür die Gesundheit der Bürger verkauft? Oft wird behauptet, wir bräuchten 5G, um künftig noch wettbewerbsfähig zu sein. Spielt dieses Argument hier wirklich die entscheidende Rolle? Das ist nicht plausibel, weil diese Art von Förderung schon vor 5G stattfand. Eine überzeugende Antwort auf diese Frage kann hier nicht gegeben werden – außer vielleicht für 5G. Hier kommen nämlich weitere Gründe dazu:

Zum einen will das Militär 5G bei der Erfassung von Daten und zu deren schneller Übermittlung nutzen. (Tatsächlich setzt das Militär Funk auch als „nicht-letale Waffe" ein. Diese Waffen arbeiten mit sehr großen Leistungen und mit höheren Frequenzen um 90 GHz. Sie verursachen Verbrennungen und unerträgliche Schmerzen.[292][293] Oft bezeichnet man sie auch als „active denial systems" oder ADS.[294]) Wichtiger als die militärische Anwendung ist die enorme Datenmenge, die bei 5G mit dem „Internet der Dinge" anfällt. Daten sind das „Gold des 21. Jahrhunderts". Weil dieses Problem unser tägliches Leben unmittelbar beeinflusst, wird ihm ein eigenes Kapitel „Datenschutz und Demokratie", siehe Seite 159 ff., gewidmet.

Unverletzlichkeit der Wohnung

Für viele Menschen ist es bequem, zu Hause den Festnetzanschluss abzuschalten und nur noch mobil zu telefonieren. Auch der Datenverkehr für Laptops und Smartphones läuft vermehrt über das Mobilfunknetz. Das setzt voraus, dass die Funkstrahlung der Basisstationen so stark ist, dass sie die Hauswände durchdringt und möglichst sogar bis in die Keller reicht („Indoor-Versorgung"). Noch schlimmer als heute ist es bei den geplanten hohen Frequenzen von 5G, weil sie ähnlich den Lichtstrahlen nur sehr schlecht Wände durchdringen. Deshalb müssen sie viel stärker sein, als es für den reinen Datenverkehr außerhalb der Häuser nötig wäre.

Das widerspricht dem Grundgesetz, das die Unverletzlichkeit der Wohnung garantiert,[295] sowie der Europäischen Menschenrechtskonvention.[296] Der Europäische Gerichtshof für Menschenrechte hat ausdrücklich bestätigt,[297] dass die Wohnungen auch vor ungewollter Funkstrahlung geschützt werden müssen. Das heißt, dass nicht nur die Mobilfunkanbieter sicherstellen müssen, dass die Leistung ihrer Basisstationen so gering ist, dass kein Handy- und Internetempfang innerhalb einer Wohnung mehr möglich ist. Auch die Bestrahlung durch WLAN und Schnurlostelefone durch die Nachbarn ist illegal, sofern die Bewohner nicht ausdrücklich zugestimmt haben.[298] Allein aus diesem Grund ist es zwingend, Lichttechnik (siehe Seite 181ff.) als Alternative zu WLAN, funkenden Schnurlostelefonen und „Indoor-Versorgung" einzuführen. Es ist unverständlich, warum die Behörden den jetzigen Zustand zulassen, obwohl bekannt ist, dass sehr viele Menschen darunter leiden.

Vorsorgeprinzip

Das Vorsorgeprinzip besagt, dass bereits dann Maßnahmen zum Schutz von Umwelt, Gesundheit oder Leben von Menschen ergriffen werden müssen, wenn eine begründete Vermutung („Besorgnis") vorliegt, dass diese einen Schaden erleiden können. Eine Gewissheit im Sinn eines wissenschaftlichen Nachweises ist nicht erforderlich. Die Bundesregierung formuliert es so: „Es geht also darum, theoretisch mögliche bzw. vermutete und nicht wie bei der Gefahrenabwehr hinreichend wahrscheinliche Umweltschäden zu vermeiden (Vorsorgegrundsatz des Bundes-Immissionsschutzgesetzes – BImSchG)".[299] Das klingt zwar selbstverständlich, gilt aber nicht in allen Ländern. In der EU ist es fest verankert,[300][301] aber zum Beispiel nicht in den USA: Im Jahr 2012 erließ Präsident Barack Obama den „Clear Air Act", ein Gesetz, das den Arsen- und Quecksilberausstoß in der Abluft von Kohlekraftwerken beschränkte. Als es einige Jahre später in Kraft treten sollte, klagten Kraftwerksbetreiber dagegen. Dabei wurde eine makabre Rechnung aufgestellt: Die Filter für das Abscheiden dieser Stoffe hätten jährlich gut 9,6 Milliarden Dollar gekostet, die Gesundheitsschäden werden dagegen auf 37–90 Milliarden beziffert – die Zahl hängt davon ab, ob man nur Kinder oder alle Menschen einbezieht. Das Gericht entschied im Interesse der Betreiber, die Kosten für die Filter seien zu hoch.[302] Nach den Berechnungen der zuständigen Behörde „Environment Protection Agency" hätte das Gesetz jährlich etwa 11.000 Menschen vor dem sicheren Tod bewahrt. In Europa wäre dieses Urteil wegen des Vorsorgeprinzips nicht möglich gewesen.

Uns interessiert hier noch ein anderes US-Gesetz, das bereits erwähnt wurde: Es verbietet die Berücksichtigung von Gesundheitsschäden bei der Genehmigung von Mobilfunkanlagen.[303] Im Prinzip sind die Verbraucher in den USA aber nicht schlechter dran als in Europa, weil dort statt des Vorsorge- ein Nachsorgeprinzip gilt: Erleidet man einen Schaden, bekommt man ihn ersetzt. Das hilft aber nur bei finanziellen Einbußen; Tote macht es nicht wieder lebendig. Ein Beispiel ist der Diesel-Skandal: In den USA ist es deutlich leichter als in Europa, eine Kompensation für den Kauf eines VW oder Audi mit einem dieser Dieselmotoren zu bekommen. Das Ganze hat nur einen Haken: Wenn ein einzelner Geschädigter gegen eine große Firma klagt, hat er die besten Anwaltskanzleien gegen sich. Wer kann da finanziell mithalten und sich ebenso gute Anwälte leisten? Das funktioniert oft nur, wenn sich viele Geschädigte zusammenschließen; ein einzelner hat kaum eine Chance. Abgesehen davon ist es schlimm, dass es erst zu schweren Krankheiten oder Todesfällen kommen muss, bevor man klagen kann.

Aber auch das Vorsorgeprinzip der EU hat zwei Haken. Zum einen kann es – zumindest in Deutschland – kein privater Bürger einklagen. Das können nur Städte, Gemeinden und vergleichbare Gremien. Wichtiger ist die Einschränkung auf die Umweltpolitik, zu der zwar die Mobilfunk-Grenzwerte gehören, aber beispielsweise Medizinprodukte nicht. Außerdem schränken der Zusammenhang, in dem es in den EU-Verträgen steht, und die Formulierung seine Anwendung ein: „Die Umweltpolitik der Union zielt unter Berücksichtigung der unterschiedlichen Gegebenheiten in den einzelnen Regionen der Union auf ein hohes Schutzniveau ab. Sie beruht auf den Grundsätzen der Vorsorge und Vorbeugung, auf dem Grundsatz, Umweltbeeinträchtigungen mit Vorrang an ihrem Ursprung zu bekämpfen sowie auf dem Verursacherprinzip."[304] Denn „ein hohes Schutzniveau" kann von noch höheren Interessen verdrängt werden, wie die jahrzehntelange Duldung von Asbest oder von gesundheitsschädlichem Smog gezeigt hat. Es muss also immer das Interesse an der Verhinderung von Gesundheits- und Umweltschäden gegenüber allen anderen Interessen abgewogen werden. Dabei fällt natürlich besonders ins Gewicht, wie stark die Hinweise auf mögliche Schäden sind. Das ist auch der Grund, warum Arūnas Vinčiūnas, Kabinettschef des ehemaligen EU-Gesundheitskommissars Vytenis Andriukaitis, den Autoren eines Wissenschaftlerappells im Jahr 2017 antwortete: Die Anwendung des Vorsorgeprinzips auf 5G wäre „zu drastisch".[305] Denn er bezog sich in diesem Brief auf ein Gutachten des wissenschaftlichen Beratergremiums SCENIHR von 2015,[306] dem mehrere ICNIRP-Mitglieder angehörten und das jede Gesundheitsgefahr durch Funkstrahlung unterhalb der Grenzwerte leugnete.

Im konkreten Fall der Grenzwerte für Funkstrahlen bedeutet das Vorsorgeprinzip der EU auch deshalb wenig, weil ihre Festlegung nicht in der Kompetenz der EU liegt; sie ist immer noch die Aufgabe der Mitgliedstaaten, selbst wenn sich die EU der „Charta der Grundrechte der Europäischen Union" und der „Europäischen Konvention zum Schutz der Menschenrechte und Grundfreiheiten" verpflichtet hat[307] und auch an anderen Stellen die Notwendigkeit eines wirksamen Gesundheitsschutzes erwähnt wird.[308] Trotzdem versucht die EU-Kommission, dafür zu sorgen, dass diese Grenzwerte in den Mitgliedstaaten hoch genug ausfallen, sodass die Einführung von 5G problemlos möglich ist.[309] Denn beispielsweise die Region Brüssel hat niedrigere Grenzwerte als von ICNIRP vorgeschlagen. Damit verhindert sie 5G. Das ist natürlich der

EU-Kommission ein Dorn im Auge, die sich die „digitale Revolution" als eines ihrer wichtigsten Projekte vorgenommen hat. Hier ist das deutsche Grundgesetz klarer. In Art. 2 Abs. 2 heißt es: „Jeder hat das Recht auf Leben und körperliche Unversehrtheit. Die Freiheit der Person ist unverletzlich. In diese Rechte darf nur aufgrund eines Gesetzes eingegriffen werden." Das heißt aber noch lange nicht, dass es auch so angewendet wird, wie es das Grundgesetz vorschreibt: In ihrer Antwort vom 5. Mai 2020 auf eine Kleine Anfrage der Fraktion der Linken im Bundestag schrieb die Bundesregierung, dass „alle" wissenschaftlichen Erkenntnisse bei der Festlegung der Grenzwerte berücksichtigt worden seien. Wörtlich heißt es: „Nach dem aktuellen wissenschaftlichen Kenntnisstand sind die nachgewiesenen Effekte Schwellenwirkungen, die nur oberhalb definierter Expositionshöhen auftreten. Die Grenzwerte wurden so festgelegt, dass sie vor der Wirkung mit der niedrigsten bekannten Schwelle schützen."[310] Das bedeutet, dass die Bundesregierung nur die für sie nachvollziehbaren kausalen („wissenschaftlichen") Nachweise zwischen Funkstrahlung und Schäden berücksichtigt. Hier wird also kritiklos der Standpunkt von ICNIRP, SCENIHR, Strahlenschutzkommission und WHO übernommen, wie es in dem Antwortschreiben unter Ziff. 2 auch explizit heißt. Weiter vorn im Buch wurde gezeigt, dass diese Organisationen alle unter dem Einfluss derselben kleinen Gruppe von Personen stehen. Die Tausende wissenschaftlicher Arbeiten, die in den führenden wissenschaftlichen Zeitschriften veröffentlicht wurden und die zu anderen Schlüssen kommen, werden von der Bundesregierung schlichtweg ignoriert. Daher behauptet die Bundesregierung, dass nicht einmal ein begründeter Verdacht auf eine Schädigung durch Funkstrahlung besteht. Jede Schutzmaßnahme sei deshalb unnötig und unsinnig.

Da die Bundesregierung den im Grundgesetz und in internationalen Menschenrechtskonventionen garantierten Schutz der Gesundheit nicht gewährleistet, bleibt es die Aufgabe der Gemeinden, hier für die Bürger aktiv zu werden und die gesetzliche Verpflichtung zu erfüllen.[311][312][313]

Verletzung von Grundrechten

Für den Ausbau des Mobilfunks sollen gleich mehrere Grundrechte außer Kraft gesetzt werden. Um die Meinungsfreiheit bei 5G einzuschränken, will der Europäische Ministerrat künftig „Falschinformationen" über die 5G-Technik bekämpfen, möglicherweise sogar unter Strafe stellen, insbesondere wenn im Gegensatz zu den ICNIRP-Leitlinien behauptet wird, 5G stelle eine Gefahr für die Gesundheit dar.[314]

Die Ziffer 36 des Rats-Papiers lautet (Großschreibung im Original): „Der Rat der Europäischen Union ... BETONT, dass bei der Einführung neuer Technologien wie 5G/6G die Fähigkeit der Strafverfolgungs- und Sicherheitsbehörden sowie der Justiz, ihre legitimen Aufgaben wirksam zu erfüllen, gewahrt werden sollte; TRÄGT den internationalen Leitlinien über die gesundheitlichen Auswirkungen elektromagnetischer Felder RECHNUNG; WEIST DARAUF HIN, wie wichtig es ist, gegen die Verbreitung von Falschinformationen im Zusammenhang mit 5G-Netzen vorzugehen, insbesondere im Hinblick auf falsche Behauptungen, dass solche Netze eine Gefahr für die Gesundheit darstellen oder mit COVID19 in Verbindung stehen."

Wer bestimmt künftig, was „wahre" und was „falsche" Behauptungen sind? Beschließen das künftig die Politiker? Dieser Beschluss darf nicht auf die leichte Schulter genommen werden. Schließlich ist es der Europäische Ministerrat, der in den meisten Fällen neue Gesetzgebungen der EU anregt, denn das Europäische Parlament hat bis heute kein Initiativrecht. Selbst wenn es sich irgendwann einmal um eine Tatsachenbehauptung handeln würde, die sich als falsch herausstellt, so ist dieser Beschluss ein offener Angriff auf die Meinungsfreiheit. Denn bisher durfte man auch falsche Meinungen äußern, solange man niemanden verleumdete oder notwendige Maßnahmen zum Schutz der Bevölkerung nicht behinderte.

Der Ministerrat fordert also, ein demokratisches Grundrecht zugunsten der Mobilfunkindustrie aufgeben. Damit verletzt er Art. 5 des Grundgesetzes (GG), Art. 10 der Europäischen Menschenrechtskonvention (EMRK), Art. 11 der Charta der Grundrechte der EU und Art. 19 der Allgemeinen Erklärung der Menschenrechte.

Tatsächlich ist die Situation aber schlimmer: Wie oben gezeigt wurde, ist die Erkenntnis sehr gut belegt, dass Funkstrahlung eine Gefahr für die Gesundheit darstellt, außerdem das Immunsystem schädigt und damit Infektionen begünstigt. Gegen diese wissenschaftlichen Erkenntnisse soll nun „vorgegangen" werden, und bei der Einführung von 5G/6G soll die Fähigkeit der Strafverfolgungs- und Sicherheitsbehörden, ihre „legitime" Aufgabe wirksam zu erfüllen, gewahrt bleiben. Wird sich der „Fall Galilei" wiederholen? Der Universalgelehrte Galileo Galilei wurde verfolgt und für den Rest seines Lebens unter Arrest gestellt, weil er verkündete, dass sich die Erde bewegt und um die Sonne kreist. Das ist 400 Jahre her. Offenbar steckt diese Denkweise aber immer noch in den Köpfen vieler Minister.

Im ersten Teil dieses Buchs wurde bereits festgestellt, dass die Regierungen durch ihre zu hohen Grenzwerte das Recht auf körperliche Unversehrtheit verletzen, deren Schutz in Art 2 Abs. 2 des Grundgesetzes (GG) den höchsten Rang in unserem Rechtssystem und in praktisch allen internationalen Erklärungen der Menschenrechte hat. Dabei wären zwei Dinge dringend zu beachten: zum einen der notwendige Schutz der kommenden Generationen, die wegen der Genschäden durch Funk in verantwortungsloser Weise geschädigt werden; zum anderen natürlich der Schutz der elektrohypersensiblen Menschen. Seit man weiß, dass Menschen mit starker Schwermetallbelastung ein erheblich höheres Risiko haben, muss der Funk in seiner heutigen Form als gezielte Schädigung einer gut definierten Gruppe von Menschen betrachtet werden – mit allen rechtlichen Konsequenzen, die sich aus dem fehlenden Schutz von Minderheiten ergeben.

Dazu kommt, dass nicht einmal die eigene Wohnung von der Bestrahlung ausgenommen wird, die zusätzlich zum Grundgesetz auch durch Art. 8 der Europäischen Menschenrechtskonvention (EMRK), Art. 7 der Charta der Grundrechte der EU und Art. 12 der Allgemeinen Erklärung der Menschenrechte geschützt wird – nach einem Urteil des Europäischen Gerichtshofs für Menschenrechte aus dem Jahr 2007 gilt dies ausdrücklich auch für den Schutz vor Mobilfunkstrahlung.[315] Tiere und allgemeiner die Natur werden durch Art. 20a GG geschützt.

Solche juristischen „Feinheiten" braucht man in den USA nicht zu beachten. Denn das Recht der USA verbietet den lokalen Regierungen, „Einrichtungen für persönliche drahtlose Dienstleistungen auf der Grundlage der Umweltauswirkungen von Hochfrequenzstrahlung" Regulierungen zu unterwerfen, „sofern diese Einrichtungen den Vorschriften der Kommission in Bezug auf solche Emissionen entsprechen."[316] Die „Vorschriften der Kommission" bezeichnen hier die Grenzwerte, die in einigen Bereichen sogar noch geringfügig höher sind als die von ICNIRP vorgeschlagenen. Das schließt den Schutz der Wohnung aus. Schlimmer noch: Selbst bei nachgewiesenen Gesundheitsschäden ist es ausdrücklich verboten, die Menschen davor zu bewahren, solange die „Kommission" ihre Regeln nicht ändert.

Wie später noch gezeigt wird, verletzen viele Dienste wie Google und Facebook das Grundrecht auf Privatsphäre und auf Informationsfreiheit (Überwachung), das Art. 10 GG, Art. 8 EMRK und Art. 8 der Charta der Grundrechte der EU garantieren. Man beachte, dass der Schutz des „Post- und Fernmeldegeheimnisses" nicht nur gegenüber dem Staat, sondern ganz allgemein gilt, also auch gegenüber Privatfirmen wie Google. Grenzwertig ist es, wenn diese Firmen eine „freiwillige" Zustimmung zum Abgreifen von persönlichen Daten verlangen, wenn man ihre Dienste nutzen will, denn diese Firmen haben praktisch ein Monopol. Daher ist man in vielen Fällen gezwungen, sie zu verwenden, z.B. bei der Nutzung eines Handys mit dem üblichen Betriebssystem Android.

Mit 5G und durch die Smart Meter (digitale Zähler für den Wasser-, Strom-, Gas- und Wärmeverbrauch in den Haushalten) wird diese Überwachung ganz wesentlich intensiver. Durch das Abgreifen persönlicher Daten mit Smart Meter und viele Anwendungen von 5G wird außerdem die Unverletzlichkeit der Wohnung missachtet, die gemäß Art. 13 GG garantiert werden müsste. In diesem Zusammenhang müssen auch die „Cookies" diskutiert werden, die praktisch alle Internetseiten setzen, um damit gesammelte Informationen meistens an Werbefirmen zu verkaufen.

Unsere Mobilfunkdienste und insbesondere 5G verletzen also gleich mehrere wesentliche Grundrechte: das Recht auf körperliche Unversehrtheit, den Schutz von Minderheiten, das Recht auf den Erhalt unserer Umwelt, den Schutz der Wohnung, das Recht auf Meinungs- und Redefreiheit und das Recht auf Post- und Fernmeldegeheimnis. Wenn wir das widerspruchslos hinnehmen, verdienen wir es nicht besser. In einer Demokratie muss man manchmal um seine Rechte kämpfen. Das ist sogar im deutschen Grundgesetz vorgesehen: „Gegen jeden, der es unternimmt, diese Ordnung zu beseitigen, haben alle Deutschen das Recht zum Widerstand, wenn andere Abhilfe nicht möglich ist."[317]

Haftpflichtrisiko

Der Besitzer eines Grundstücks, der einen Mobilfunksender auf seinem Gelände duldet, geht ein Haftpflichtrisiko ein. Denn wie erwähnt, wurden in Italien bereits zwei Prozesse rechtsgültig entschieden, in denen Tumorpatienten eine Entschädigung von Mobilfunkbetreibern zugesprochen wurden. Diese Krankheiten wurden zwar durch Handybenutzung und nicht durch Funktürme ausgelöst. Trotzdem können auch Mobilfunk-Basisstationen Krebs verursachen.

Wird auch in Deutschland ein erster Fall im Sinn der Geschädigten entschieden, wird es eine Prozesslawine geben, die einige Betreiber in den Ruin treiben könnte. In diesem Fall trifft die Haftpflicht den Besitzer des Grundstücks, auf dem die Basisstation errichtet ist.[318] Dabei ist zu bedenken, dass – ähnlich wie bei der Atomkraft – kaum eine Versicherung der Welt ein Haftpflichtrisiko durch Funk übernimmt.

Außerdem ist zu bedenken, dass durch einen benachbarten Mobilfunksender der Wert eines Grundstücks und eines Hauses sinken kann – um bis zu 50 %.[319] Dazu hat es bisher noch keine Klagen gegen Besitzer von Grundstücken, auf denen Mobilfunkantennen stehen, gegeben; solches ist in Zukunft jedoch nicht ausgeschlossen. Auch das sollte bedacht werden, wenn man eine Dachfläche oder ein Grundstück für einen Sendemast vermietet.

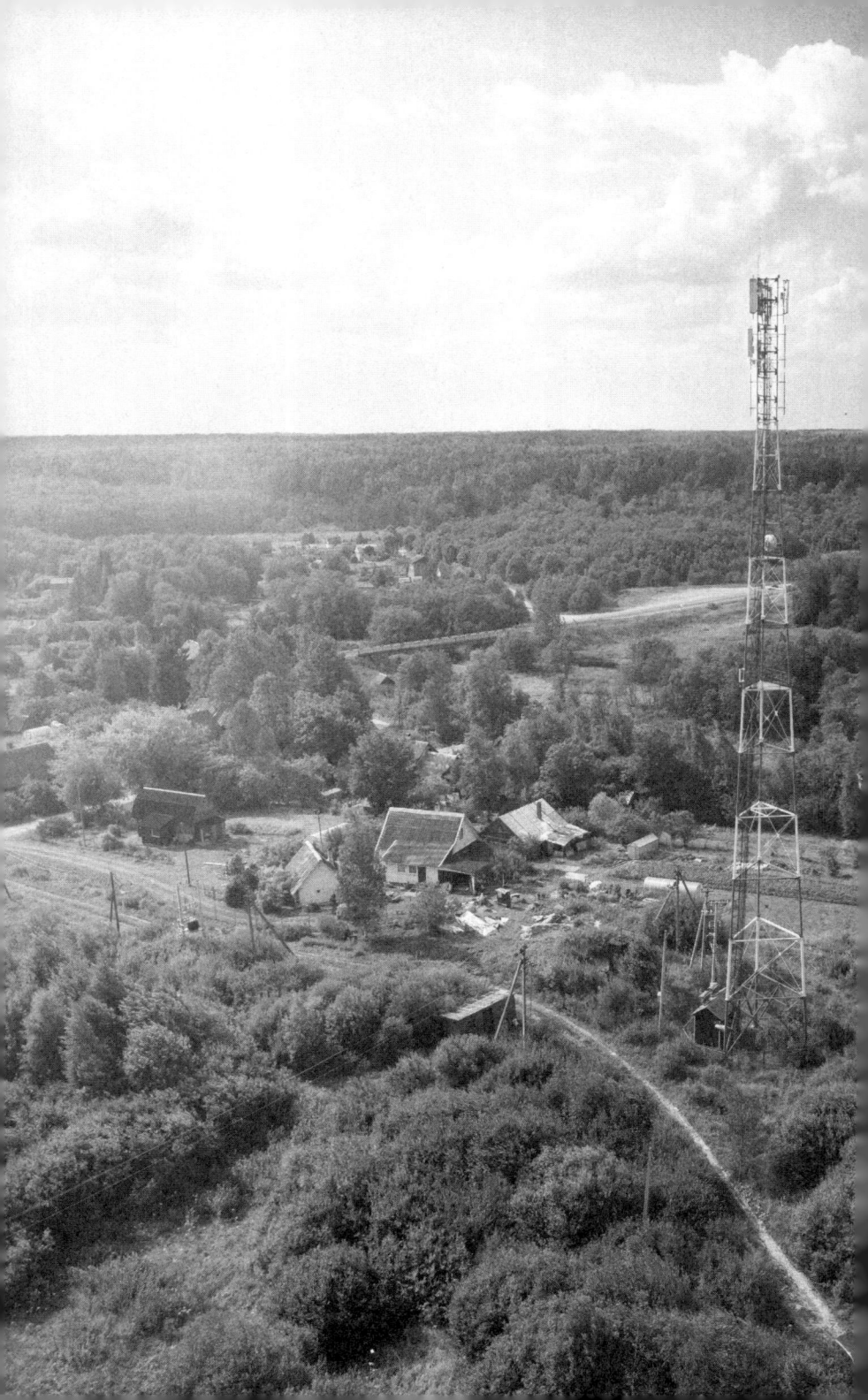

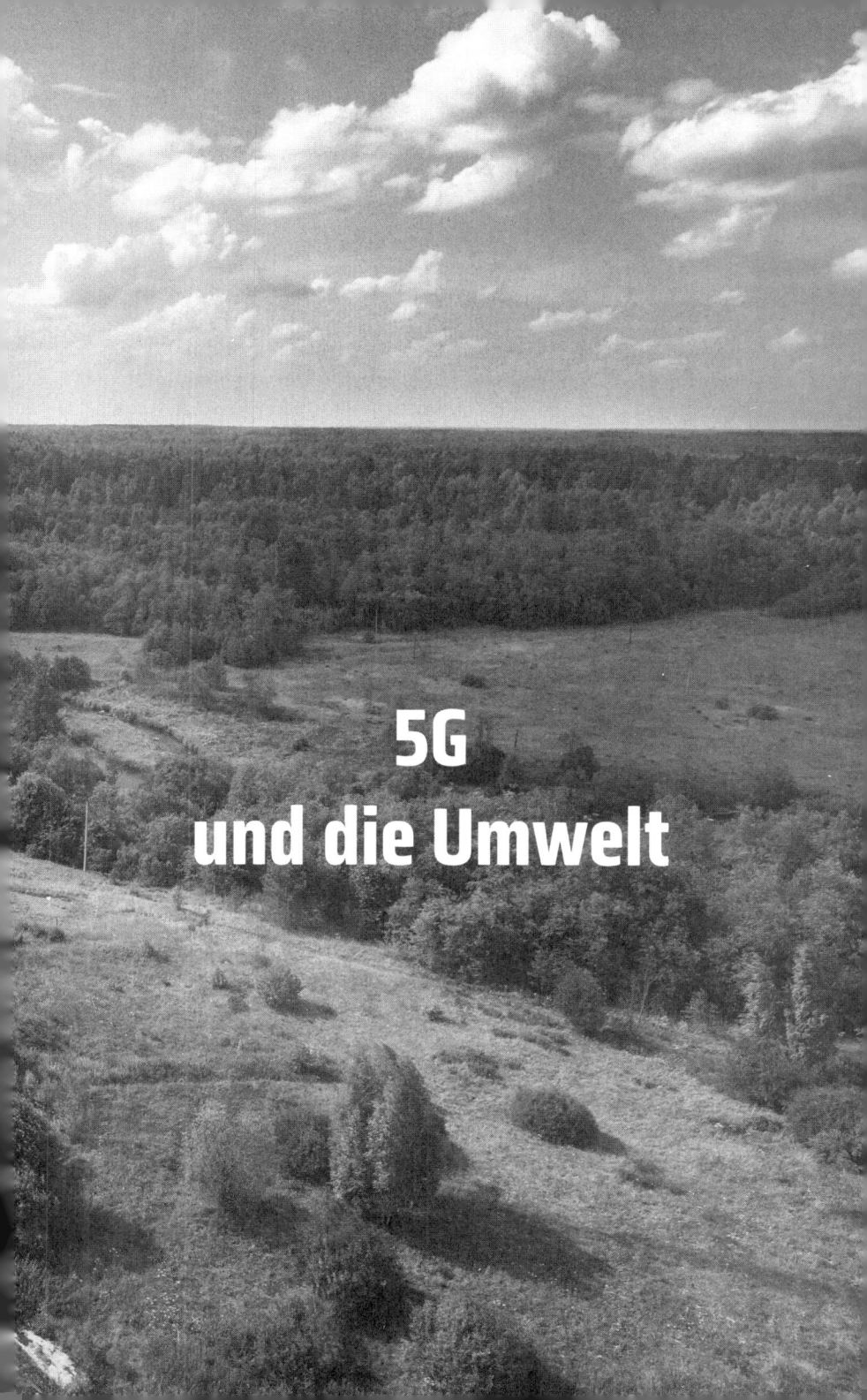

5G
und die Umwelt

Strom- und Rohstoffverbrauch

Die hohe Geschwindigkeit, mit der bei 5G die Daten übermittelt werden, lassen sich nur erreichen, indem statt eines Senders mit nur einer Frequenz ein ganzes Bündel von Frequenzen benützt wird, die nahe beieinander liegen. Man kann sich das vereinfacht so vorstellen, dass mehrere Sender gleichzeitig auf je einer eigenen Frequenz arbeiten. Diese brauchen natürlich mehr Energie als ein einziger Sender, weil jede dieser Frequenzen in genügender Stärke beim Empfänger ankommen muss. Deshalb sind 5G-Übertragungen sehr strahlungsintensiv. Man kann das bei Sendern messen, die von den alten Standards 3G oder 4G auf 5G umgerüstet wurden. Die Intensität der Strahlung steigt – zumindest, wenn die Übertragungskapazität für den Datenverkehr voll ausgenützt wird. Damit erhöht sich auch der Energieverbrauch bis auf das 3,5-Fache im Vergleich zu 4G,[320] das schon wesentlich mehr elektrischen Strom als 2G und 3G benötigt. Die 5G-Basisstationen brauchen sogar im Leerlauf, also wenn sie keinen oder nur sehr wenige Kunden bedienen, so viel Energie, dass in China viele 5G-Basisstationen nachts von 21–9 Uhr abgeschaltet werden.[321] In wenigen Jahren wird vermutlich für die gesamte Informationstechnik mehr elektrische Energie verbraucht als für die Mobilität einschließlich der Elektroautos und der Bahnen. Bisher ist aber bei uns eine stromsparende Technik kein Thema. Besonders schlimm ist auch hier die Tatsache, dass die Häuser von außen mit 5G versorgt werden sollen, und zwar mit Frequenzen, die die Wände nur sehr schlecht durchdringen. Dadurch steigen die nötige Strahlung und der Energieverbrauch der Sender ganz wesentlich an.[322]

Es darf aber nicht nur der Energieverbrauch gezählt werden. Die unzähligen neuen „kleinen" Basisstationen, die überall ohne Genehmigung aufgestellt werden dürfen, und besonders die vielen Sender an den „Dingen", die im „Internet der

Dinge" mit 5G verknüpft werden sollen, ziehen einen immensen Verbrauch an wertvollen Rohstoffen nach sich, die später einmal als schwer zu entsorgender Elektronikschrott und als Altbatterien anfallen. Dabei muss man sich die ungeheure Zahl dieser Sender klarmachen. Denn nach den Plänen der 5G-Betreiber soll jede selbstständige Maschine in den Fabriken und jeder Gegenstand im Haushalt einen Sender erhalten. Auf jeden der sieben Milliarden Menschen sollen also mehrere Sender kommen. Rechnet man für jeden von ihnen nur ein Watt, wo natürlich auch alle Fabriken einschließlich der landwirtschaftlichen Produktionsanlagen, die Herstellung der Batterien und Geräte sowie der Betrieb der großen und kleinen 5G-Sender, oft auch von und zu den Satelliten, der zugehörigen WLAN-Router und der Rechenanlagen mitgerechnet werden müssen, dann erfordert das den Strom mehrerer großer Atomkraftwerke. Deshalb ist es dringend nötig, diesen Wildwuchs zu beenden und im Rahmen von hoheitlichen Planungen wie der kommunalen Bauleitplanung die elektromagnetische Belastung und damit auch den Energieverbrauch zu begrenzen.[323]

Satelliten

Jeder Winkel dieser Erde soll mit 5G verbunden werden. Das ist nicht nur in den Wüsten und auf den Meeren ein Problem. Auch auf dem Land wollen internationale Konzerne etwas von dem Geschäft abbekommen, ohne an den sehr teuren Frequenzversteigerungen der einzelnen Länder teilzunehmen und ohne Genehmigungsverfahren für Sendemasten zu durchlaufen. Deshalb lautet die Geschäftsidee, dass jede interessierte Firma ein dichtes Netz von Satelliten betreibt, mit dem sie unbeeinflusst von nationalen Gesetzen 5G anbieten können. Denn bis heute gibt es keine internationale Übereinkunft, die regelt, wer wann wie viele Satelliten hochschießen darf. Lediglich in den USA gibt es die FCC (Federal Commu-

5G und die Umwelt

nications Commission), die die Zahl der von dort gestarteten Satelliten regelt. Allerdings braucht das Funksignal von der Erde bis zum Satelliten und zurück zum Empfänger länger als bei einer Basisstation auf der Erde, das heißt: Die Latenzzeit ist größer. Um diesen Effekt möglichst klein zu halten, bevorzugt man niedrige Umlaufbahnen. Die bisherige Bilanz:

→ Starlink, einer Firma, die zu SpaceX (von Elon Musk) gehört, wurden 24.000 Satelliten genehmigt; weitere 24.000 wurden beantragt. Es ist aber unwahrscheinlich, dass sie alle eingesetzt werden. (Höhe der Umlaufbahn der 2020 gestarteten Satelliten: ca. 1.200 km; jeder davon kann bis ca. 3.200.000 W EIRP Sendeleistung haben.[324])

→ OneWeb (im Besitz der Britischen Regierung und der indischen Firma Bharti Global) beantragte im Mai 2020 48.000 Satelliten.[325] (Jeder davon kann eine Sendeleistung bis ca. 3.200.000 W EIRP haben.[326])

→ Amazon bekam für sein Kuiper-Projekt 3.236 Satelliten genehmigt (für niedrige Umlaufbahnen in 160–2.000 Kilometern Höhe).

→ Samsung plant 4.600 Satelliten.

→ Dazu haben noch weitere Firmen wie Boeing, Iridium, Telesat Canada und auch China Interesse bekundet.

Insgesamt sind also bisher mehr als 100.000 Satelliten geplant. Wie viele davon tatsächlich hochgeschossen werden, lässt sich schwer abschätzen.[327]

Ein besonderes Problem stellen die Satelliten auf niedrigen Umlaufbahnen zwischen etwa 80 und 1.000 Kilometern Höhe dar. Denn sie bewegen sich in der Ionosphäre. Dort befinden sich große Mengen geladener Teilchen (positiv geladene „Ionen" und Elektronen), die für das gesamte Leben auf der Erde von Bedeutung sind. Sie schirmt die kosmische Strahlung ab, die sonst für uns tödlich wäre. Ihre tieferen Schichten sind für unser Wetter von Bedeutung. Außerdem bildet sie mit der Erdoberfläche einen Resonator, in dem sehr langsame elektromagnetische Schwingungen entstehen, die „Schumann-Resonanzen" genannt werden. Viele Lebewesen stellen ihre Biorhythmen darauf ein. Das gilt auch für die Menschen. Ferner spielt die Ionosphäre für die Kommunikation mit Radiowellen eine zentrale Rolle, was sie für das Militär interessant macht.

Niemand kann verlässlich vorhersagen, wie sich diese extrem hohe Zahl von Satelliten und der sie befördernden Raketen auf unsere Atmosphäre und speziell auf die Ionosphäre auswirkt. Sicher wird dieser lebensnotwendige Teil unserer Atmosphäre dadurch beeinflusst. Auch hier wird ein globales Experiment mit ungewissem Ausgang durchgeführt.

Die Abgase der Raketen, die die Satelliten in ihre Umlaufbahn bringen, sind sicher von ihrer Menge her geringer als beispielsweise die Schadstoffe aus dem Verkehr. Trotzdem darf ihre Wirkung nicht unterschätzt werden, weil sie zum Teil in Höhenlagen ausgestoßen werden, die für unser Klima die entscheidende Rolle einnehmen, beispielsweise in der Ozonschicht und in der Ionosphäre. Bis jetzt sind keine Rechnungen bekannt, die ihre Wirkung abschätzen ließen.

Dabei darf man nicht vergessen, dass einige Satelliten und Raketen schließlich bei ihrem Absturz in der Atmosphäre verglühen und sie dabei mit Schadstoffen anreichern. Speziell auf den niedrigen Bahnen ist die Lebensdauer der Satelliten mit nur gut fünf Jahren bedeutend kürzer als bei den höheren. Alles, was nicht vollständig verglüht, kreist als Weltraumschrott mit hoher Geschwindigkeit (bis zu 8 km/s) um die Erde und kann bei einer Kollision andere Satelliten zerstören.

Bei den derzeit gebauten und geplanten Satelliten ist ihre Strahlung auf der Erde so schwach, dass sie keine Gefahr darstellt.[328] Es kann jedoch durchaus sein, dass man die bisher üblichen Leistungen steigern will, um mehr Kunden mit schnellerem Internet zu versorgen.

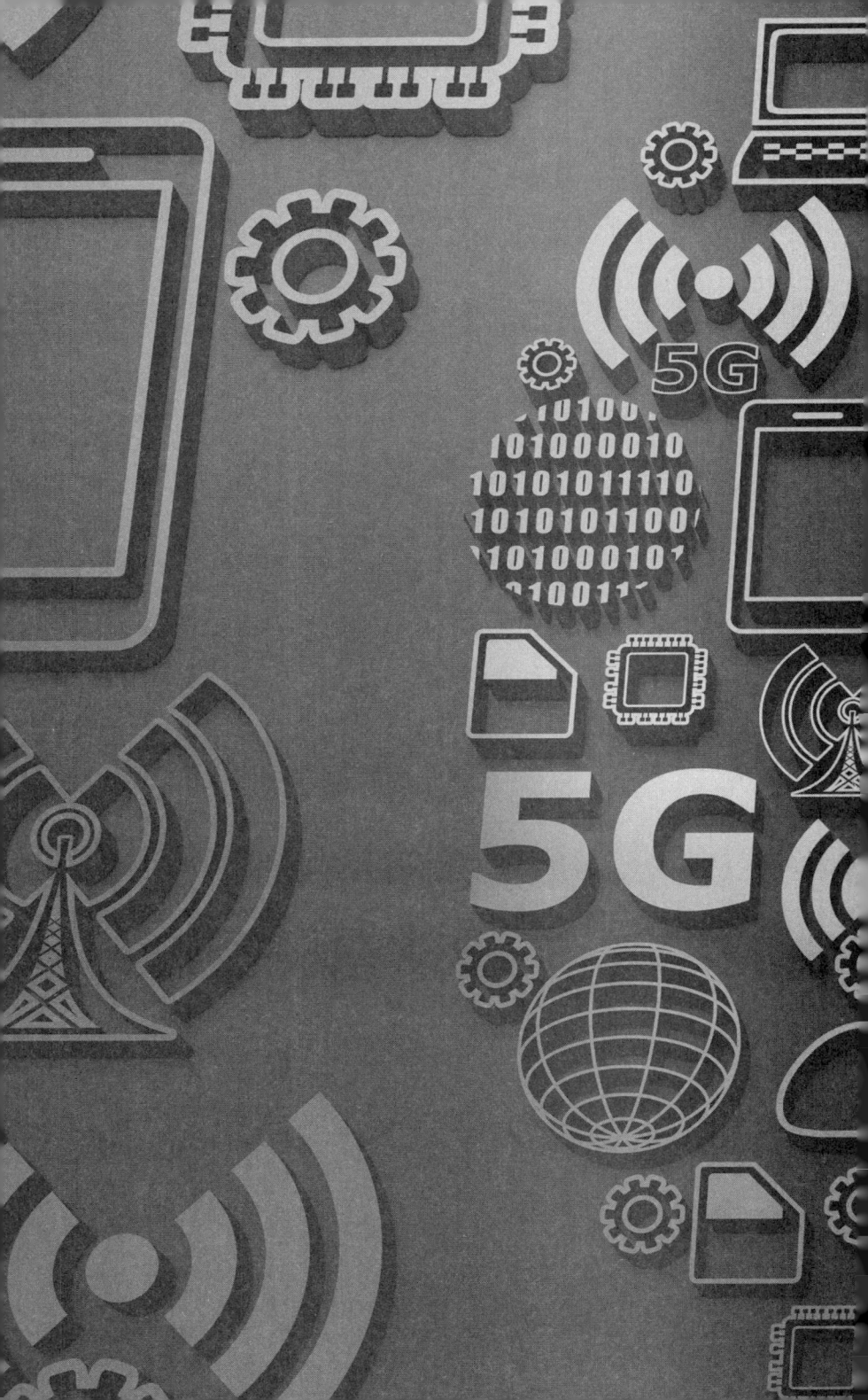

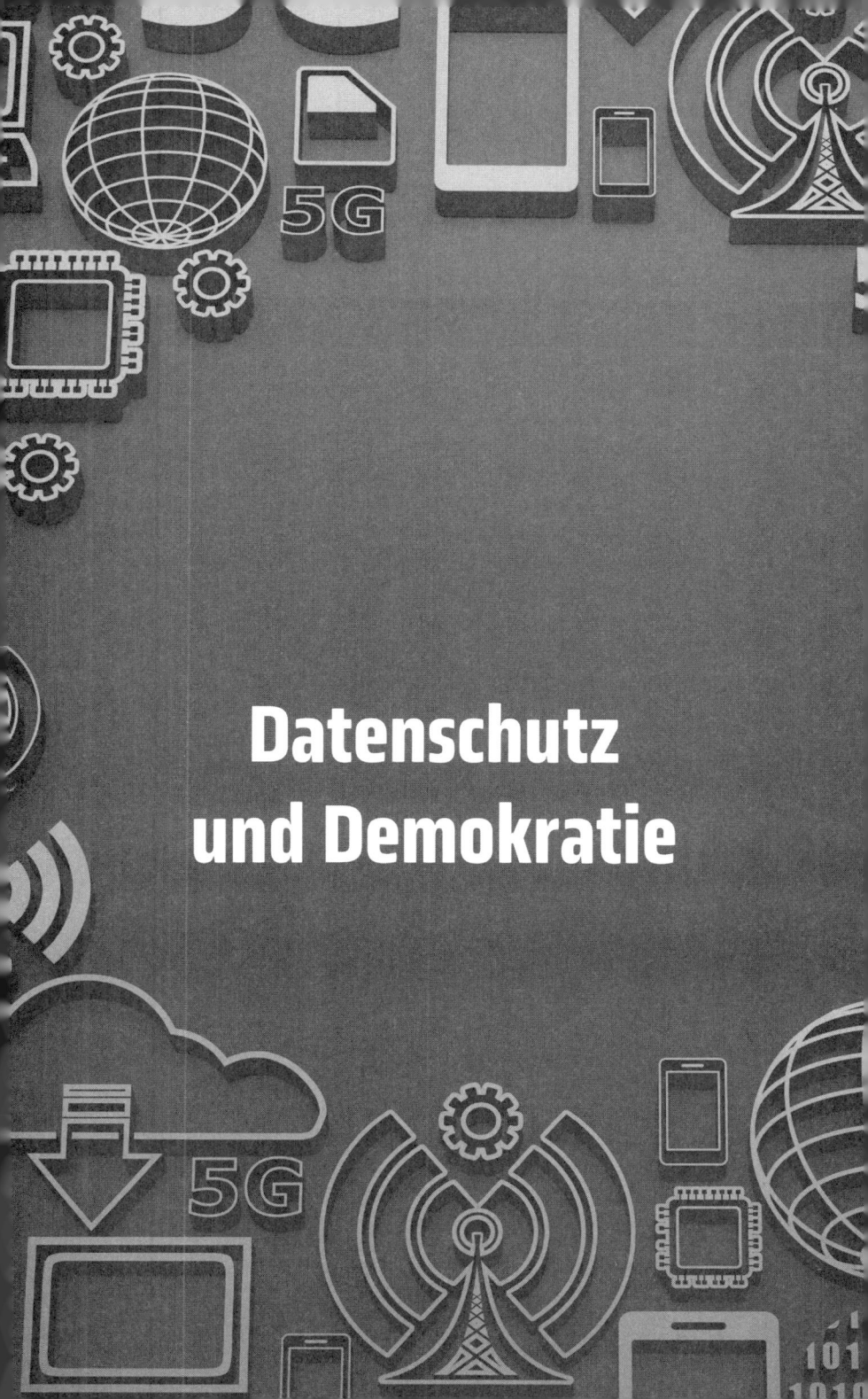

Datenschutz und Demokratie

Datenschutz und Demokratie

Überwachung

Edward Snowden hat uns die Augen geöffnet, wie sehr die Regierung der USA an unseren persönlichen Daten interessiert ist. Aber schon Jahre vor ihm hat der NSA-Skandal den ungeheuren Datenhunger der USA gezeigt.

William Binney, der ehemalige technische Direktor der National Security Agency der USA (NSA), sagte am 3. Juli 2014 vor dem Untersuchungsausschuss des Bundestags zur NSA-Affäre: Ziel sei die Kontrolle über den Menschen. Und weiter wörtlich: „Wir haben uns wegbewegt von der Sammlung dieser Daten [Anm. d. Autors: d.h. bei Terror- und Kriminalitätsverdacht] hin zur Sammlung von Daten der sieben Milliarden Menschen unseres Planeten ... Sie wollen Informationen über alles haben. Das ist wirklich ein totalitärer Ansatz, den man bislang nur bei Diktatoren gesehen hat."[329] Seit dem Anschlag auf das World Trade Center am 11. September 2001 gibt es so etwas wie Privatsphäre nicht mehr. Denn kurz danach wurde in den USA der „Patriot Act" erlassen, der den „Diensten" und Strafverfolgungsbehörden weitgehende Rechte verschafft. Sie können sich auf die nationale Sicherheit berufen und von den Telefon- und Internet-Service-Providern verlangen, dass sie Zugriff auf die wichtigsten Daten-Knotenpunkte bekommen. Und das tun sie nicht nur in den USA. Speziell in Deutschland hat die NSA praktisch freie Hand. Der Historiker Josef Foschepoth wird in der Süddeutschen Zeitung mit den Worten zitiert: „Die NSA darf in Deutschland alles machen. Nicht nur aufgrund der Rechtslage, sondern vor allem aufgrund der intensiven Zusammenarbeit der Dienste, die schließlich immer gewollt war und in welchen Ausmaßen auch immer politisch hingenommen wurde."[330]

Wie sehr wir gerade von den USA überwacht werden, hat der Autor dieses Buchs – im EU-Parlament Berichterstatter für die Gesetzgebung zur Exportbeschränkung von Überwachungstechnik an autoritäre Staaten – persönlich erlebt: Sowohl er als auch seine Assistentin benutzten Handys, die

Überwachung

Verträge mit deutschen Anbietern hatten. Einmal rief er im Brüsseler EU-Parlament seine Assistentin an, die sich weniger als 100 Meter entfernt im selben Gebäude befand. Auf ihrem Display erschien jedoch statt seines Namens eine Nummer aus den USA, die es offiziell gar nicht gab. Offenbar wurde sein Anruf zu einer öffentlich nicht zugänglichen Telefonnummer aus den USA umgeleitet.[331]

Großbritannien reagierte etwas später als die USA. 2016 erließ es nach längeren Vorarbeiten den „Investigatory Powers Act",[332] der weitreichende Eingriffe der Behörden in die Privatsphäre ermöglichte. Er wurde zwar vom Europäischen Gerichtshof in Teilen wegen der anlasslosen Speicherung bestimmter persönlicher Daten für ungültig erklärt. Mit Ausnahme dieses „Maulkorbs" trat er aber in Kraft.

Die Nachrichtendienste der angelsächsischen Länder Großbritannien, USA, Kanada, Australien und Neuseeland arbeiten eng zusammen. Diese Allianz ist unter dem Namen „Fünf Augen" bekannt und berüchtigt geworden. Natürlich schnüffeln die Dienste unter dem Vorwand der Terrorbekämpfung auch in Deutschland. Das Gleiche tun die meisten anderen „Verbündeten". Dabei sind der Schutz vor Terroristen und Vorteile für die eigene Industrie nur zwei Teilaspekte. Wichtiger ist, wie William Binney und Edward Snowden eindringlich darlegten, das Sammeln möglichst vollständiger Informationen über alle Menschen auf der Erde. Dabei zapfen die Nachrichtendienste die wichtigen Knoten der Telefon- und Internetleitungen an. Das ist leicht durchzuführen, weil die Telefongesellschaften ohnehin diese Leitungen kontrollieren müssen, um die Rechnungen für ihre Kunden zu erstellen. Üblich ist es, die anrufende und die angerufene Telefonnummer, den Zeitpunkt und die Dauer des Gesprächs, bei Handys zusätzlich den Aufenthaltsort, zu registrieren. Das ist auch die Information, die für die Vorratsdatenspeicherung[333] benötigt wird. Demgegenüber ist das Abhören von Telefonaten oder das Abgreifen von digitalen Mitteilungen nur aufgrund eines richterlichen Beschlusses erlaubt.

Selbst wenn dieser „klassische" Datenschutz durch unsere Gesetze auf den ersten Blick streng geregelt ist, sieht die Praxis doch anders aus: Geheimdienste sind, wie der Name sagt, geheim; sie halten sich nicht an solche Regeln. Außerdem beschloss der Deutsche Bundestag im Juni 2017, dass die Polizei nach einem richterlichen Beschluss Internetkommunikation wie E-Mails, Facebook-Einträge, WhatsApp und andere auswerten darf, wenn der Verdacht auf bestimmte Straftaten vorliegt. Das sind keineswegs nur Kapitalverbrechen; der bloße Verdacht auf Steuerhinterziehung oder auf Betrug von Sportwetten genügt. Praktisch geschieht das oft, indem der sogenannte „Bundestrojaner" über den Aufruf einer Internetseite oder über eine E-Mail auf einen Computer gespielt wird. Natürlich können unter ähnlichen Voraussetzungen auch Telefonate abgehört werden. Dabei ist es wichtig zu wissen, dass auch ausgeschaltete Handys ferngesteuert eingeschaltet werden können und so zu einer Wanze werden.[334] Deshalb sollte man bei wichtigen Besprechungen sein Handy besser zu Hause lassen.

Der erwähnte „Bundestrojaner" ist ein Schadprogramm, das sämtliche gespeicherte Inhalte eines Computers auslesen kann. Dabei hilft eine Verschlüsselung von E-Mails nichts. Sie schützt nur vor Datenklau während der Übertragung, aber nicht davor und danach. Denn hoch entwickelte Schadprogramme greifen auf einen Computer zu, bevor eine Nachricht verschlüsselt und nachdem sie wieder entschlüsselt wird. Im Jahr 2020 wurde in Deutschland noch ein weiteres Gesetz erlassen, das auch dem Verfassungsschutz, dem BND, dem Militärischen Abschirmdienst (MAD) und den Geheimdiensten der Länder die Nutzung des Bundestrojaners erlaubt, auch wenn kein schwerwiegender Verdacht und keine unmittelbare Gefahr vorliegen. Es enthält sogar die Verpflichtung für Internetanbieter, bei der Installation der Schadsoftware zu helfen, und zwingt sie, auf Verlangen die Nachrichten nicht direkt an den Adressaten zu schicken, sondern an die Geheimdienste umzuleiten, damit diese ihre Schadprogramme in die Nachrichten einbauen können.[335][336]

Überwachung

Mit 5G ist es möglich, deutlich mehr Informationen als bei den früheren Handygenerationen abzugreifen, weil es hier nicht nur die Mensch-zu-Mensch-Kommunikation gibt. Denn das „Internet der Dinge" sendet auch Nachrichten von Maschinen und Geräten auf das Handy. Ein paar Beispiele: Waren werden in den Kaufhäusern immer mehr mit sogenannten „RFIDs" ausgezeichnet, die ähnlich wie ein Strichcode diesen Artikel identifizieren. Ein „intelligenter" Kühlschrank und ein „intelligentes" Regal können RFIDs über Funk auslesen. Dann schreibt z.B. der Kühlschrank eine Nachricht auf das Handy seines Besitzers, dass er freitags gern Fisch isst, aber gerade kein Fisch zu Hause ist, und fragt, ob er im Laden um die Ecke einen bestellen soll. Und ein Kleiderschrank weiß, dass eine Bluse aus der Mode gekommen ist und dringend durch eine neue ersetzt werden sollte. Es wurden sogar Babywindeln entwickelt, die eine SMS auf das Handy schicken, wenn sie gewechselt werden müssen. Das Problem dabei ist, dass diese Nachrichten nicht nur der Besitzer der Geräte bekommt. Bei den Babywindeln kann man ablesen, ob sich die Eltern genügend um ihr Kind kümmern. Wenn noch weitere Indizien, etwa aus funkendem Spielzeug, dazukommen, ergibt das ein recht vollständiges Bild über die Sorge der Eltern um ihre Kinder. Solche Informationen sind beispielsweise für den chinesischen Staat wichtig, um sie bei den „Social Credit Points" zu berücksichtigen, wie noch gezeigt werden wird.

Mit der Gesichtserkennung kann eine Kamera die aufgenommenen Personen namentlich identifizieren. Das geschieht heute in sehr vielen Ländern – auch in Deutschland – auf öffentlichen Plätzen, Bahnhöfen und Flughäfen. Denn alle Bilder von Überwachungskameras können mit den entsprechenden Programmen ausgewertet werden. Eine chinesische Studentin erzählte dem Autor, dass bei ihr zu Hause ein junger Mann aus ihrer Wohngemeinschaft drei Tage lang verschwunden war. Voller Sorge fragte sie auf einer Polizeistation, ob er einen Unfall gehabt habe. Der Polizist fand mit wenigen Mausklicks heraus, wo genau er sich zu jedem Zeitpunkt aufgehalten hatte und wo er sich jetzt gerade befand. Eine Kamera enthält auch jeder interaktive Fernseher. Das sind Geräte, die nicht nur die ausgestrahlten Fernsehsendungen empfangen können, sondern auch Programme abspielen, bei denen der Betrachter wie in einem Computerspiel aktiv am Programm teilnimmt. Sie sind deshalb besonders kritisch, weil es heute auch Emotions-Erkennungsprogramme gibt. Wird ein Film abgespielt, so weiß man aufgrund des Kamerabilds und der Gesichtserkennung, wer zusieht, und aufgrund der Emotionserkennung, wer bei welcher Filmszene welche Gefühle hat. So viele Informationen über einen Menschen bekommt kein Psychiater selbst nach jahrelanger Therapie. Die gleiche Situation hat man natürlich auch bei Online-Computerspielen. Wegen der hohen Übertragungsrate von 5G können solche Informationen gleichzeitig mit dem Herunterladen des Spielstands gesendet werden. Das gilt natürlich auch, wenn man Filme online auf einem Computer ansieht.

In Zukunft werden wahrscheinlich auch die Daten der smarten Heizungs-, Strom-, Gas- und Wasserzähler mit 5G übertragen. Speziell mit den Stromzählern kann man durch eine Analyse des elektrischen Stroms (mit der sogenannten Schnellen Fourier-Analyse) in weniger als einer Sekunde feststellen, welcher Haushalt wann welches Gerät benutzt. Auch wenn solche Ermittlungen verboten sind – die Daten gehen ins Netz. Was hindert die vielen Techniker, die mit den Daten arbeiten müssen und die die Verschlüsselung kennen, daran, sie doch auszuwerten?

Nicht vergessen werden darf, dass seit März 2018 in allen neu entwickelten Autos ein Navi eingebaut sein muss, das bei einem Unfall automatisch die genaue Position, die Fahrtrichtung, den Fahrzeugtyp, die Schwere des Unfalls und die Zahl der Insassen an die nächste Dienststelle durchgibt.[337] Funkt es wirklich nur bei einem Unfall?

Beispiele für die Verwendung der Daten

Richtig gefährlich wird es, wenn alle vorhandenen Daten zusammengefasst werden und daraus von jedem Menschen ein persönliches Profil erstellt wird. Das bekannteste System dieser Art ist das chinesische Social Credit System,[338][339] das nicht nur registriert, wie man sich im Beruf und in der sozialistischen Gesellschaft verhält. Es zeichnet zum Beispiel auch auf, wie oft man über eine rote Ampel geht, wie man sich politisch verhält oder wenn man sich irgendwo über Behörden beschwert.

Besonders wichtig ist der private Bereich, der Lifestyle, ob man die ärztlichen Anweisungen befolgt und wie gut man seine alten Eltern versorgt. Hat man in diesem System zu wenig Punkte, wird dies mit Strafen geahndet. Das kann bedeuten, dass man im Beruf nicht befördert wird oder keine schöne Wohnung bekommt. In leichteren Fällen werden nur Urlaubsreisen gestrichen. Besonders problematisch ist, dass auch Verstöße gegen die „normale soziale Ordnung" und „ernsthaftes Zersetzen der Ordnung der Cyberspace-Übertragung" aufgelistet werden. Derart unklare Begriffe provozieren geradezu den Missbrauch der Behörden.

Der Zweck des chinesischen Social Credit Systems ist ganz offiziell die „Erziehung" der chinesischen Bevölkerung. Wir würden sagen: Die Menschen werden zu einem Verhalten gezwungen, wie es die Regierung wünscht.

Wir dürfen aber nicht nur nach China schauen. In Europa wurde von 2009 bis 2014 das System INDECT (Intelligent Information System Supporting Observation, Searching and Detection for Security of Citizens in Urban Environment) entwickelt.[340] Die Arbeiten dazu wurden von der EU angeregt und finanziert. Wie die englische Bezeichnung sagt, ist es zum Schutz der Bürger vor Terroranschlägen gedacht. Die Idee dabei ist, dass die Polizei aktiv wird, bevor eine schwere

Straftat begangen wird. Das Ziel ist daher, so viele Informationen über jede Person zu sammeln, dass man abschätzen kann, wer überhaupt fähig zu einem Verbrechen ist, und wann es gegebenenfalls so weit ist. Dazu können alle Informationen aus dem Internet der Dinge (5G), aus der zentralen Krankenkassendatei, aus Unterlagen des Jobcenters, Zahlungen mit Scheckkarten, Polizeiberichten, Schufa, Cookies,[341] eventuell auch aus E-Mails, WhatsApp, Facebook-Einträgen und Ähnlichem genutzt werden. Man speist sie in ein einziges System ein und wertet sie dort aus. Das ergibt eine wirklich umfassende Information über jeden Bürger.

Nach anfänglichen Protesten ist es um INDECT still geworden. Zurzeit ist nicht bekannt, ob oder wie weit es tatsächlich eingesetzt wird.

INDECT ist ein Projekt, das auf Europa beschränkt ist. Aus den USA kommt die Idee, alle Menschen dieser Erde mit einem digitalen Ausweis zu erfassen, auf dem dann außer dem Namen und der biometrischen Identifizierung noch weitere Daten gesammelt werden – unter anderem der Immunitätsnachweis für bestimmte Krankheiten. Das bekannteste dieser Vorhaben ist wohl ID2020.[342] In Bangladesch werden damit seit 2019 auch Menschen registriert, die bisher noch keinen Pass haben und für die ein weltweit gültiger und gespeicherter Identitätsnachweis geschaffen wird. In Zusammenarbeit mit der dortigen Regierung nutzt man Impfungen, um die Bevölkerung selbst in den entlegensten Winkeln des Landes zu erfassen. So ist es nicht verwunderlich, dass neben der weltweit größten Beratungsfirma Accenture auch die Globale Impfallianz GAVI und Microsoft an ID2020 beteiligt sind. Denn Bill Gates mit seinen Impfplänen hat immer noch großen Einfluss auf Microsoft.

Dieses Projekt verstärkt den Druck auf die Bevölkerung, sich impfen zu lassen. Denn wer sich in Ländern wie Bangladesch nicht ausweisen kann, ist von vielen Dingen ausgeschlossen, von höherer Bildung bis zu Reisen ins Ausland.[343] Ein weiteres Problem ist, dass Bangladesch damit ein Teil seiner Souveränität genommen wird. Nicht mehr der Staat, sondern eine US-amerikanische Gruppe des Großkapitals[344] entscheidet, unter welchen Voraussetzungen ein Identitätsnachweis ausgestellt wird, und welche Daten dieser Personen wo gespeichert werden.

ID2020 ist aber nicht das einzige Projekt dieser Art. Das US-amerikanische „Commons Project" wurde mit Unterstützung der Rockefeller Stiftung gegründet.[345] Es ist weltweit vernetzt; in seinem Aufsichtsrat sitzen 62 Vertreter von Organisationen und Unternehmen aus 24 Ländern, darunter Jaime Bernardo von Bourbon-Parma von der UN Flüchtlingshilfe UNHCR und Muna AbuSulayman vom Arabic Digital Reform Institute. Die „Ost-Afrikanische Gemeinschaft" EAC beschreibt seine Aufgabe so: „Das Commons Project arbeitet eng mit der Ost-Afrikanischen Gemeinschaft zusammen, weil sie die Wiedereröffnung für Grenzübertritte zu Land, See und in der Luft vorbereitet. Im Hinblick auf die globale Natur von Reisen will die EAC die Führung übernehmen, um einen harmonisierten Standard für Reisende einzuführen, ihren Covid-19-Status zu präsentieren."[346] Das Commons Project hat dafür die App *CommonPass* programmiert, die allen Personen das Reisen ermöglichen soll, die gegen Covid-19 geimpft sind oder Antikörper nachgewiesen haben. Es wurde aber schon lange vor der Pandemie entwickelt. Denn bereits am 7. Oktober 2020 begann der Feldversuch mit Freiwilligen, die mit Cathay Pacific und United Airlines auf den Strecken zwischen London, New York, Hongkong und Singapur flogen, also bevor es überhaupt eine Impfung gegen Covid-19 gab.[347] Die Arbeiten an dieser App wurden sicher schon Monate davor begonnen, denn ihre Entwicklung und die Verträge mit den teilnehmenden Organisationen nahmen viel Zeit in Anspruch. Auch hier werden offensichtlich auch noch Daten gespeichert, die nichts mit einem Immunitätsnachweis zu tun haben. Denn es wird damit geworben, dass beliebige Einreiseanforderungen von Regierungen in die App integriert werden können.

Eine weitere App aus diesem Programm ist *CommonHealth*,[348] wo man „freiwillig" alle medizinisch relevanten

Daten wie Diagnosen, Röntgenbilder, Rezepte und Arztberichte eingeben kann und die damit Behandlungen auch im Ausland erleichtern soll.

Die CommonPass-App ist vermutlich eine Antwort auf das Projekt „Known Traveller Digital-Identity" des Weltwirtschaftsforums und der US Homeland Security.[349] Die Idee dabei ist, dass man seine Daten „freiwillig" selbst auf seinem eigenen Handy einspeist. Bei der Einreise in ein teilnehmendes Land werden sie dann mit den dort schon vorhandenen Daten abgeglichen. Letztlich ist es das Ziel all dieser Programme, möglichst viele Informationen über alle Menschen auf dieser Erde zu sammeln.

Zbigniew Brzeziński, ein einflussreicher Politiker in den USA, hat schon 1970 geschrieben: „Schon bald wird es möglich sein, eine fast ununterbrochene Überwachung jedes einzelnen Bürgers zu gewährleisten und aktuelle Akten zu führen, in denen sogar die privatesten Informationen über den Bürger verzeichnet sind. Auf diese Akten können die Behörden jederzeit sofort zurückgreifen."[350]

Legale Datensammlung durch Privatfirmen

Nicht nur Staaten und deren Geheimdienste sammeln alle Arten von Informationen. Denn eine Menge wichtiger persönlicher Daten geben wir „freiwillig" preis. Google, Facebook, WhatsApp, Microsoft, Apple und andere verlangen, dass wir ihren Geschäftsbedingungen zustimmen, wenn wir ihre Dienste nutzen. Wir haben aber keine andere Wahl, weil es kaum Alternativen für diese Firmen gibt. Wir willigen also ein, dass sie unsere Daten abgreifen dürfen. So heißt es in der Datenschutzerklärung von Microsoft: „... andere [Daten, Anm. d. Autoren] erhalten wir durch das Sammeln von Informationen über Ihre Aktivitäten, Nutzung und Erfahrungen mit unseren

Produkten."³⁵¹ Wer also ein Microsoft-Produkt gebraucht, erlaubt dem Unternehmen, alle Daten, die in diesem Programm benutzt werden, abzugreifen und weiterzugeben – bei Windows also den gesamten Inhalt des Computers!

WhatsApp ist an persönlichen Kontakten interessiert. Bevor man ihre App benützt, muss man den Nutzungsbedingungen zustimmen. Dort heißt es: „Im Einklang mit den geltenden Gesetzen stellst du uns regelmäßig die Telefonnummern in deinem Mobilfunk-Adressbuch zur Verfügung."³⁵² Was „im Einklang mit den geltenden Gesetzen" bedeutet, wurde noch 2017 in dieser Datenschutzerklärung erklärt: Man musste bestätigen, dass man autorisiert ist, alle diese Kontaktdaten und Telefonnummern weiterzugeben.³⁵³ Das ist aber kaum möglich, denn dazu müsste man doch jede einzelne Person um Erlaubnis fragen, die im Adressbuch aufgeführt ist. Ein paar Sätze weiter steht: „Normalerweise speichern wir deine Nachrichten im Rahmen der Bereitstellung unserer Dienste nicht ..." Ein Schelm, wer dabei Böses denkt.

WhatsApp ist aber mit dem Sammeln von Adressen nicht allein. Hat Ihr Handy Android als Betriebssystem, werden Ihre Kontakte gewöhnlich in der Google Cloud gespeichert. Wie sehr Sie dabei Google trauen können, haben wir bereits gesehen. Überhaupt sollte man beachten, dass im Internet alle Daten über einen oder mehrere Server laufen. Dabei gelten natürlich jeweils die Datenschutzregeln des Landes, in dem sich der Server befindet. In den USA werden persönliche Daten als normale Handelsware betrachtet. Das bedeutet, dass viele unserer Regeln zum Schutz der Persönlichkeit dort nicht gelten.

Das alles geschieht schon jetzt mit der bisherigen Technik. Wenn mit 5G alle Dinge jedes Haushalts und jedes Arbeitsplatzes mit einem Sender verbunden sind, so haben alle, die Zugriff auf diese Daten haben, noch mehr Informationen über jeden von uns. Sogar Robert Kennedy Jr. sagte am 28. August 2020 in seiner berühmten Berliner Rede: „Und sie geben Milliarden von Dollar für 5G aus. Der Grund dafür ist Überwachung und Datenerfassung."³⁵⁴

Beeinflussung

Es ist eine Binsenwahrheit, dass Informationen und Nachrichten unsere Meinung beeinflussen. Bekannte Beispiele aus jüngerer Zeit sind der Beginn des Vietnamkriegs 1964 und der beiden Golfkriege: Damals sollten „Fake News" die Bevölkerung dazu bringen, die Kriegspläne der US-Regierung zu unterstützen.[355] Beim ersten Golfkrieg waren es die angeblich aus ihren Brutkästen auf den Boden geworfenen und getöteten Babys in Kuwait, über die die Tochter des kuwaitischen Botschafters Ende 1990 in den USA unter Krokodilstränen berichtete. Sie war als kuwaitische Krankenschwester verkleidet, hat aber nie in diesem Krankenhaus gearbeitet. Beim zweiten Golfkrieg von 2003 waren es die angeblichen Massenvernichtungswaffen von Saddam Hussein, die nie gefunden wurden, und beim Vietnamkrieg der vermeintlich wiederholte Beschuss der US-Marine nach einem von den USA provozierten Vorfall.[356] Mit den heute zur Verfügung stehenden Daten kommt aber eine ganz neue Qualität hinzu: Über das Internet kann man für jeden Benutzer die Nachrichten so gestalten, dass sie für ihn glaubhaft sind und ihn emotional berühren.

Google verdiente sein Geld mit der Suchmaschine zunächst dadurch, dass das Unternehmen analysierte, welcher Internetnutzer was wissen wollte und welche Interessen er hatte. Daraus entwickelte Google persönliche Profile für die individualisierte Werbung. Die so aufbereiteten Daten wurden dann an interessierte Firmen verkauft. Diese Informationen waren offenbar nicht wichtig genug, denn nach einem Jahr wäre Google damit fast bankrott gegangen. Der Durchbruch kam, als nicht nur analysiert wurde, nach **was** die Leute suchen, sondern auch, **wie** gesucht wird: Wie lange hält sich ein User auf einer gesuchten Internetseite auf, wie viele Suchergebnisse werden berücksichtigt, werden Suchbegriffe hektisch in die Tastatur gehämmert oder langsam usw.? Erst dadurch gelang es, genügend Informationen über die Benutzer zu bekommen, um erfolgreich personalisierte Werbung schalten zu können.

Diese Werbung wird aber nicht nur eingesetzt, um Käufer für bestimmte Produkte zu gewinnen; mit ihr werden auch Wahlen beeinflusst. Die bekannteste Firma, die solche Dienste anbietet, ist Cambridge Analytica, die in der Vergangenheit allerdings vermutlich auch illegal gewonnene Daten verwendet hat. US-Präsident Donald Trump zeigte sich nach seiner Wahl im Jahr 2016 demonstrativ mit dem Chef dieses Unternehmens, um sich zu bedanken. Es wurde berichtet, dass psychologische Profile der Wähler erstellt wurden, um ihnen für sie speziell zugeschnittene Informationen zukommen zu lassen.[357]

Inzwischen ist bekannt geworden, dass Cambridge Analytica in mehr als hundert Fällen Wahlen beeinflusst hat. Gegen solche Aktionen ließe sich grundsätzlich nichts einwenden, wenn nur Daten verwendet würden, die öffentlich zugänglich sind. Aber was ist mit all den Informationen über uns, die wir „freiwillig" preisgeben, wenn wir Windows, Google, Apple, Facebook und so weiter benützen und dafür den Geschäftsbedingungen ausdrücklich zustimmen, dass unsere Daten weitergegeben werden dürfen? Was geschieht mit den Cookies, die wir beinahe bei jedem Aufruf einer Internetseite zulassen müssen? Das alles kann dazu verwendet werden, dass wir nicht nur auf uns persönlich ausgerichtete Werbung bekommen, sondern dass uns Nachrichten zugespielt werden, die unsere Gedanken und Einstellungen in eine ganz bestimmte Richtung lenken. Da die öffentlich-rechtlichen Medien immer nur über eine Auswahl aus den wichtigen Ereignissen berichten können und dies grundsätzlich in einer Form tun müssen, die vom Rundfunkrat gebilligt wird, ist es plausibel, dass nicht alle Hintergründe beleuchtet werden können. Deshalb werden Nachrichten leicht aufgenommen, die das individuelle Interesse eines Internetbenutzers treffen. Oft geschieht das dadurch, dass echte oder erfundene Freunde solche gezielten Nachrichten weitergeben. Es ist bekannt, dass Russland „Nachrichtenschmieden" betreibt, die bekannte Ereignisse im Sinn der Regierung interpretieren, eventuell auch geringfügig „ergänzen" und dann über das Internet verbreiten. Das macht aber nicht nur Russland ...

Die Daten, die 5G in Kombination mit INDECT und ähnlichen Programmen zur Verfügung stellt, ermöglichen Werbung, Wahl- und sonstige Beeinflussung auf einem ganz neuen Niveau. Wenn man mehr über jeden Menschen weiß, als ein Psychologe jemals herausfinden kann, dann kennt man jede Sorge, Angst, jedes Schuldgefühl, jeden Schwachpunkt und überhaupt jede Angriffsmöglichkeit. Damit kann man Meinungen und Aktionen sehr leicht beeinflussen und steuern – wie jeder Psychologe weiß.

Dabei ist es wohl am einfachsten, auf die Ängste zurückzugreifen, die jeder Mensch irgendwo im Verborgenen hat. Das machen die meisten Diktatoren, wenn sie Feindbilder aufbauen. Sogar Konrad Adenauer, der erste deutsche Bundeskanzler, hat Wahlen gewonnen, obwohl er nur die allgemeine Furcht vor dem Kommunismus hochgespielt hat. In einigen Ländern hat die Angst vor Terroristen dazu geführt, dass die Macht der Geheimdienste ausgeweitet wurde. Der Vorteil dieser Methode ist, dass die Leute selten ihre Angst zugeben und logisch analysieren. Damit wird eine emotional aufgeladene Stimmung geschaffen. Natürlich ist es viel effektiver, wenn man die ganz persönlichen Ängste jedes Menschen kennt und ausnützt, so, wie dies mit den wenigen Daten, die ihnen zur Verfügung standen, Cambridge Analytica bei der Wahl von Donald Trump gemacht hat. Er versprach Lösungen für die Schwierigkeiten in der jeweiligen Berufsgruppe seiner Wähler. Außer Ängsten kann man natürlich noch viele andere Befindlichkeiten nutzen wie Schuldgefühle oder den Stolz über das Erreichte. Politische Gegner kann man durch speziell für eine Person formulierte Meldungen verwirren und so Selbstzweifel erzeugen, so wie dies in etwas plumper Art schon in der DDR geschehen ist. Sehr effektiv ist auch ein digitales Belohnungssystem, wie man von den Likes in den Sozialen Medien und von Computerspielen her weiß, die süchtig machen können. Natürlich reagieren auf ein spezielles Erfolgs- und Belohnungssystem nur wenige Menschen. Deshalb funktioniert das nur dann für eine breite Masse, wenn man die individuellen Eigenschaften und Vorlieben jedes Menschen kennt und die „Belohnungen" darauf abstellt.

Sehr effektiv ist auch Wut. Man kann sie besonders leicht erzeugen, wenn man den Stolz eines Menschen kränkt oder wenn man über Verbrechen an Kindern berichtet. Das war der Grund, warum die „Brutkastenlüge" so erfolgreich war, die als Vorwand für den Ersten Golfkrieg diente.

Bei autoritären Regierungen ist es üblich, öffentliche Äußerungen einer unerwünschten Meinung zu bestrafen. Regime, die den Datenschutz weniger beachten, installieren dafür Abhöreinrichtungen, die auch Mitteilungen im privaten Kreis aufzeichnen. Bei uns wird die öffentliche Meinung subtiler gesteuert: Manchmal werden Einträge im Internet, wie Kritik an 5G oder eine nicht genehme Beurteilung der Gefährlichkeit von Corona-Viren, einfach gelöscht. Ein weiterer Schritt sind gezielte Gegeninformationen, die öffentlich verbreitet werden, um die Autoren der beanstandeten Aussagen in Misskredit zu bringen. Künftig werden verstärkt persönliche Botschaften versandt, die die momentane Stimmung jedes Menschen berücksichtigen, so wie das Cambridge Analytica in stark vereinfachter Form jetzt schon macht.

Am einfachsten geht das bei Menschen, die ihre Nachrichten hauptsächlich aus dem Internet beziehen. Denn hier besteht die Möglichkeit, für jeden Nutzer individuell zu steuern, was ihm als Erstes angeboten wird, so, wie das bei der Google-Suche heute schon geschieht. Man kann das tun, um Regierungen zu stabilisieren, ein Gefühl der Zufriedenheit zu erzeugen und um aufbegehrende Massen zu besänftigen. Dabei ist es natürlich notwendig zu wissen, was man steuern muss, um diese Lenkungswirkung zu erreichen. Das ist oft nur mit profunden psychologischen und mathematischen Kenntnissen möglich.

Der Autor Hauke Ritz beschreibt in seinem Aufsatz „Technologie der unfreien Welt" zuerst das christlich-humanistische Menschenbild und dann als Gegensatz: „Der heutigen von Algorithmen gesteuerten Datenüberwachung liegt dagegen ein gänzlich anderes Bild vom Menschen sowie ein gänzlich anderes Verhältnis zu seiner Geschichte zugrunde. Nämlich eines, welche den einzelnen Menschen nur noch als

Gattungsexemplar ansieht, dessen Kaufverhalten, dessen Vorlieben und sogar geistige Entwicklung prinzipiell durch millionenfachen Vergleich prognostiziert werden kann ... Menschliche Freiheit, im bisher verstandenen Sinne, ist unter diesen Bedingungen im Grunde genommen nicht mehr möglich."[358]

Der Journalist Paul Schreyer ergänzt dieses Zitat mit den Worten: „Und nicht nur die Freiheit schwindet, sondern, in eigentümlicher Konsequenz, auch der Verstand selbst. Je weiter der technologische Fortschritt voranschreitet, desto mehr scheint der freie, unabhängige und souveräne Geist auf dem Rückzuge zu sein. Getroffene Entscheidungen, ob nun in der Politik, der Wirtschaft oder der Verwaltung, erscheinen immer öfter dumm, instinktlos und kurzsichtig. Doch warum ist das so? Weshalb haben sich Menschen darauf eingelassen, wie Maschinen ohne eigene Persönlichkeit zu handeln – und selbst so behandelt zu werden? Welches Virus hat hier die Gesellschaft infiziert?"[359]

William Binney, der ehemalige Technische Direktor des Geheimdiensts NSA, sagte schon 2014 vor dem Untersuchungsausschuss des Bundestags zur NSA-Affäre: Das Ziel der Datensammlung sei die Kontrolle über den Menschen. Diesem Ziel kommt man umso näher, je mehr Daten man hat. Das geht so weit, dass Wahlen in ihrer bisherigen Form künftig nicht mehr sinnvoll sind. Die Broschüre „Smart City Charta" der Bundesregierung beschreibt das ganz unverblümt: „Post-Voting Society. Da wir genau wissen, was Leute tun und möchten, gibt es weniger Bedarf an Wahlen, Mehrheitsfindungen oder Abstimmungen. Verhaltensbezogene Daten können Demokratie als das gesellschaftliche Feedbacksystem ersetzen."[360] Dabei verschweigt das Papier, dass die „verhaltensbezogenen Daten" auch dafür verwendet werden können, die Bevölkerung zu beeinflussen: „Smart City ist der Umbau der Städte von Orten der kommunalen Demokratie zu Orten der zentralisierten Überwachung und Kontrolle, zur Post-Voting Society. Wir sind auf dem Weg in die smarte Diktatur – in eine Gesellschaft ohne Privatsphäre."[361]

Das dürfen wir nicht zulassen. Wer in der Demokratie schläft, wird in der Diktatur aufwachen.

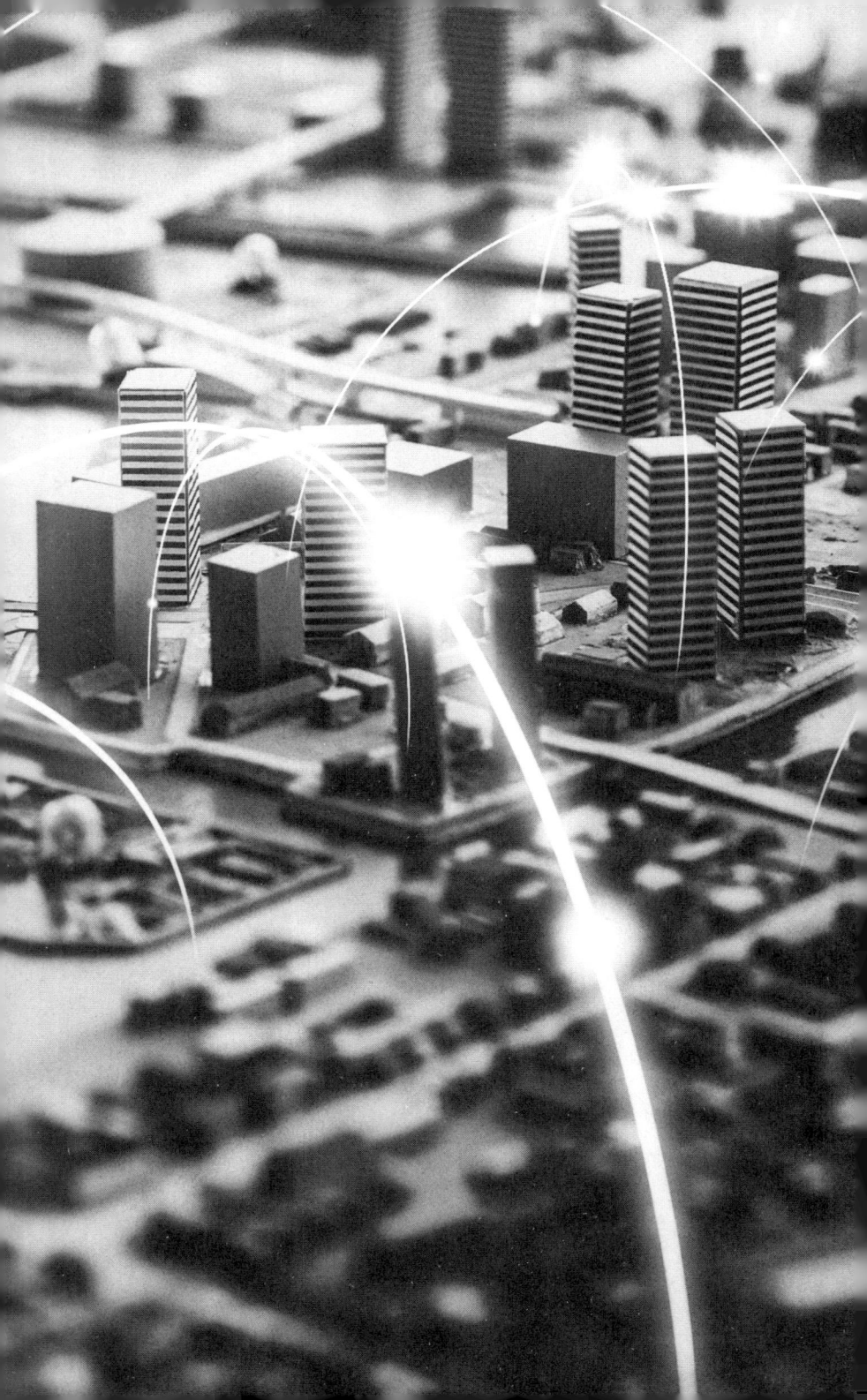

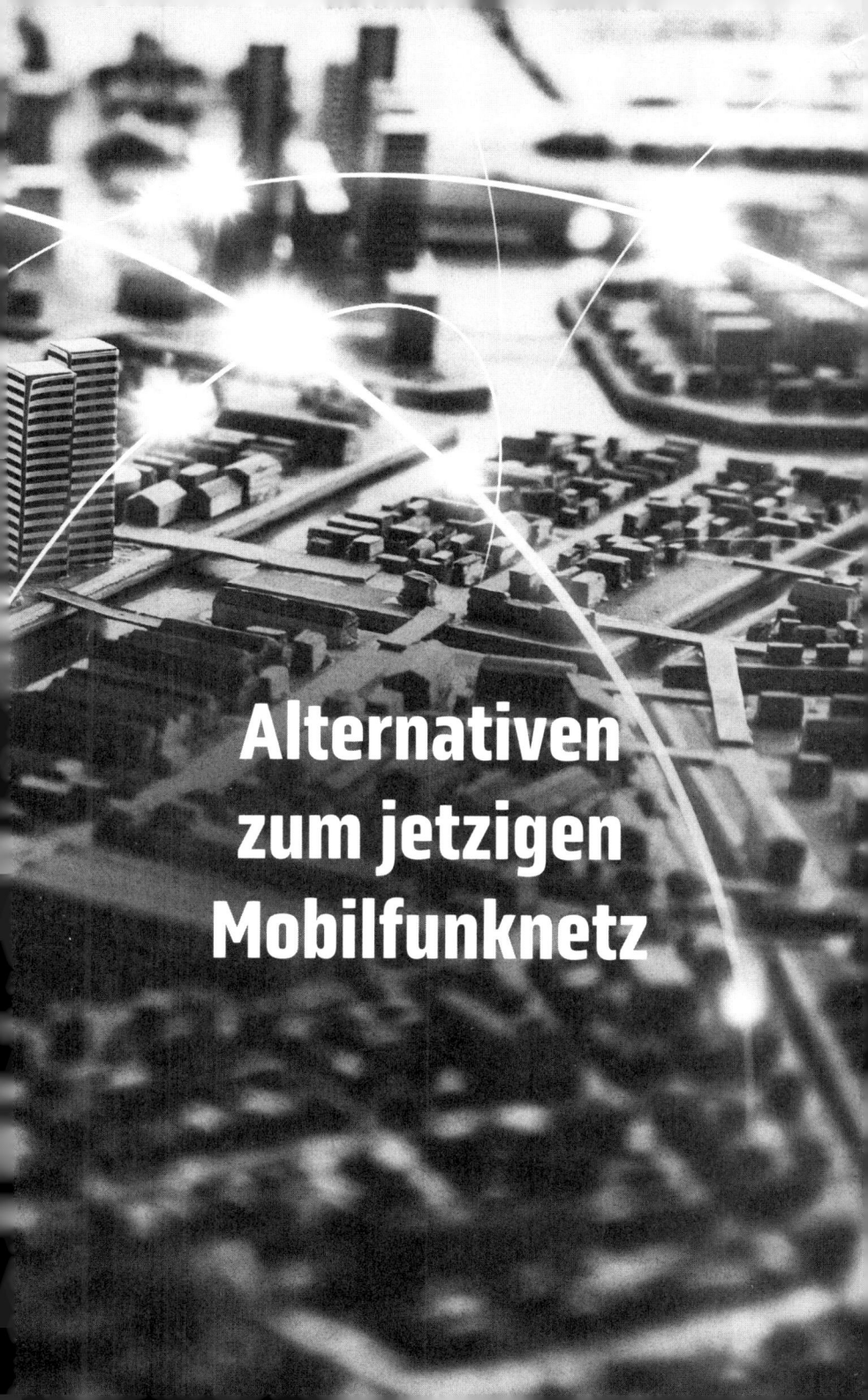

Alternativen zum jetzigen Mobilfunknetz

Alternativen zum jetzigen Mobilfunknetz

Regeln ändern

Die Strahlung der Mobilfunknetze lässt sich ganz erheblich verringern. Dazu ist es zuerst nötig, dass man die Festnetztelefone beibehält und gleichzeitig von der Vorgabe abrückt, dass man auch in der Tiefgarage mit dem Handy telefonieren können soll. Wie bereits erwähnt, stellt dies sogar einen illegalen Eingriff in die Unverletzlichkeit der Wohnung dar.

Dann kann man die Mobilfunkstrahlung so weit verringern, dass sie nicht mehr die Haus- und Kellerwände durchdringt. Damit hat man außen vor dem Haus höchstens noch ein Tausendstel des jetzigen Werts.[362] Wer trotzdem zu Hause mit dem Handy telefonieren will, kann sich einen „Access-Point" (beispielsweise eine Fritzbox) an seine Telefonleitung anschließen, der das Gespräch auf das Handy umleitet. Dabei muss er allerdings beachten, dass er die Nachbarwohnungen nicht verstrahlt. Deshalb ist hier die ab Seite 181 beschriebene Lichttechnik besser als Funk.

Außerdem müsste man die Betreiber zwingen, nur noch ein Mobilfunknetz gemeinsam zu benutzen, das heißt die älteren Systeme 2G (= GSM) und 3G (= UMTS) abzuschalten und ausschließlich 4G (LTE) zu benutzen, das von allen Betreibern gemeinsam betrieben werden muss, sodass man lediglich einen einzigen Organisationskanal benötigt (lokales Roaming).

Denn jeder Mobilfunksender hat einen Organisationskanal oder etwas dergleichen, der immer mit voller Leistung arbeitet und von den neu ankommenden mobilen Geräten empfangen wird. Je weniger Netze man hat, desto weniger Organisationskanäle benötigt man. Eine solche Vorschrift würde daher besonders nachts helfen, wenn wenige Nutzer eingeloggt sind und die Organisationskanäle die dominante Strahlungsquelle sind.

Standorte optimieren

Will eine Gemeinde die Strahlung auf ein erträgliches Niveau reduzieren, kann sie mit einem Flächennutzungsplan die maximale Funkbelastung festlegen. Eine obere Grenze von 100 µW/m² bedeutet, dass man grob geschätzt in den Häusern eine Belastung zwischen 1 und 10 µW/m² hat.

Wenn die Sender dicht beieinanderstehen, müssen sie nicht weit strahlen, das heißt, sie kommen mit einer geringen Sendeleistung aus. Deshalb gilt in der Regel, dass viele kleine Sendeanlagen eine gleichmäßigere, geringere Strahlung verursachen als wenige große in ihrer unmittelbaren Umgebung. Dieser Effekt ist enorm: Verdoppelt man die Reichweite eines Funkmasts, so braucht er dafür die vierfache Leistung, bei dreifacher Reichweite die neunfache Leistung. Das gilt zumindest für die bisherigen Systeme 2G bis 4G.

Daraus darf man jedoch nicht schließen, dass die vielen kleinen Sender (mit weniger als 10 W Leistung) harmlos sind, die für 5G überall ohne Genehmigung aufgestellt werden können. Denn hier wäre es überhaupt nicht möglich, einen zentralen Sender zu bauen, der alle ihre Aufgaben übernimmt. Es wären zu viele Daten, die er verarbeiten und weiterschicken müsste. Fazit: Bei der 5G-Technik ist ein großer Sender keine Alternative zu vielen kleinen Sendeanlagen, weil dies schlichtweg technisch hier nicht realisierbar ist.

Für die bisherigen Standards 2G, 3G und 4G hat sich jedoch das Konzept der vielen kleinen Sender bewährt. Im Schweizer St. Gallen stieg – wie in allen vergleichbaren Städten – das Datenvolumen bei der Mobilfunknutzung ständig an. Deshalb wollten die Mobilfunk-Anbieter die strengen Schweizer Grenzwerte erhöhen, um die vorhandenen Basisstationen weiter aufrüsten zu können. Das ließ die Stadt St. Gallen nicht zu, im Gegenteil. Ihr Ziel war: mehr Daten mit noch weniger Strahlung. Das erreichten sie 2014 mit folgendem Konzept:[363]

→ Die Funkzellen haben nur eine Reichweite von 30–200 Metern und versorgen daher jeweils nur ein sehr kleines

Gebiet („Zelle"). Sie senden deshalb nur mit 0,1 W (statt mit bis zu 80 W bei großen Zellen). Die kleinen WLAN-Kästchen, in denen sie untergebracht sind, fallen kaum auf. Wegen der geringen Abstände sendet auch das Handy mit sehr kleiner Leistung und schadet dem Benutzer weniger.

→ Wohnungen werden nicht von außen bestrahlt und bleiben möglichst funkfrei. Dafür werden die kleinen Sender auf der Straße („Access-Points"), die an Hauswänden angebracht sind, zum Innenbereich der Häuser hin abgeschirmt.

→ Da die Wohnungen nicht mehr von der Straße her an das Datennetz angeschlossen werden, erhält jeder Haushalt die Möglichkeit für eine schnelle Breitbandverbindung mit Glasfaser, Kupfer- oder Koax-Kabel.

Der Erfolg ist beeindruckend. Im Abstand von 10 Metern vom Sender hat man weniger als 80 $\mu W/m^2$, im Abstand von 20 Metern sind es nur noch ca. 20 $\mu W/m^2$, und in den Häusern weniger als 1 $\mu W/m^2$ durch das öffentliche Mobilfunknetz. Zum Vergleich: In Deutschland hat man in Sendernähe meist 1.000–10.000 $\mu W/m^2$; selbst 100.000 $\mu W/m^2$ und mehr werden immer wieder gemessen. Der Grenzwert liegt je nach Frequenz zwischen 4,5 und 10 Millionen.

Das St. Gallener Modell zeigt, wie weit die Strahlung des Mobilfunks verringert werden kann, auch mit der bisherigen Technik sofort und von jeder Gemeinde! Aber selbst diese geringen Werte sind nicht harmlos. Eine untere Grenze, bei der selbst elektrohypersensible Menschen noch gut leben können, liegt mehrere Zehnerpotenzen darunter. Außerdem sollen für 5G langfristig ebenfalls solche kleinen Funkzellen eingerichtet werden. Das bedeutet aber nicht, dass in diesem Fall die Belastung durch Strahlung geringer wird. Denn um die riesigen Datenmengen selbst in Kellerräume und Tiefgaragen zu übertragen, braucht man wesentlich höhere Leistungen als im St. Gallener Modell. Auch deshalb ist es zwingend nötig, eine andere Technik zur Datenübertragung zu entwickeln.

Lichttechnik

Fest installierte Computer und Telefone kann man an ein Glasfasernetz anschließen. Das ist zuverlässiger und abhörsicherer als jede Funkanbindung und erlaubt außerdem eine schnellere Datenübertragung. Für bewegte Geräte wie Handys oder Tablets kann man sichtbares Licht oder Infrarot-Licht verwenden. Man spricht von Datenlicht, VLC (Visible Light Communication) oder LiFi. Diese Technik ist einfach und billig: Um die Information zu übertragen, schaltet man eine Leuchtdiode (LED) sehr schnell ein und aus. Das geschieht viele Millionen Mal in der Sekunde, also NICHT in den Frequenzen, auf die manche Menschen empfindlich reagieren. Das ist schon bei einigen Tausend Schaltungen pro Sekunde nicht mehr der Fall. Diese Technik ist so empfindlich, dass selbst sichtbares Licht, das zur Datenübertragung verwendet wird, nachts kaum wahrgenommen wird. Die bekannten Schäden durch Infrarot-Licht treten erst bei viele Tausend Mal stärkerer Strahlung auf.[364]

Sowohl bei Glasfasernetzen als auch bei Datenlicht können die Daten wesentlich schneller übertragen werden als mit Funk. Das lässt sich leicht verstehen: Digitale Informationen werden durch eine Folge von Nullen und Einsen dargestellt. Um eine Null oder eine Eins eindeutig zu identifizieren, benötigt man einige Wellenlängen – siehe Bild 1 auf Seite 13. Je mehr Schwingungen, also Wellenlängen pro Sekunde zur Verfügung stehen, desto mehr Nullen und Einsen kann man also in einer Sekunde übertragen. Sichtbares Licht und Infrarotstrahlung haben aber wesentlich mehr Schwingungen pro Sekunde als Funk. Deshalb gibt es langfristig für Glasfasernetze und Datenlicht keine Alternative, wenn man Daten immer schneller übertragen will.

Ein Nachteil dieser Technik ist, dass die Verbindung kaum weiter reicht als die Sichtverbindung zwischen Sender und Empfänger. Bei höherer Sendeleistung gilt das nicht mehr. Für sichtbares Licht ist ja bekannt, dass man eine Leuchte abdecken und das angenehmere indirekte Licht nutzen kann. Das will man aber hier nicht ausnützen. Denn bei der Datenübertragung sollte es das Ziel sein, mit möglichst kleiner Leistung auszukommen. Den Nachteil der geringen Reichweite hat man übrigens auch bei den hohen Frequenzen für 5G, z.B. bei 26 GHz. Das ist aber gleichzeitig ein großer Vorteil für die Abhörsicherheit. Die derzeit angebotenen Systeme haben den Nachteil, dass ein „Access-Point", also das Kästchen, das mithilfe der Lichtstrahlen die Verbindung zwischen dem Internet und dem Laptop oder Smartphone herstellt, mit einem ziemlich kleinen Lichtkegel arbeitet. Für ein Klassenzimmer in einer Schule benötigt man deshalb meist zwei davon, die an der Decke angebracht werden. Da sie billig sind, ist das kein Problem. Schwierigkeiten macht eher ihr Anschluss, der das Verlegen von Kabeln erfordert. Es wäre aber ein Leichtes, hier Abhilfe zu schaffen, indem man durch zusätzliche LEDs den Lichtkegel dieser Access-Points vergrößert.

Bei Datenlicht hat man zwar eine sehr geringe Reichweite, aber folgende Vorteile:

→ Gesundheitsschäden sind nicht bekannt und auch nicht zu erwarten. Man könnte Bedenken haben, falls das Licht „flackert", das heißt eine Taktung <50.000 Hz besitzt. Die Begründung für solche Vorbehalte ergeben sich aus dem Abschnitt „Gehirn, gepulste Strahlung", Seite 53ff. Es gibt aber Systeme, die keine solche Taktung einsetzen. Praktisch ist das jedoch bedeutungslos, wenn kein sichtbares Licht, sondern Infrarotstrahlung verwendet wird. Außerdem ist auch sichtbares Datenlicht meist so schwach, dass es kaum wahrnehmbar ist.

→ Wegen der höheren Frequenzen kann man höhere Datenraten als bei Funktechnik erreichen. Schon im Jahr 2020 wurde ein Modul mit 1 Gbit/s vorgestellt.[365]

→ Man hat eine hohe Abhörsicherheit, da die Reichweite gering ist und außerdem die Strahlung keine Wände und bei Infrarot auch kaum Fenster durchdringt.

→ Der Energieverbrauch ist geringer als bei Funk.

Datenlicht wurde am Fraunhofer Institut in Berlin[366] und an der Universität Edinburgh entwickelt. Praktisch erprobt wurde es auf der Insel Mainau, in einigen Schulen und im Pressebereich des Hamburger Sportvereins (HSV) als Ersatz für WLAN. Inzwischen hat es Marktreife erreicht und wird von mehreren Firmen angeboten.

Man montiert ein kleines Kästchen an der Decke eines Zimmers oder an einem Laternenmast, das wie ein WLAN-Access-Point funktioniert. Da die Laptops und Smartphones heute keine Infrarot-Schnittstelle mehr besitzen (der erste Laptop des Autors hatte noch eine), ist ein daumengroßes Zusatzgerät nötig, das man in die USB-Buchse des Laptops oder in die Micro-USB-Buchse des Smartphones steckt. Das sendet und empfängt die Signale. Diese Technik ist billig, schnell und zuverlässig.

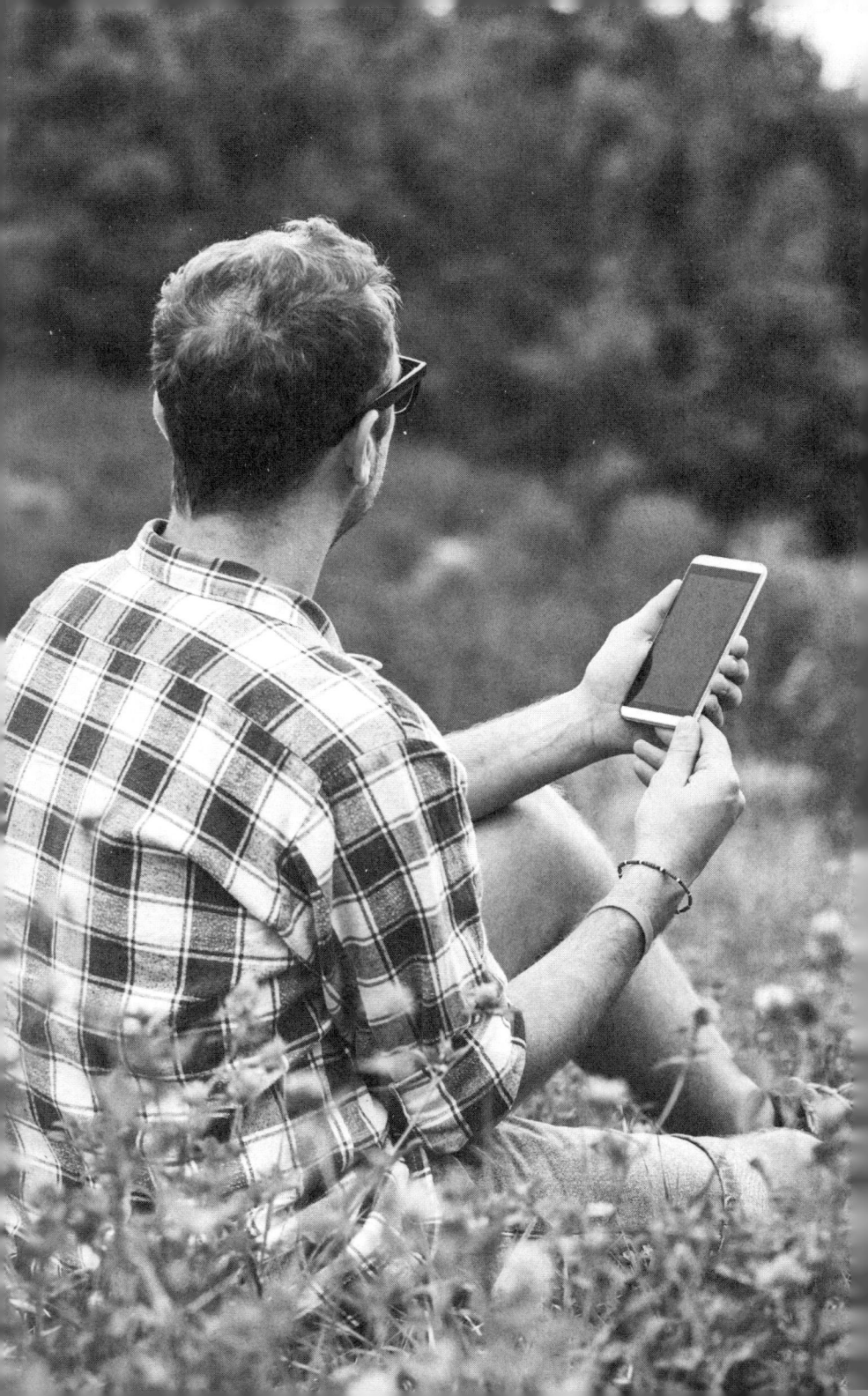

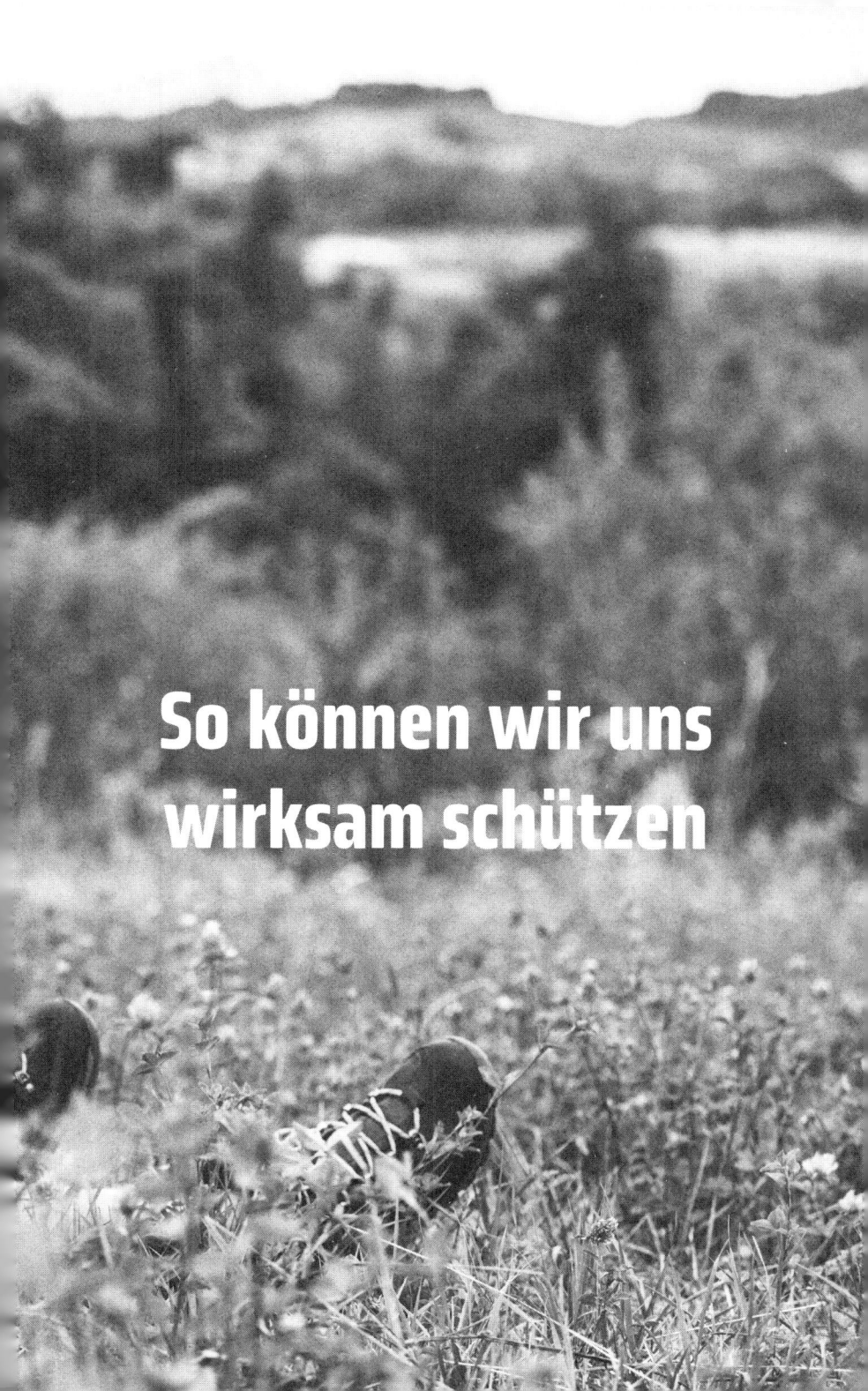

So können wir uns wirksam schützen

So können wir uns wirksam schützen

Wie kann sich eine Gemeinde gegen Funkmasten wehren?

Dieser Abschnitt[367] bezieht sich auf die deutschen Gesetze. Sie sind aber in den meisten Ländern ähnlich, sodass die folgenden Empfehlungen mit kleinen Änderungen meist auch außerhalb Deutschlands angewendet werden können.

Die Gemeinden haben ein Recht, die maximale Funkbelastung festzulegen. Das ergibt sich aus dem Grundgesetz[368] und wurde ausdrücklich in einem Urteil des Bundesverwaltungsgerichts bestätigt: „Den Gemeinden steht es frei, die Städtebaupolitik zu betreiben, die ihren städtebaulichen Ordnungsvorstellungen entspricht … Sie dürfen Standortplanung auch dann betreiben, wenn bauliche Anlagen nach den maßgeblichen immissionsschutzrechtlichen Maßstäben – hier den Grenzwerten der 26. Verordnung zur Durchführung des Bundesimmissionsschutzgesetzes (BImSchV) – unbedenklich sind."[369] Hier ist das Gebot der Strahlungsminimierung ein möglicher Ansatzpunkt für die Gemeinden.

Da die Bürger nicht selbst klagen können, um die Einhaltung des Vorsorgeprinzips durchzusetzen, und da die Grenzwerte nicht wirklich schützen,[370] hat die Gemeinde sogar die Pflicht, das Vorsorgeprinzip zu beachten.[371] Das tun viele Gemeinden nicht freiwillig; zu groß ist der Druck durch die Betreiber und die handywütigen Bürger. Deshalb kommt hier den Bürgerinitiativen eine wichtige Rolle zu. Sie allein bilden manchmal den erforderlichen Gegendruck.

Eine Gemeinde kommt ihrer Vorsorgepflicht beispielsweise dadurch nach, dass sie ein technisches Konzept entwickelt, wie die Bürger mit Funk versorgt werden können, aber dabei die Bestrahlung möglichst gering ausfällt. Genaueres wurde im Kapitel „Alternativen zum jetzigen Mobilfunknetz" (siehe

Seite 177ff.) dargestellt. Es gibt eine Reihe von Firmen, die die Planung und die Berechnungen dafür vornehmen. Dabei kann man 5G berücksichtigen, gesetzlich ist es aber keineswegs notwendig. Denn es gibt kein Recht auf 5G und damit auch kein Recht auf die Errichtung von 5G-Sendern. Deshalb haben viele Kommunen im In- und Ausland den Ausbau von 5G vorerst gestoppt, bis bewiesen ist, dass er keine gesundheitliche Gefahr darstellt[372] – was natürlich unmöglich ist. Außerdem sollte ein derartiges Konzept festlegen, dass nur die öffentlich zugänglichen Bereiche mit Mobilfunk „versorgt" werden, nicht aber das Innere von Wohnungen. Denn dadurch lässt sich die Funkbelastung ganz wesentlich reduzieren.

Das technische Konzept ermittelt die besten Standorte für die Masten. Dabei sollte es sensible Bereiche berücksichtigen, also Wohngebiete, Kindergärten, Schulen, Krankenhäuser usw. Außerdem legt man für das gesamte Gebiet die maximal erlaubte Strahlung (ausgedrückt in V/m oder in $\mu W/m^2$) fest. Die beauftragte Firma ermittelt dann mögliche Standorte für Mobilfunkmasten und deren größte erlaubte Leistung, wobei meist eine hohe Zahl von Masten, von denen jeder nur wenig strahlt, günstiger ist als wenige Masten, die dann große Gebiete abdecken müssen und deshalb in ihrer unmittelbaren Umgebung stärker strahlen.

Solche Konzepte wurden in der Vergangenheit häufig verwirklicht. Sie haben aber den Nachteil, dass die dafür nötigen Berechnungen Geld kosten, das die Gemeinden aufbringen müssen. Außerdem müssen natürlich die Betreiber zustimmen. Das ist nicht einfach, weil weniger Strahlung meist mehr Masten und andere Standorte erfordert, die manchmal außerhalb der Wohnbebauung liegen und deshalb keinen Starkstrom-Anschluss haben.

In Deutschland hat der Gesetzgeber das „Dialogverfahren" eingeführt, das heißt, eine Gemeinde hat ein Recht darauf, dass der Betreiber ihre Bedenken zum geplanten Funkmast anhört und berücksichtigt.[373] Praktisch hilft das aber wenig. Denn die Betreiber suchen natürlich den für sie günstigsten

Standort und lassen sich selten auf eine Diskussion über Gesundheitsschäden ein. Das Dialogverfahren erfordert nämlich nur, dass sie ein Gespräch führen, das sie aber zu nichts verpflichtet, auch wenn sie das Ergebnis der Gespräche „berücksichtigen" müssen. Denn die Betreiber können immer sagen, dass selbst bei Berücksichtigung der Wünsche der Gemeinde deren Verwirklichung technisch nicht möglich sei – wobei sie mit „technisch möglich" meist „ohne Mehrkosten möglich" meinen. Deshalb muss eine Gemeinde, die mit dem Vorschlag der Betreiber nicht einverstanden ist, einen anderen Weg gehen:

Am sichersten ist eine Planung des betroffenen Gebiets. In Deutschland ist das der Flächennutzungsplan, der die Art der Nutzung festlegt, also was reine Wohngebiete, Gewerbegebiete, Industriegebiete und so weiter sind. Dabei kann man auch Vorgaben für die zulässige Umweltbelastung machen. Die Versorgung des ganzen öffentlich zugänglichen Gebiets mit Funk (aber nicht mit 5G) muss jedoch immer gewährleistet sein. Ein solcher Flächennutzungsplan sollte vorliegen oder zumindest in Arbeit sein, bevor ein Betreiber einen Antrag auf die Errichtung eines Masts stellt.

Dabei ist das oben erwähnte technische Konzept für die Ermittlung der Standorte der Basisstationen nicht einmal nötig. Man kann im Flächennutzungsplan festlegen, dass die Strahlung nirgends einen bestimmten Betrag überschreiten darf, beispielsweise 100 $\mu W/m^2$ oder weniger. Damit spart man sich die teure Berechnung für die besten Standorte und die von ihnen verursachte Strahlenbelastung. Dieser Maximalwert von 100 $\mu W/m^2$ lässt sich als allgemeiner Vorsorgewert gut begründen.[374][375][376]

Zum Schutz von elektrohypersensiblen Menschen ist sogar eine Grenze von höchstens 1$\mu W/m^2$ nötig. Aber zumindest die 100 $\mu W/m^2$ können durchgesetzt werden, denn sie sind dem „vorsorgerelevanten Risikoniveau" zuzuordnen und städtebaurechtlich begründbar. Nach dem oben zitierten Urteil des Bundesverwaltungsgerichts ist es deshalb möglich, sie in einem Flächennutzungsplan vorzuschreiben. Denn Planungsrecht bricht grundsätzlich Fachrecht. Diese und weitere rechtliche Möglichkeiten werden in einer Schrift von Wilfried Kühling diskutiert.[377]

Einen Flächennutzungsplan oder ein vergleichbares Instrument gibt es in den meisten Ländern. Anders ist es mit einem weiteren sehr nützlichen Instrument, der „Ortsgestaltungssatzung". Sie ist besonders für kleinere Orte hilfreich, denn sie erlaubt es, andere Details festzulegen als der Flächennutzungsplan. Mit ihr kann man zum Beispiel Mobilfunkantennen vollständig aus einem Dorf verbannen, falls man einen geeigneten Standort außerhalb anbietet. Aber auch hier gilt wieder, dass diese Satzung vorliegen oder mindestens in Arbeit sein sollte, bevor ein Antrag auf Errichtung eines Masts gestellt wird. Es darf nicht der Eindruck entstehen, dass die Satzung vor allem dazu dienen soll, den Mast zu verhindern. Die Ortsgestaltungssatzung wurde vielfach mit Erfolg angewendet, um Mobilfunkmasten von kleineren Ortschaften fernzuhalten. Das wurde auch höchstrichterlich bestätigt.

Ist ein Flächennutzungsplan oder eine Ortsgestaltungssatzung in Arbeit, kann man eine Veränderungssperre aussprechen, die das Aufstellen neuer Funkmasten verbietet, bis die Planung rechtskräftig ist. Damit wird verhindert, dass die Betreiber noch schnell vollendete Tatsachen schaffen, bis die Planung abgeschlossen ist, die manchmal mehrere Jahre dauert. Auch eine Rückstellung (nach §15 BauGB) kann ein nützliches Instrument sein.

Ohne einen passenden Flächennutzungsplan, eine Ortsgestaltungssatzung oder dergleichen ist es sehr schwer, einen Funkmast aus einem Gebiet zu verbannen. Eventuell kann noch der Druck einer Bürgerinitiative helfen, denn diese Bürger sollen ja Kunden des Betreibers werden.

Eine Gemeinde muss auch berücksichtigen, dass sie nicht immer das letzte Wort hat, ob ein Funkmast aufgestellt werden kann oder nicht. Denn in vielen Ländern kann die übergeordnete Behörde unter bestimmten Voraussetzungen einen demokratisch gefassten Beschluss der Gemeinde durch eine

„Ersatzvornahme" außer Kraft setzen. Das ist häufig geschehen, besonders bei der Einführung des Behörden- und Organisationsfunks.

Gelegentlich hat auch das Argument geholfen, dass das Ortsbild an der betreffenden Stelle schützenswert ist und durch einen Funkmast gestört wird. Die Verwaltungsgerichte scheinen solche Begründungen eher zu akzeptieren als Hinweise auf Gesundheitsschäden.

Bei der Planung einer Gemeinde muss man beachten, dass die Betreiber ihre Standorte und Sendeleistungen so planen, dass man auch in einem Haus, möglichst noch im Keller, guten Empfang hat. Das ist aber illegal. Denn die Europäische Menschenrechtskonvention fordert[378] ebenso wie das Deutsche Grundgesetz[379] die Unverletzlichkeit der Wohnung. Dies schließt ein, dass eine Bestrahlung mit Mobilfunk nur nach Zustimmung der Bewohner oder durch eine gesetzliche Vorschrift erfolgen darf. Das wurde durch den Europäischen Gerichtshof für Menschenrechte ausdrücklich bestätigt.[380]

Außerdem sollte eine Gemeinde berücksichtigen, dass es elektrohypersensible Menschen gibt, die in Gegenden mit der üblichen Funkbelastung nicht leben können.[381] Das ist eine ständig wachsende Minderheit, die wie jede andere Minderheit auch ein Recht auf Gesundheit hat (Inklusionsverpflichtung!). Die Betroffenen müssen in Würde existieren können und dürfen nicht gezwungen sein, von ihrer Umgebung belächelt versteckt in Kellern oder einsamen Waldstücken zu leben. Eine Gemeinde sollte also soweit wie möglich eine Zone schaffen, in der diese Menschen unbehelligt leben können. Dem ist beispielsweise die Stadt Ravensburg nachgekommen, indem sie Schutzzonen einrichtet. Dazu plant sie, gut abgeschirmte, strahlungsarme Wohnungen zu bauen und elektrohypersensiblen Personen zur Verfügung zu stellen.[382] Schon viele Jahre vorher haben die französische Region Drôme (einzelne Stellen mit 0,014 $\mu W/m^2$) und Italien im Parco Regionale della Vena del Gesso Romagnola strahlungsarme Schutzzonen für elektrohypersensible Personen geschaffen.[383]

Unsere Forderungen an die Politik

Zum Schutz von Mensch, Tier und Umwelt fordern wir:
- 5G-Ausbau stoppen: Die Schädlichkeit der Strahlung ist bewiesen.
- Umfassende Aufklärung der Bevölkerung über die Gefahren der Funkstrahlung durch neutrale Wissenschaftler
- Senkung der Grenzwerte zunächst auf 100 µW/m² (Salzburger Wert), später weitere Absenkung
- Auflösung des Bundesamts für Strahlenschutz und der Strahlenschutzkommission
- Das Vorsorgeprinzip konsequent beachten
- Netzausbau mit Lichttechnik ohne Funk. Ortsfeste Geräte: Glasfaser; bewegliche Objekte: Infrarottechnik (für kurze Entfernungen)
- Trennung der Versorgung im Haus und auf der Straße (indoor/outdoor), Schutz der Wohnungen durch niedrigere Grenzwerte
- Funkfreie Schulen, Kindergärten und Krankenhäuser (stattdessen Lichttechnik), keine Mobilfunkantennen auf Kindergärten, Schulen und Krankenhäusern
- Die Unverletzlichkeit der Wohnung anerkennen – auch in Bezug auf Funkstrahlung
- Für Mieter und Eigentümer das Recht, funkende Elektrizitäts-, Gas-, Wasser- und Heizungszähler abzulehnen
- Elektrohypersensibilität als Krankheit anerkennen
- Funkfreie Zonen („weiße Zonen"), in denen Elektrohypersensible leben können (Inklusionsverpflichtung!). Jede Gemeinde muss zur Errichtung solcher Gebiete oder mindestens zur Verfügungsstellung abgeschirmten Wohnraums verpflichtet werden
- Verbot, dass Firmen in ihren Geschäftsbedingungen den Zugriff auf private Daten des Nutzers ihrer Dienstleistungen oder Programme verlangen.

PRAXIS
Wie kann man sich schützen?

→ Telefonieren Sie möglichst mit einem schnurgebundenen Telefon und so wenig wie möglich mit dem Handy.

→ Wenn Sie mit dem Handy telefonieren oder Daten herunterladen, achten Sie darauf, dass Sie guten Empfang haben. Also beispielsweise nicht im Keller oder Aufzug telefonieren bzw. arbeiten. Gehen Sie notfalls vor das Haus.

→ Beim Telefonieren das Handy nie ans Ohr halten. Das fordern sogar manche Hersteller. Eine Freisprecheinrichtung („Headset") ist eine gute Lösung. Wenn es schnell gehen muss, kann man auch den Lautsprecher einschalten, das Handy in die Hand nehmen und etwas vom Körper entfernt halten. Das empfehlen auch viele Hersteller.

→ Weniger Apps bedeuten weniger Strahlung, da sie für Updates und andere Funktionen ins Netz gehen, ohne dass Sie das veranlassen. Löschen Sie daher nicht benötigte Apps.

→ In Autos, Bahnen und Bussen hat man beim Telefonieren mit dem Handy eine besonders hohe Strahlung, mit der man sich und andere schädigt.

→ Schnurlostelefone und WLAN sind meist die stärksten Strahlungsquellen in einer Wohnung. Oft kann man ein Telefonkabel in jedes Zimmer legen und damit ein Schnurlostelefon vermeiden. Will man trotzdem eines haben, sollte man ein strahlenarmes (manchmal als „Eco-Telefon" bezeichnet) kaufen. Das kann man so einstellen, dass es wenigstens dann nicht dauernd funkt, wenn es nicht gebraucht wird. Außerdem ist in der Betriebsanleitung beschrieben, wie man erreichen kann, dass es nur so stark sendet, wie es für eine gute Verständigung nötig ist. Aber Vorsicht! Von der Fabrik sind auch diese Telefone so eingestellt, dass sie ständig mit voller Leistung senden, ob man telefoniert oder nicht. Diese Telefone funktio-

nieren also bei der Auslieferung genauso wie alle anderen Schnurlostelefone.
→ Die Basisstation eines Schnurlostelefons (Ladegerät) sollte möglichst weit entfernt von Kinder- und Schlafzimmern aufgestellt werden.
→ Auch WLAN lässt sich vermeiden, indem man ein Datenkabel (LAN-Kabel) zum Computer legt. Auf jeden Fall sollte man WLAN nachts ausschalten. Selbst wenn man WLAN abschaltet, ist darauf zu achten, dass Sie nicht mit Ihrer Fritzbox WLAN für die Passanten auf der Straße zur Verfügung stellen. Um die Hauswand von innen nach außen zu durchdringen, muss die Fritzbox dazu besonders stark strahlen. Auch diese Funktion muss oft eigens abgeschaltet werden.
→ Bluetooth ist ein Standard, um Daten über kurze Entfernungen zu übertragen, beispielsweise für Funkmäuse und Funktastaturen beim Rechner. Sie lassen sich fast immer ohne Probleme durch Tastaturen und Mäuse mit Kabeln ersetzen. Das ist nötig, weil gerade diese Geräte unsere Fortpflanzungsorgane bestrahlen.
→ Babyphone sollten immer einen möglichst großen Abstand von den Babys einhalten. Auch wenn sie nicht funken, verwenden sie PLAN, senden also die Informationen über das Netzkabel. Damit strahlen auch sie, wenn auch geringer als bei einem Funkkontakt.
→ Das Seitenradar von Autos hilft Unfälle vermeiden: beim Ausscheren zum Überholen und beim Rechtsabbiegen, damit man keine Fußgänger und Radfahrer übersieht. Dabei muss man jedoch beachten, dass dieses Radar innerorts auch die Passanten auf den Gehsteigen trifft. Dadurch werden besonders Schwangere und Kinder belastet. Sie sollten also nicht nur wegen der Abgase längere Wege an stark befahrenen Straßen vermeiden. Ein besonderes Problem stellen selbstfahrende Autos dar, weil sie noch mehr Funkverbindungen und Radar benötigen.

- Viele Autos verwenden Bluetooth zur Datenübertragung und zur Steuerung von Lampen und anderen Geräten. Meist lassen sich diese Funktionen nicht einfach ausschalten; selbst Werkstätten sind damit manchmal überfordert. Sitzheizungen erzeugen starke Magnetfelder, denen man sich nicht lange aussetzen sollte.
- Drahtlose Kopfhörer geben zwar nur eine sehr geringe Strahlung ab. Trotzdem sind schnurgebundene vorzuziehen.
- Elektroautos brauchen starke Ströme und damit hohe Magnetfelder. Da es jedoch sehr auf die Verlegung der Kabel ankommt, kann hier keine allgemeine Aussage gemacht werden.
- Mieter müssen leider funkende Strom-, Gas-, Wasser- und Heizungszähler dulden. Hausbesitzer und – wenn die Eigentümergemeinschaft mitmacht, auch Besitzer von Eigentumswohnungen – haben dagegen die Möglichkeit, bei „intelligenten" Strom- und Gaszählern vom Energieversorger eine andere Übertragungsart als Funk zu verlangen, also entweder per Telefonleitungen oder per Datentransfer über die Stromkabel (PLAN). Welche von beiden Alternativen zum Einsatz kommt, entscheidet der Energieversorger.[384] Bei den Heizungszählern gibt es Modelle, die nicht alle paar Minuten senden, sondern erkennen, wenn sie angefunkt werden und nur dann den Verbrauch per Funk senden. Das ist meist nur einige Male im Jahr.

Im Schlaf muss der Körper besonders gut vor Strahlung geschützt werden, weil dann viele Hormone und andere Stoffe gebildet werden. Das sollte man bei den Schnurlostelefonen, bei WLAN und bei Babyphonen beachten.

PRAXIS

Schutz durch bauliche Maßnahmen

Was „zu viel" Strahlung ist, lässt sich nicht allgemein festlegen. Man sollte sich aber vor Augen halten, dass der menschliche Körper beispielsweise im EEG schon bei deutlich weniger als 30 µW/m² Reaktionen zeigt. Manche Personen reagieren schon bei 1 µW/m² und darunter. Da Abschirmmaßnahmen meist teuer sind, versucht man zuerst, alle Funkquellen, auf die man selbst Einfluss hat, wie WLAN, Schnurlostelefone, Handys und so weiter, entweder auszuschalten oder wenigstens so weit wie möglich vom Schlaf- und Wohnbereich entfernt aufzustellen. Ist das nicht möglich bzw. dringt zu viel Strahlung von außen ein, bleibt nur die Abschirmung. Im Folgenden werden die Eigenschaften einiger Baustoffe gelistet, die sich dafür eignen. Bevor man jedoch viel Geld für solche Maßnahmen ausgibt, sollte man genau messen, woher die Strahlung kommt. Denn viele Abschirmmaterialien reflektieren die Strahlung. Deshalb kann es vorkommen, dass bei ihrer unsachgemäßen Anbringung an einigen Stellen die Strahlung sogar verstärkt wird. Außerdem muss man bedenken, dass es bei starker Strahlung von außen nicht genügt, Wände und Fenster abzuschirmen. Meist muss man auch die Fensterrahmen und die Zimmerdecke bzw. das Hausdach in die Maßnahmen mit einbeziehen; es kann auch sein, dass viel Strahlung von Wohnräumen über oder unter den eigenen herrührt. Deshalb sind zuerst genaue Messungen nötig. Hier können Baubiologen, die in einem Verein organisiert und zertifiziert sind, unnötige Kosten ersparen.

Bei einem Neubau hilft es, wenn man ein Metallgitter mit einer Maschenweite von höchstens drei Millimeterm unter dem Putz anbringt. Für Innenräume gibt es Abschirmfarben, mit denen man in den hier interessanten Frequenzbereichen eine Reduzierung der Strahlung von 35 dB (also um 99,97 %) und mehr erreichen kann. Sie sind meist schwarz, können aber

mit anderen Anstrichen übermalt werden. Für Fenster gibt es Folien zum Aufkleben, die nur wenig Licht absorbieren, aber gut abschirmen. Es ist aber recht schwierig, sie auf großen Flächen ohne Blasen aufzubringen. Einfacher ist es, Glas mit einer Edelmetallbedampfung zu verwenden, wie sie in dieser oder ähnlicher Form von der Wärmeschutzverordnung ohnehin gefordert wird. Mit ihm erreicht man eine Abschirmwirkung von mindestens 30 dB (also eine Reduzierung der Strahlung um 99,9 %). Noch einfacher ist es, Abschirmvorhänge zu benutzen, die von einigen Firmen angeboten werden.
Würde man generell auf Lichttechnik umstellen, dann hätte man alle diese Probleme nicht.
Die Grafiken sind eine grobe Näherung an die Messergebnisse von Peter Pauli und Dietrich Moldan.[385][386] Sie können nur als ungefährer Anhaltspunkt dienen, weil sich die Qualität der Materialien je nach Hersteller stark unterscheidet. Genauere Informationen sind in diesen Originalschriften enthalten.

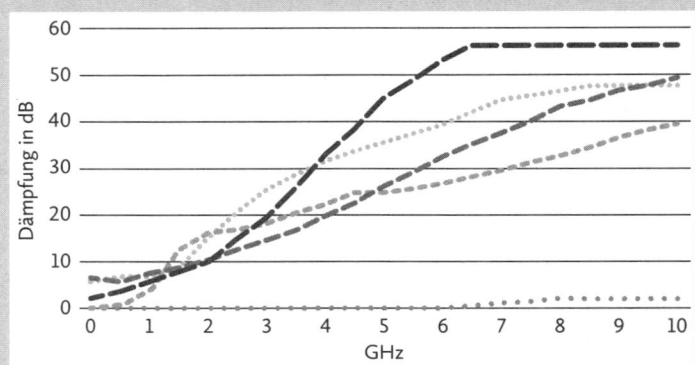

Bild 15 Abschirmeigenschaften von Baumaterialien.
- - Stahlbeton 16 cm trocken, 2.400 kg/m^3
- Porenbeton (Ytong) 17,5 cm, 500 kg/m^3
- Hochlochziegel 24 cm, 1.200 kg/m^3
- Spanplatte 16 mm
- Lehmstein 11,5 cm mit 15% Lochanteil

Gipskarton hat praktisch keine Abschirmwirkung.

Schutz durch bauliche Maßnahmen

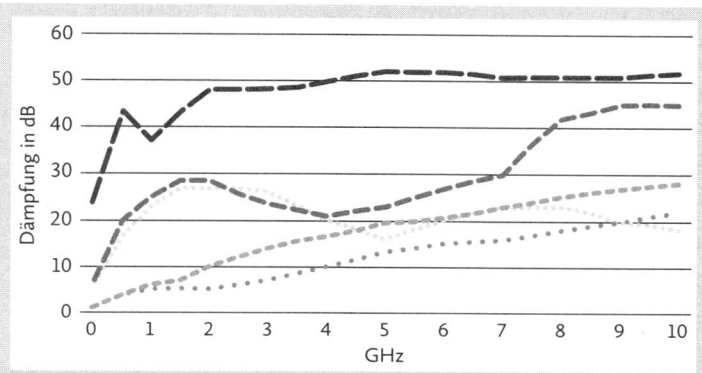

Bild 16 Abschirmeigenschaften weiterer Baumaterialien.
- - 3-Scheiben-Glas mit Edelmetallbedampfung
  (Wärmeschutzverordnung)
- Alurollladen geschlossen
- Alurollladen mit offenen Lüftungsschlitzen
- Fichte / Tanne 17 cm
- Eiche 16 cm

Dabei wird die Wirkung der Abschirmung durch das Verhältnis der Leistungsflussdichte vor der Schirmung zu der nach der Schirmung ausgedrückt.
→ 10 dB halten 90 % der Strahlung ab; 10 % laufen noch durch das betrachtete Material.
→ 20 dB halten 99 % der Strahlung ab; 1 % läuft noch durch das betrachtete Material.
→ 30 dB halten 99,9 % der Strahlung ab; 0,1 % läuft noch durch das betrachtete Material.
→ 40 dB halten 99,99 % der Strahlung ab; 0,01 % läuft noch durch das betrachtete Material.
→ 50 dB halten 99,999 % der Strahlung ab; 0,001 % läuft noch durch das betrachtete Material.
→ 60 dB halten 99,9999 % der Strahlung ab; 0,0001 % läuft noch durch das betrachtete Material.

Schluss

Der Informationsbedarf und damit auch die Notwendigkeit, immer mehr Informationen immer schneller zu übertragen, werden weiter steigen. Deshalb werden wir zu immer höheren Frequenzen übergehen müssen, denn jedes Bit, also jede Null und jede Eins unserer digitalisierten Information, braucht ein paar Wellenzüge, um es eindeutig darzustellen. Je mehr Wellenzüge pro Sekunde vorhanden sind, desto höher ist die Frequenz. Die höchsten Frequenzen, die für unsere Zwecke eingesetzt werden können, hat man aber beim sichtbaren Licht und bei der Infrarot-Strahlung. Der Fortschritt wird uns deshalb automatisch zur Lichttechnik führen, also zu Glasfasern und auf kurzen Strecken statt WLAN und Ähnlichem zu Datenlicht. Soweit man das heute abschätzen kann, werden die benötigten Intensitäten so klein sein, dass keine Gesundheitsschäden auftreten können. Schließlich sind alle Lebewesen seit ihrer Entwicklung an diese Art von Strahlung gewöhnt.

Ein weiterer Vorteil ist der geringe Energie- und Materialverbrauch.

Auch die Abhörsicherheit wird verbessert – solange kein Unbefugter auf die Knotenpunkte der Datenleitungen zugreifen kann, und solange wir nicht „freiwillig" alle Informationen über unsere Arbeit und unser Privatleben preisgeben, weil Firmen ein Monopol haben und ihre Dienste nur anbieten, wenn sie Zugriff darauf bekommen.

Hier ist unsere Politik gefragt, um unabhängig von dem enormen Geld, das in dieser Branche verdient wird, Regeln im Sinn ihrer Bürger zu erlassen. Selbst wenn das geschieht, bleibt das Problem, was wir persönlich mit der Flut von Informationen anfangen, die auf uns einströmt. Sie wird unser Verhalten, unser Lernen und unsere Psyche beeinflussen und außerdem noch persönliche Kontakte erschweren. Sie kann aber auch zu unserem Vorteil eingesetzt werden und eine gute Basis für unser Wissen, unsere Kreativität und unsere Entscheidungen sein.

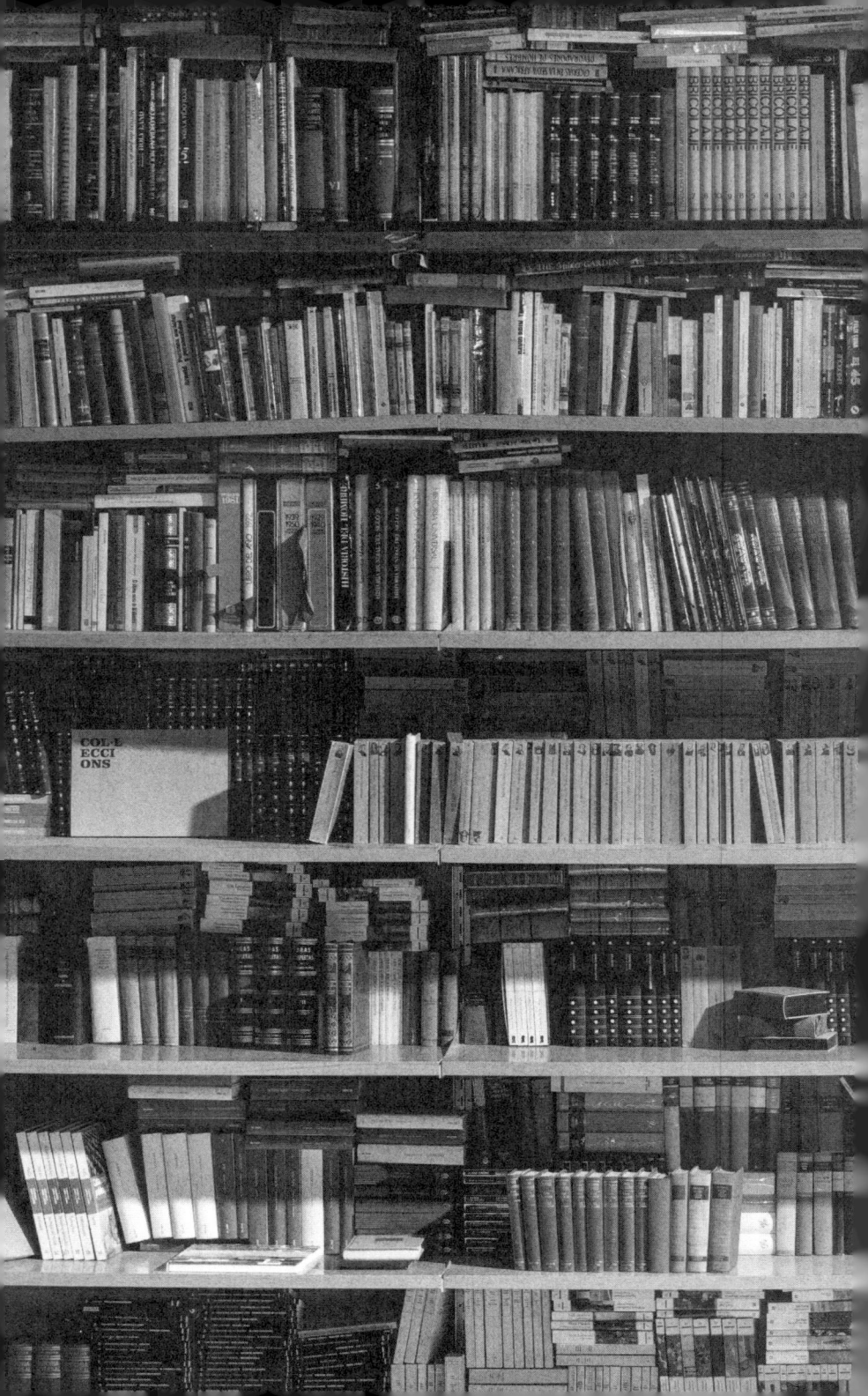

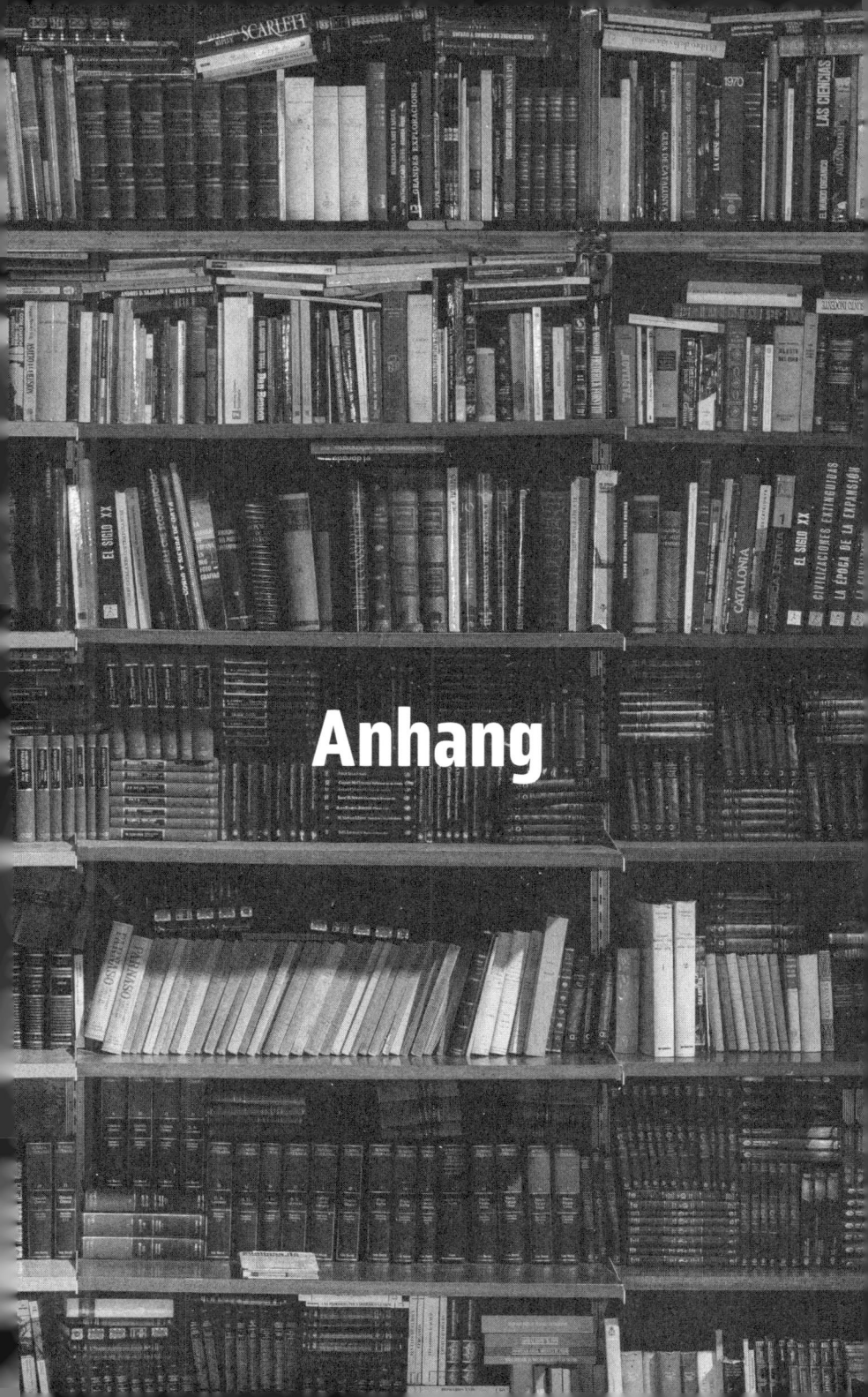

Anhang

Empfohlene Literatur

Aschermann Ch., Waldmann-Selsam C. (2020): Elektrosensibel – Strahlenflüchtlinge in einer funkvernetzten Gesellschaft. Shaker Media Taschenbuch. ISBN 978-3-95631-622-7.

Giuliani L., Soffritti M. (2010): Non-thermal effects and mechanisms of interaction between electromagnetic fields and living matter. An ICEMS monograph. Ramazzini Institute, Euroop. J. Oncology – Library Vol. 5. Herunterladbar von https://20F26590-b7E8-4680-97ed-4c278e3cde44.filesusr.com/ugd/1af9c_bb3a19dd1379425aa765fc5de60498e5.pdf, aufgerufen am 5.3.2021.

Grasberger Th., Kotteder F. (2003): Mobilfunk. Ein Freilandversuch am Menschen. Antje Kunstmann Verlag, ISBN 978-3-888-973-291.

Gutbier J., Hensinger P. (2020): Fortschritt 5G? Mythen für den Profit. Broschüre von diagnose:funk. ISBN: 978-3-88515-321-4. Bestellung über https://shop.diagnose-funk.org/Broschueren-5G-Mobilfunk-Strahlung-Zellen-im-Strahlenstress.

Karl Hecht (2019): Gesundheitsschädigende Effekte von Smartphone, Radar, 5G und WLAN. Kompetenzinitiative zum Schutz von Mensch, Umwelt und Demokratie e.V., https://kompetenzinitiative.com/wp-content/uploads/2019/08/KI_FB_2019_04_01_Hecht_web.pdf, aufgerufen am 13.2.2021.

Hensinger P., Warnke U. (2013): Steigende „Burn-out"-Inzidenz durch technisch erzeugte magnetische und elektromagnetische Felder des Mobil- und Kommunikationsfunks. umwelt • medizin • gesellschaft 26(1), 31–38. Herunterladbar von https://cdn-gn.niceshops.com/upload/file/Warnke_Hensinger_2013_Burn_Out_umg_1_.pdf, aufgerufen am 2.2.2021.

Empfohlene Literatur

Joseph Mercola (2020): EMF. Elektromagnetische Felder. Schützen Sie sich jetzt vor den heimlichen Gefahren, die von 5G, WLAN und Mobiltelefonen ausgehen. Kopp Verlag, ISBN 978-3-86445-756-2.

Joachim Mutter (2020): 5G: Die geheime Gefahr. Wie uns der Mobilfunk krank macht und wie wir uns schützen können. Gräfe und Unzer, ISBN 978-3-8338-7538-0.

Scheiner H.-Ch., Scheiner A. (2006): Mobilfunk, die verkaufte Gesundheit. Michaels Vereinigte Verlagsauslieferung. ISBN 978-3-89539-170-5.

Manfred Spitzer (2014): Digitale Demenz – Wie wir uns und unsere Kinder um den Verstand bringen. Droemer Taschenbuch, ISBN 978-3-426-30056-5.

Birgit Stöcker (2007): Elektrosmog – eine reale Gefahr. Shaker Verlag, ISBN 978-3-8322-6055-2.

Sühlmann-Faul F., Rammler S. (2018): Der blinde Fleck der Digitalisierung: Wie sich Nachhaltigkeit und digitale Transformation in Einklang bringen lassen. Oekom Verlag, ISBN 978-3-96238-088-5.

Anhang

Endnoten

1. In Anhang 3 der 26. BImSchV steht: „Bei gepulsten elektromagnetischen Feldern im Frequenzbereich über 10 MHz bis 300 GHz darf der Spitzenwert für die elektrische und die magnetische Feldstärke das 32-Fache der Werte des Anhangs 1b nicht überschreiten." Dabei beachte man, dass die Feldstärken angegeben werden. Für die üblicherweise verwendeten „Leistungsflussdichten" bedeutet dies, dass die Spitzenwerte nur unterhalb des $32^2 \approx 1.000$-Fachen des Grenzwerts liegen müssen.
2. Diagnose: Funk e.V. 2020, Bestell-Nr. 787 bei bestellung@diagnose-funk.de.
3. Gesetz über den Messstellenbetrieb und die Datenkommunikation in intelligenten Energienetzen (Messstellenbetriebsgesetz vom 29.8.2016, zuletzt geändert durch Art. 90 des Gesetzes vom 20.11.2019) §21: (1) Ein intelligentes Messsystem muss ... 3. sichere Verbindungen in Kommunikationsnetzen durchsetzen, um a) über eine sichere und leistungsfähige Fernkommunikationstechnik die sichere Administration und Übermittlung von Daten unter Beachtung der mess- und eichrechtlichen und der datenschutzrechtlichen Vorgaben zu ermöglichen, wobei das Smart-Meter-Gateway neben der verwendeten für eine weitere vom Smart-Meter-Gateway-Administrator vermittelte und überwachte zusätzliche, zuverlässige und leistungsfähige Art der Fernkommunikation offen sein muss ...
4. Übliche Frequenzen sind 125–135 kHz, 8,2 MHz (vor allem für Warensicherung in Kaufhäusern; typische Messung: 154 nT Spitzenwert), 13,56 MHz und 860–960 MHz (Letzteres wird in der Logistik verwendet. Typischer Messwert zwischen den Antennen: 147.000 µW/m² Leistungsflussdichte unter Fernfeldbedingungen. Das ist ein sehr hoher Wert für die dort beschäftigten Arbeiter!!) Daten nach Martin H. Virnich: Energieversorgung & Mobilfunk, 7. EMV-Tagung 12.–13. April 2013 in München, AnBUS-Verlag e.V. Fürth.
5. Die 5 MW bezeichnen nicht die abgestrahlte Leistung, sondern die „äquivalente isotrope Leistung" EIRP, die angibt, wie groß die Leistung sein müsste, wenn sie nicht auf den Emp-

fänger gerichtet wäre, sondern mit dieser gerichteten Leistung rundum strahlen würde.
6. Dieser Strahl mit dem englischen Namen „Synchronization Signal Block" (SSB) ist nicht so stark fokussiert wie der Strahl mit den Nutzerdaten.
7. Ärzte müssen regelmäßig Fortbildungskurse besuchen. Dabei werden auch solche von der Mobilfunkindustrie angeboten.
8. Tekieh T., Sasanpour P., Rafii-Tabar H. (2016): Effects of electromagnetic field exposure on conduction and concentration of voltage gated calcium channels: a Brownian dynamics study. Brain Res 1646, 560–569. Martin L. Pall (2013): Electromagnetic fields act via activation of voltage-gated calcium channels to produce beneficial or adverse effects. J. Cell. Mol. Med. 17, 958–965. Eine gute Übersicht über die experimentellen Arbeiten findet man in Martin L. Pall (2019): 5G als ernste globale Herausforderung – gesundheitliche Gefährdungen des Mobilfunks. Broschürenreihe der Kompetenzinitiative für Mensch, Umwelt und Demokratie, ISBN 978-3-9820686-0-2, https://www.kompetenzinitiative.com/broschuerenreihe, aufgerufen am 4.12.2020.
9. Hierbei handelt es sich um eine spezielle Art von Calcium-Kanälen, die sogenannten VGCC (voltage gated calcium channels). Die schraubenförmigen Abschnitte heißen S4-Helices.
10. Siehe nächste Anmerkung. Künstlich erzeugte Funkstrahlung ist polarisiert, das heißt, ihre elektrischen Felder schwingen in derselben Richtung. Sie schwingen außerdem synchron, sodass sie sich gegenseitig verstärken.
11. Panagopoulos D. J., Johansson O., Carlo G. L. (2015): Polarization: a key difference between man-made and natural electromagnetic fields, in regard to biological activity. Sci Rep 5, 14914, doi.org/10.1038/srep14914, https://www.nature.com/articles/srep14914, aufgerufen am 11.12.2020. Hier sind weitere Fundstellen zu diesem Thema angegeben. Auf Deutsch ist folgende Arbeit verfügbar: Klaus Scheler (2016): Polarisation: Ein wesentlicher Faktor für das Verständnis biologischer Effekte von gepulsten elektromagnetischen Wellen niedriger Intensität. Sonderbeilage zu umwelt • medizin • gesellschaft 29(3), https://www.diagnose-funk.org/publikationen/artikel/detail&newsid=1170, aufgerufen am 10.12.2020.
12. Siehe beispielsweise die Veröffentlichung von Panagopoulos

in der vorhergehenden Anmerkung. Es gibt mehrere Arten von Calcium-Kanälen. Hier sind nur die sogenannten VGCC (voltage gated calcium channels) interessant, die durch Spannungsänderungen an der Zellmembran gesteuert werden.
13. Bohr H., Bohr J. (2000): Microwave enhanced folding and denaturation of globular proteins. Phys. Rev. E 61, 4310–4314.
14. ICNIRP ist ein privater Verein von Personen, von denen die meisten der Industrie sehr nahestehen. Auf ihn gehen die Grenzwerte in vielen westlichen Ländern zurück. Siehe Kapitel „Der Funk-Skandal".
15. Yakymenko I., Tsybulin O., Sidorik E., Henshel D., Kyrylenko O., Kyrylenko S. (2016): Oxidative mechanisms of biological activity of low-intensity radiofrequency radiation. Electromagnetic Biology and Medicine 35(2), 186–202. doi 10.3109/15368378.2015.1043557 https://pubmed.ncbi.nlm.nih.gov/26151230 aufgerufen am 29.12.2020. In dieser Arbeit werden noch weitere Wirkungsmechanismen diskutiert.
16. Pavicic, I., Trosic, I. (2010). Interaction of GSM modulated RF radiation and macromolecular cytoskeleton structures. Paper presented at the 6th International Workshop on Biological Effects of Electromagnetic Fields. Siehe die vorausgehende Endnote.
17. Mosgöller W., Knasmüller S., Kundi M. (2016): Untersuchungen athermischer Wirkungen elektromagnetischer Felder im Mobilfunkbereich. AUVA-Report 2016, Band 70 Athem-2, https://www.jrseco.com/wp-content/uploads/AUVA_R70_ATHEM-2_web.pdf, aufgerufen am 12.1.2021.
18. Wir rechnen mit einer Feldstärke von 1 V/m und 1 GHz: Aus der Formel für die Feldstärke im Kasten „Die wichtigsten Fachbegriffe": $I = 2.652{,}52\, E^2$ (I in $\mu W/m^2$, E in V/m) und $I = E \cdot H$ erhält man für die magnetische Feldstärke $H = 2{,}65252 \cdot 10^{-3}$ A/m (Beachte: $1\,\mu W = 10^{-6}\, W = 10^{-6}\, V\,A$). Daraus folgt für die magnetische Induktion $B = \mu H = 2{,}65252 \cdot 10^{-3}$ A/m $\cdot\, 1{,}257 \cdot 10^{-6}$ Vs/(Am) $= 3{,}3 \cdot 10^{-9}$ Vs/m². Entlang des Rands einer Fläche von 1 mm² hat man dann die Spannung von etwas mehr als $3 \cdot 10^{-6}$ V. Das ist zwar sehr wenig, aber schon bei 60 V/m und 26 GHz sind es gut 5 mV. Beachte, dass an der Grenze zwischen Haut und Luft sowohl H, als auch B stetig sind.
19. Trifft die Funkstrahlung senkrecht auf die Haut, ist die Normalkomponente des elektrischen Felds gleich null; die Tangentialkomponente ist stetig. Mit einem spezifischen Wider-

Endnoten

stand der Haut in den obersten Schichten des Körpers von $\rho = 10^6\ \Omega\ mm^2/m$ erhält man für 60 V/m die Stromdichte 60 µA/mm². Fallen die Funkwellen schräg auf die Haut, muss man die Normalkomponente E_n des elektrischen Felds beachten, die an der Oberfläche nicht stetig ist, sondern der Gleichung $E_{n\ Körper} = \rho \cdot \varepsilon \cdot dE_{n\ Luft}/dt$ genügt (siehe z.B. Formel (44.24) in Küpfmüller (1959): Einführung in die theoretische Elektrotechnik. Springer Verlag). Für die uns interessierenden Frequenzen ergibt das für die Stromdichte deutlich kleinere Werte wie die Tangentialkomponente von E.

20. Scholkmann, Felix (2016): Long range physical cell-to-cell signalling via mitochondria inside membrane nanotubes: a hypothesis. Theoretical Biology and Medical Modelling 13(1), https://www.researchgate.net/publication/303827299_Long_range_physical_cell_to_cell_signalling_via_mitochondria_inside_nanotubes_A_hypothesis, aufgerufen am 12.1.2021.
21. Buchachenko A. L., Kuznetsov D. A., Berdinskii V. L. (2006): New mechanisms of biological effects of electromagnetic fields. Biofizika 51(3), 545–552, https://pubmed.ncbi.nlm.nih.gov/16808357, aufgerufen am 12.1.2021.
22. Warnke, Ulrich (2009): In: Die Gefährdung und Schädigung von Kindern durch Mobilfunk. ISBN 978-3-9812598-0-3, https://kompetenzinitiative.com/broschuerenreihe, aufgerufen am 12.1.2021.
23. Hinrikus H., Lass J., Karai D., Pilt K., Bachmann M. (2015): Microwave effect on diffusion: a possible mechanism for non-thermal effect. Electromagnetic Biology and Medicine 34(4), 1–7, https://www.researchgate.net/publication/262608410_Microwave_effect_on_diffusion_A_possible_mechanism_for_non-thermal_effect, aufgerufen am 12.1.2021.
24. Eine verständliche, gründliche Einführung in die verschiedenen Wege der Schädigungen gibt auch das Heft „Zellen im Strahlenstress. Warum Mobilfunkstrahlung krank macht". Eckpunkte internationaler Mobilfunkforschung. Autorenteam, Hrsg. Verein zum Schutz der Bevölkerung vor Elektrosmog e.V., Bismarckstraße 63, 70197 Stuttgart, https://www.der-mast-muss-weg.de, aufgerufen am 5.12.2020. Eine sehr verständliche Beschreibung Freier Radikale findet man in: Karl Hecht: Gesundheitsschädigende Effekte von Smartphone, Radar, 5G und WLAN. Kompetenzinitiative zum

Schutz von Mensch, Umwelt und Demokratie e.V., Forschungsberichte. Kostenlos herunterladbar von https://kompetenzinitiative.com/wp-content/uploads/2019/08/Kl_FB_2019_04_01_Hecht_web.pdf, aufgerufen am 18.2.2021.
25. Siehe die oben zitierte Arbeit von Martin L. Pall sowie Ullrich V., Apell H.-J. (2021): Electromagnetic fields and calcium signalling by voltage dependent anion channel. Open J Veterinary Medicine 11(1). doi: 10.4236/ojvm.2021.111004. https://scirp.org/journal/paperinformation.aspx?paperid=106911, aufgerufen am 3.2.2021.
26. BERENIS Newsletter Sonderausgabe Januar 2021 https://www.bafu.admin.ch/bafu/de/home/themen/elektrosmog/newsletter.html aufgerufen am 30.1.2021.
27. Einen guten Überblick der Literatur bis 2015 bietet Yakymenko I., Tsybulin O., Sidorik E., Henshel D., Kyrylenko O., Kyrylenko S. (2016): Oxidative mechanisms of biological activity of low-intensity radiofrequency radiation. Electromagnetic Biology and Medicine 35(2), 186-202. doi 10.3109/15368378.2015.1043557, https://pubmed.ncbi.nlm.nih.gov/26151230, aufgerufen am 29.12.2020.
28. Bohr H., Bohr J. (2000): Microwave enhanced kinetics observed in ORD studies of a protein. Bioelectromagnetics 21, 68–72.
29. Pymol: https://pymol.org/2/ oder https://pymol.en.softonic.com, aufgerufen am 17.12.2020. Siehe dort 5KLB CavAb voltage-gated calcium channel (wild-type, 2.7A).
30. Eine ausführlichere Darstellung und ein umfangreiches Literaturverzeichnis findet man in: Martin L. Pall (2019): 5G als ernste globale Herausforderung – gesundheitliche Gefährdungen des Mobilfunks. Broschürenreihe der Kompetenzinitiative für Mensch, Umwelt und Demokratie, ISBN 978-3-9820686-0-2, https://www.kompetenzinitiative.com/broschuerenreihe, aufgerufen am 4.12.2020.
31. Buchner K., Eger H. (2011): Veränderung klinisch bedeutsamer Neurotransmitter unter dem Einfluss modulierter hochfrequenter Felder – Eine Langzeiterhebung unter lebensnahen Bedingungen. umwelt • medizin • gesellschaft 24, 44–56.
32. Fragopoulou A.F., Polyzos A., Papadopoulou M.-D., Sansone A., Manta A.K., Balafas E., Kostomitsopoulos N., Skouroliakou A., Chatgilialoglu Ch., Georgakilas A., Stravopodis D.J., Ferreri C., Thanos D., Margaritis L.H. (2018): Hippocampal lipidome and

Endnoten

transcriptome profile alterations triggered by acute exposure of mice to GSM 1800 MHz mobile phone radiation: An explanatory study. Wiley Online Library, https://onlinelibrary.wiley.com/doi/epdf/10.1002/brb3.1001, aufgerufen am 6.12.2020, und Kovacic P., Somanathan R. (2010): Electromagnetic fields: mechanism, cell signalling, other bioprocesses, Toxicity, radicals, antioxidants and beneficial effects. Review article. J Receptors and Signal Transduction 30, 214–226, https://www.tandfonline.com/doi/abs/10.3109/10799893.2010.488650?journalCode=irst20, aufgerufen am 6.12.2020.

33. Beispielsweise Wasserstoffperoxid, Hydroxylradikale und Superoxid-Anionenradikale.

34. Einen guten Überblick über die ältere Literatur hierzu bietet der Beitrag von Shiroff in: Adlkofer F., Belyaev I. Y., Richter K., Shiroff V.M. (2008): Wie empfindlich reagieren die Gene auf Mobilfunkstrahlung? Heft 3 der Broschürenreihe der Kompetenzinitiative zum Schutz von Mensch, Umwelt und Demokratie. ISBN 978-3-9812598-1-0, https://www.kompetenzinitiative.com/broschuerenreihe, aufgerufen am 7.12.2020.

35. Mousavy S.J., Riazi G.H., Kamarei M., Aliakbarian H., Sattarahmady N., Sharifizadeh A., Safarian S., Ahmad F., Moosavi-Movahedi A.A. (2009): Effects of mobile phone radiofrequency on the structure and function of the normal human hemoglobin. Int. J. Biol. Macromolecules 44, 278–285, https://www.academia.edu/13676008/Effects_of_mobile_phone_radiofrequency_on_the_structure_and_function_of_the_normal_human_hemoglobin, aufgerufen am 6.12.2020. Die Experimente wurden bei 0,91 und 0,94 GHz und Intensitäten von 1,25 bis 15,7 W/m^2 ausgeführt, also teils deutlich unter den Grenzwerten, teils darüber.

36. Siehe z.B. El-Gohary O.A., Said M. A (2017): Effect of electromagnetic waves from mobile phone on immune status of male rats: Possible protective role of vitamin D. Can J Physiol Pharmacol 2017, 95, 151-156. doi:10.1139/cjpp-2016-0218, https://www.ncbi.nlm.nih.gov/pubmed/27901344, aufgerufen am 15.3.2020.

37. Olle Johansson (2009): Disturbance of the immune system by electromagnetic fields—A potentially underlying cause for cellular damage and tissue repair reduction which could lead to disease and impairment. Pathophysiology 2009, 16, 157–177.

38. Früher Überblicksartikel: Szmigielski S. (2013): Reaction of the immune system to low-level RF/MW exposures. Review. Science of the Total Environment 2013; 454-455:393-400. doi: 10.1016/j.scitotenv.2013.03.034.
39. Jirillo E., Boffola S., Stefanelli R., Magrone T., Vitale E., Pappagallo M.T., Lasalvia M., Perna G., Capozzi V., Ermini A., Ligonzo T., Schiavulli L., Biagi P.F. (2014): In vitro effects of low intensity 1.8 GHz radiation on peripheral blood leukocytes from healthy donors: A morphometric and morphological study. Advances in Research 2(9): 478-493, https://www.academia.edu/30540213/_In_vitro_effects_of_low_intensity_1_8_GHz_electromagnetic_radiation_on_peripheral_blood_leukocytes_from_healthy_donors_a_morphometric_and_morphological_study, aufgerufen am 30.12.2020.
40. Diaz-Del Cerro E., Vida C., Martinez de Toda I., Félix J., De la Fuente M. (2020): The use of a bed with an insulating system of electromagnetic fields improves immune function, redox and inflammatory states, and decrease the rate of aging. Environ Health 19(1), 118. doi: 10.1186/s12940-020-00674-y. https://ehjournal.biomedcentral.com/track/pdf/10.1186/s12940-020-00674-y.pdf , aufgerufen am 25.1.2021.
41. Szmigielski S., Luczak M., Wiranowska M. (1975): Effect of microwaves on cell function and virus replication in cell cultures irradiated in vitro. Annals New York Academy of Sciences 247, 263-274 doi 10.1111/j.1749-6632.1975.tb36001.x, https://www.ncbi.nlm.nih.gov/pubmed/46732, aufgerufen am 16.12.2020.
42. Bai D., Fang L., Xia S., Ke W., Wang J., Wu X., Fang P., Xiao S. (2020): Porcine deltacoronavirus (PDCoV) modulates calcium influx to favour viral replication. Virology 2020, 539, 38–48. doi: 10.1016/j.virol.10.011. Chen X., Chao R., Zhong W. (2020): Host Calcium Channels and Pumps in Viral Infections. Cells 9(1) (2020): 94. doi:10.3390/cells9010094.
43. Lavanya M., Cuevas C.D., Thomas M., Ross S.R. (2013): siRNA screen for genes that affect Junín virus entry uncovers voltage-gated calcium channels as a therapeutic target. Science translational medicine 5.204: 204ra131. Doi: 10.1126/scitranslmed.3006827, https://pubmed.ncbi.nlm.nih.gov/24068738, aufgerufen am 7.12.2020. Li H., Zhang L.-K., Li S.F., Zhang S.-F., Wan W.-W., Zhang Y.-L., Xin Q.-L., Dai K., Hu Y.-Y., Wang Z.-B., Zhu X.-T., Fang Y.-J., Cui N., Zhang

P.-H., Yuan Ch., Lu Q.-B., Bai J.-Y., Deng F., Xiao G.-F., Liu W., Peng K. (2019): Calcium channel blockers reduce severe fever with thrombocytopenia syndrome virus (SFTSV) related fatality. Cell research 29(9), 739–753, https://pubmed.ncbi.nlm. nih.gov/31444469, aufgerufen am 7.12.2020.
44. Nugent, K. M., Shanley, J.D. (1984): Verapamil inhibits influenza A virus replication. Archives of virology 81(1-2), 163–170. Straus, M. R., Tang T., Lai A.L., Flegel A., Bidon M., Freed J.H., Daniel S., Whittaker G.R. (2020): Ca2+ ions promote fusion of Middle East respiratory syndrome coronavirus with host cells and increase infectivity. Journal of Virology 2020 Jun 16; 94(13):e00426-20. Doi: 10.1128/JVI.00426-20, https://pubmed.ncbi.nlm.nih.gov/32295925, aufgerufen am 7.12.2020. Zheng L., Hunter K., Gaughan J., Poddar S. (2017): Preadmission Use of calcium channel blockers and outcomes after hospitalization with Pneumonia: A Retrospective Propensity-Matched Cohort Study. Am J Ther. 2017, 24(1):e30–e38. www.ncbi.nlm.nih.gov/pubmed/26280292.
45. Litvinov G.S., Gridina N.Y., Dovbeshko G.I., Berezhinsky L, Lisitsa M.P. (1994): Millimeter wave effect on blood plasma solution. Electro Magneto Biol 13 (2):167–174.
46. Shahin S., Singh V.P., Shukla R.K., Dhawan A., Gangwar R.K., Singh S.P., Chaturvedi C.M. (2013): 2.45 GHz microwave irradiation-induced oxidative stress affects implantation or pregnancy in mice, Mus musculus. Appl Biochem Biotechn 169, 1727–1751.
47. Ein lesenswerter Überblicksartikel ist: Ulrich Warnke (2014): Die Techniken des Mobil- und Kommunikationsfunks fördern chronische Entzündungen und Folgeerkrankungen. In: Karl Richter (Hrsg., 2014): Langzeitrisiken des Mobil- und Kommunikationsfunks. Öffentliche Tagung der Kompetenzinitiative e.V. Würzburg, Festung Marienberg, 5. April 2014, ISBN 978-3-9812598-7-2, https://www.kompetenzinitiative.com/broschuerenreihe, aufgerufen am 18.12.2020.
48. Siehe z.B. Eberhardt J.L., Persson B.R.R., Brun A.E., Salford L.G., Malmgren L.O.G. (2008): Blood-brain barrier permeability and nerve cell damage in rat brain 14 and 28 days after exposure to microwaves from GSM mobile phones. Electromagn Biol Med 2008; 27(3), 215–229. Doi 10.1080/15368370802344037, https://pubmed.ncbi.nlm.nih.gov/18821198, aufgerufen am 7.12.2020.

49. Moisescu M.G., Leveque P., Verjus M.A., Kovacs E., Mir L.M. (2009): 900 MHz modulated electromagnetic fields accelerate the clathrin-mediated endocytosis pathway. Bioelectromagnetics 30(3), 222–230, https://www.degruyter.com/view/journals/reveh/31/4/article-p493.xml, aufgerufen am 7.12.2020.
50. Eine gute Dokumentation dazu findet man in: Die Fälscher. Mobilfunkforschung und Politik. Hrsg. Verein zum Schutz der Bevölkerung vor Elektrosmog. Stuttgart 2008. Eine ähnliche Darstellung findet sich unter dem Titel „Wie die Industrie und das Bundesamt für Strahlenschutz die Ergebnisse der Salford-Studie zur Blut-Hirn-Schranke verfälschten", file:///C:/Users/Klaus/AppData/Local/Temp/DF_2008_Industrie_Bundesamt_fuer__Strahlenschutz_verfaelschen_Salford-Studie-1.pdf, aufgerufen am 7.12.2020. Besser: Den Titel in die Suchmaschine eingeben!
51. Martin L. Pall (2019): 5G als ernste globale Herausforderung – gesundheitliche Gefährdungen des Mobilfunks. Heft 12 der Broschürenreihe der Kompetenzinitiative zum Schutz von Mensch, Umwelt und Demokratie. ISBN 978-3-9820686-0-2, www.kompetenzinitiative.com/broschuerenreihe, aufgerufen am 30.12.2020.
52. https://bioinitiative.org aufgerufen am 30.12.2020.
53. Isabel Wilke (2018): Biologische und pathologische Wirkungen der Strahlung von 2,45 GHz auf Zellen, Fruchtbarkeit, Gehirn und Verhalten. umwelt • medizin • gesellschaft 31(1), Sonderbeilage.
54. https://www.diagnose-funk.org aufgerufen am 30.12.2020.
55. Yakymenko I., Tsybulin O., Sidorik E., Henshel D., Kyrylenko O., Kyrylenko S. (2015): Oxidative mechanisms of biological activity of low-intensity radiofrequency radiation. Electromagnetic Biology and Medicine 35(2), 186–202. doi 10.3109/15368378.2015.1043557 https://pubmed.ncbi.nlm.nih.gov/26151230, aufgerufen am 29.12.2020.
56. https://www.emfdata.org/de, aufgerufen am 29.12.2020.
57. https://www.emf-portal.org, aufgerufen am 29.12.2020.
58. Hans-Peter Neitzke (2012): Einfluss schwacher Magnetfelder auf biologische Systeme: Biophysikalische und biochemische Wirkungsmechanismen. EMF Monitor 4/2012.
59. Ritz T., Thalau P., Phillips J.B., Wiltschko R., Wiltschko W. (2004): Resonance effects indicate radical pair mechanism for

avian magnetic compass. Nature 2004, 13 May, 429. Eine allgemeinverständliche Zusammenfassung findet man in Ulrich Warnke (2009): Sensible Bereiche der biologischen Wirkung. In: Hecht K., Kern M., Richter K., Scheiner H.-Ch. (Hrsg.): Die Gefährdung und Schädigung von Kindern durch Mobilfunk. Schriftenreihe der Kompetenzinitiative zum Schutz von Mensch, Umwelt und Demokratie, ISBN 978-3-9812598-0-3, https://www.kompetenzinitiative.com/broschuerenreihe, aufgerufen am 27.12.2020.

60. Mämpel W., Pflugbeil S., Schmitz R., Schmitz-Feuerhake I. (2015): Unterschätzte Gesundheitsgefahren durch Radioaktivität am Beispiel der Radarsoldaten. Berichte des Otto-Hug-Strahleninstituts Nr. 25, www.strahlentelex.homepage.t-online.de/OttoHug25.pdf, aufgerufen am 29.12.2020.

61. Kostoff R.N., Goumenou M., Tsatsakis A. (2018): The role of toxic stimuli combinations in determining safe exposure limits. Toxocology Reports 5, 1169–1172, https://doi.org/10.1016/j.toxrep.2018.10.010 und https://www.sciencedirect.com/science/article/pii/S221475001830622X?via%3Dihub, aufgerufen am 27.12.2020.

62. Dimitris J. Panagopoulos (2020): Comparing chromosome damage induced by mobile telephony radiation and a high caffeine dose: Effect of combination and exposure duration. General Physiology and Biophysics 39(6), 531–544, https://pubmed.ncbi.nlm.nih.gov/33226362, aufgerufen am 27.12.2020.

63. Siehe S. 34 der bereits zitierten Schrift von Martin L. Pall (2019): 5G als ernste globale Herausforderung. Heft 12 der Broschürenreihe der Kompetenzinitiative zum Schutz von Mensch, Umwelt und Demokratie, ISBN 978-3-9820686-0-2 www.kompetenzinitiative.com/broschuerenreihe, aufgerufen am 21.1.2021.

64. Scheiner H.-Ch., Scheiner A. (2006): Mobilfunk, die verkaufte Gesundheit. Michaels Verlag, ISBN 978-3-89539-170-5.

65. Buchner K., Eger H. (2011): Veränderung klinisch bedeutsamer Neurotransmitter unter dem Einfluss modulierter hochfrequenter Felder – Eine Langzeiterhebung unter lebensnahen Bedingungen. umwelt • medizin • gesellschaft 24, 44–57.

66. Lebrecht von Klitzing (1995): Low-Frequency pulsed electromagnetic fields influence EEG of man. Phys Med 1995; XI(2), 77–80, https://www.emf-portal.org/de/article/596, aufgerufen am 18.12.2020.

67. Wolfgang Maes (2000): Stress durch Strom und Strahlung. 4. Auflage 2000. Schriftenreihe Gesundes Wohnen, Institut für Baubiologie + Oekologie Neubeuern IBN, ISBN 3-923531-22-2.
68. Huber R., Treyer V., Borbély A.A., Schuderer J., Gottselig J.M., Landoldt H.-P., Werth E., Berthold T., Kuster N., Buck A., Achermann P. (2002): Electromagnetic fields, such as those from mobile phones, alter regional cerebral blood flow and sleep and waking EEG. J Sleep Research 11, 289–295.
69. Nach der bereits erwähnten Arbeit von L. v. Klitzing ist vor allem ATHEM-1 als frühe Studie wichtig: Molla-Djafari H., Gerner Ch., Kundi M., Mosgöller W., Tuschl H., Farmer L., Schmid G., Neubauer G. (2009): Forschungsbericht 47: Untersuchung athermischer Wirkungen elektromagnetischer Felder im Mobilfunkbereich. Allgemeine Unfallversicherungsanstalt und Medizinische Universität Wien, https://www.stopumts.nl/pdf/auva_athem_2009.pdf, aufgerufen am 18.12.2020.
70. Das macht sich auch im Schlaf bemerkbar.
71. Aggarwal Y., Singh S.S., Sinha R.K. (2013): Chronic exposure of low power radio frequency changes the EEG signals of rats. Low power radio frequency alters EEG. Advances Biomedic Engin Research (ABER) 1(2), 17–23, https://issuu.com/sep2011--now/docs/1_f638df8a07237f, aufgerufen am 29.12.2020.
72. Moll, L., Scheidsteger K. (2018): Faktencheck (Film). www.faktencheck-mobilfunkstrahlung.de, aufgerufen am 13.12.2020.
73. Mosgöller W., Knasmüller S., Kundi M. (2016): Untersuchungen athermischer Wirkungen elektromagnetischer Felder im Mobilfunkbereich. AUVA-Report 2016, Band 70 Athem-2, https://www.jrseco.com/wp-content/uploads/AUVA_R70_ATHEM-2_web.pdf, aufgerufen am 12.1.2021.
74. Peter Hensinger: WLAN an Kindertagesstätten und Schulen – Ein Hype verdeckt die Risiken. In: Hensinger P., Teuchert-Noodt G. (2020): Smart City, Digitale Bildung, Elektromagnetische Felder, www.shop.diagnose-funk.org, ISBN 978-3-9820 585-1-1.
75. Siehe z.B. Abb. 3 in Karl Ulrich Volz (2020): The Swiss Biohealth concept. Swiss Biohealth Academy, Kreuzlingen, Schweiz, https://www.swiss-biohealth.com/wp-content/uploads/swiss-biohealth-concept-de-web.pdf, aufgerufen am 5.1.2021.

76. https://www.health-ni.gov.uk/sites/default/files/publications/health/asd-children-ni-2020.pdf, aufgerufen am 5.1.2021.
77. Blue Cross Blue Schield – The Health of America: Early-onset dementia and Alzheimer's disease combined trends, https://www.bcbs.com/the-health-of-america/reports/early-onset-dementia-alzheimers-disease-affecting-younger-american-adults, aufgerufen am 5.1.2021.
78. Die Polarisation beschreibt die Richtung der Schwingung des elektrischen Felds der Strahlung. Fast alle künstliche Funkstrahlung ist polarisiert, hat also eine einheitliche Schwingungsrichtung. Bei der Glühlampe und anderen konventionellen Leuchtmitteln ist das jedoch nicht der Fall. Da hier die Polarisationen der vielen einzelnen Wellenzüge statistisch verteilt sind, gibt es zu jeder Schwingungsrichtung eine entgegengesetzte, sodass sich ihre Feldstärken statistisch gesehen gegenseitig kompensieren, und der einzige Schaden, den sie verursachen können, entsteht durch ihre Intensität und die Wärme, die durch die Absorption der Strahlung erzeugt wird. Bei der Funkstrahlung ist die Polarisation eine Voraussetzung für ihre schädliche Wirkung, weil die einheitliche Schwingungsrichtung verhindert, dass sich die Feldstärken, die die Schäden verursachen, gegenseitig kompensieren. Besonders bei sehr hohen Frequenzen spielt auch die Richtung der Polarisation eine Rolle.
79. Sarah P. Loughran, (2014): The influence of mobile phone emissions on sleep. arpsconference.au/2014/wp-content/uploads/2013/11/1450-Loughran.compressed.pdf, aufgerufen am 6.1.2021.
80. Schmid M.R., Murbach M., Lustenberger C., Kuster M.M., Achermann P., Loughran S.P. (2012): Sleep EEG alterations: effects of pulsed magnetic fields versus pulse-modulated radio frequency electromagnetic fields. J Sleep research Research 21(6), 620–629, https://pubmed.ncbi.nlm.nih.gov/22724534/, aufgerufen am 6.1.2021.
81. Huber R., Treyer T., Borbély A., Schuderer J., Gottselig J., Landoldt H. P., Werth E., Berthold T., Kuster N., Buck A., Achermann P. (2002): Electromagnetic fields, such as those from mobile phones, alter regional cerebral blood flow and sleep and waking EEG. J Sleep Research 11, 289–295.
82. Liu K., Li Y., Zhang G., Liu J., Cao J., Ao L., Zhang S. (2014): Association between mobile phone use and semen quality:

a systematic review and meta-analysis. Andrology 2, 49–501 und Isabel Wilke (2018): Biologische und pathologische Wirkungen der Strahlung von 2,45 GHz auf Zellen, Fruchtbarkeit, Gehirn und Verhalten. umwelt • medizin • gesellschsaft 31(1), Sonderbeilage.

83. Akdag M.Z., Dasdag S., Canturk F., Karabulut D., Caner Y., Adalier N. (2016): Does prolonged radiofrequency radiation emitted from Wi-Fi devices induce DNA damage in various tissues of rats? J Chem Neuroanat 75, 116–122.

84. Naziroğlu M., Yüksel M., Köse S.A., Özkaya M.O. (2013): Recent reports of Wi-Fi and mobile phone-induced radiation on oxidative stress and reproductive signalling pathways in females and males. J Membr Biol 246,869–875. Siehe auch oben den Überblicksartikel von Isabel Wilke und den bereits mehrfach erwähnten Bericht von Martin Pall in der Broschüren-Reihe der Kompetenzinitiative.

85. Shahin S., Singh V.P., Shukla R.K., Dhawan A., Gangwar R.K., Singh S.P., Chaturvedi C.M. (2013): 2.45 GHz microwave irradiation-induced oxidative stress affects implantation or pregnancy in mice, Mus musculus. Appl Biochem Biotechn 169, 1727–1751.

86. Diem E., Schwarz C., Adlkofer F., Jahn O., Rüdiger H. (2005): Non-thermal DNA breakage by mobile-phone radiation (1800 MHz) in human fibroblasts and in transformed GFSH-R17 rat granulosa cells in vitro. Mutation Research / Genetic Toxicology and Environmental Mutagenesis 583(2),178–183, https://www.sciencedirect.com/science/article/abs/pii/S1383571805000896, aufgerufen am 17.12.2020.

87. Cornelia Harte (1950): Mutationsauslösung durch Ultrakurzwellen. Erste Mitteilung. Cromosoma 3, 440–447, https://link.springer.com/article/10.1007/BF00319488, aufgerufen am 17.12.2020.

88. Zorach R. Glaser (1971): Bibliography of reported biological phenomena ("effects") and clinical manifestations attributed to microwave and radio-frequency radiation. Report Nr.2 (überarbeitet), https://scholar.google.com/scholar?q=Glaser+naval+medical+microwave+radio-frequency+1972 und https://apps.dtic.mil/dtic/tr/fulltext/u2/750271.pdf, aufgerufen am 18.12.2020.

89. Ein frühes Resultat war auch die ATHEM-1 Studie: Molla-Djafari H., Gerner Ch., Kundi M., Mosgöller W., Tuschl H.,

Farmer L., Schmid G., Neubauer G. (2009): Forschungsbericht 47: Untersuchung athermischer Wirkungen elektromagnetischer Felder im Mobilfunkbereich. Allgemeine Unfallversicherungsanstalt und Medizinische Universität Wien, https://www.stopumts.nl/pdf/auva_athem_2009.pdf, aufgerufen am 18.12.2020.
90. Mosgöller W., Knasmüller S., Kundi M. (2016): Untersuchungen athermischer Wirkungen elektromagnetischer Felder im Mobilfunkbereich. AUVA-Report 2016, Band 70 ATHEM-2, https://www.jrseco.com/wp-content/uploads/AUVA_R70_ATHEM-2,_web.pdf, aufgerufen am 12.1.2021.
91. Scientific Committee on emerging and newly identified Health risks (SCENIHR): Opinion on potential health effects of exposure to electromagnetic fields (EMF), January 27, 2015. doi 10.2772/75635, ISBN 978-92-79-30134-6.
92. Pathophysiology 16(2 und 3) (2009).
93. Dimitris J. Panagopoulos (2019): Comparing DNA damage induced by mobile telephony and other types of manmade electromagnetic fields. Mutation Research/Reviews in Mutation Research 781, 53–62, https://doi.org/10.1016/j.mrrev.2019.03.003, aufgerufen am 5.1.2021.
94. Igor Y. Belyaev (2005): Non-thermal biological effects of microwaves. Microwave Review 11(2), 13–29, https://www.researchgate.net/publication/241202689_Non-thermal_Biological_Effects_of_Microwaves, aufgerufen am 12.1.2021.
95. Markova E., Hillert L., Malmgren L., Persson B.R., Belyaev I. Y. (2005): Microwaves from GSM mobile telephones affect 53 BP1 and gamma-H2AX foci in human lymphocytes from hypersensitive and healthy persons. Environmental Health Perspectives 113(9), 1172–1177. https://ehp.niehs.nih.gov/doi/pdf/10.1289/ehp.7561, aufgerufen am 12.1.2021.
96. Schrader T., Kleine-Ostmann T., Munter K., Jastrow Ch., Schmid E. (2011): Spindle disturbances in human-hamster hybrid (AL) cells induced by the electrical component of the mobile communication frequency range signal. Bioelectromagnetics 32(4), 291–301, https://www.onlinelibrary.wiley.com/doi/abs/10.1002/bem.20634, aufgerufen am 12.1.2021.
97. Tkalec M., Malarić K., Pavlica M., Pevalek-Kozlina B., Vidaković-Cifrek Z. (2009): Effects of radiofrequency electromagnetic fields on seed germination and root meristematic cells of Allium Cepa. L. Mutat. Research 672(2), 76–81,

https://pubmed.ncbi.nlm.nih.gov/19028599/, aufgerufen am 12.1.2021.

98. https://ntp.niehs.nih.gov/ntp/about_ntp/trpanel/2018/march/tr595peerdraft.pdf (Ratten) https://ntp.niehs.nih.gov/ntp/about_ntp/trpanel/2018/march/tr596peerdraft.pdf (Mäuse), aufgerufen am 12.12.2020.

99. Falconi L., Bua L., Tibaldi E., Lauriola M., De Angelis L., Gnudi F., Mandrioli D., Manservigi M., Manservisi F., Manzoli I., Menghetti I., Montella R., Panzacchi S., Sgargi D., Strollo V., Vornoli A., Belpoggi F. (2018): Report of final results regarding brain and heart tumors in Sprague-Dawley rats exposed from prenatal life until natural death to mobile phone radiofrequency field representative of a 1.8 GHz GSM base station environmental emission. Environ Res 165, 496–503, https://doi.org/10.1016/j.envres.2018.01.037, https://researchgate.net/publication/323631044, aufgerufen am 15.12.2020.

100. Cardis E., Deltour I., Vrijheid M. (2010): Brain tumour risk in relation to mobile telephone use: results of the INTERPHONE international case-control study. Interphone Study Group. Int J Epidemiology 39(3), 675-694. doi 10.1093/ije/dyq079, https://www.researchgate.net/publication/235821042_Brain_tumour_risk_in_relation_to_mobile_telephone_use_results_of_the_INTERPHONE_international_case_control_studyInterphone_Study_Group_IInt_J_Epidemiol20103967569420483835, aufgerufen am 29.12.2020.

101. Hardell L., Carlberg M., Söderqvist F., Mild K.H.(2013): Case-control study of the association between malignant brain tumors diagnosed between 2007 and 2009 and mobile and cordless phone use. Int J Oncol 43: 1833–1845 (2013), Biomed Res Int 2017:9218486, https://www.ncbi.nlm.nih.gov/pubmed/24064953, aufgerufen am 13.12.2020. Eine gute deutsche Zusammenfassung findet man in Karl Richter (Hrsg., 2014): Langzeitrisiken des Mobil- und Kommunikationsfunks. Öffentliche Tagung der Kompetenzinitiative e.V. Würzburg, Festung Marienberg, 5. April 2014, ISBN 978-3-9812598-7-2, https://www.kompetenzinitiative.com/broschuerenreihe, aufgerufen am 18.12.2020. Carlberg M., Hardell L. (2017): Evaluation of mobile phone and cordless phone use and glioma risk using the Bradford Hill viewpoints from 1965 on association and causation. Biomed Res

Int 2017:9218486, https://doi.org/10.1155/2017/9218486, aufgerufen am 29.12.2020.
102. https://www.santepubliquefrance.fr/maladies-et-traumatismes/cancers/cancer-du-sein/documents/rapport-synthese/estimations-nationales-de-l-incidence-et-de-la-mortalite-par-cancer-en-france-metropolitaine-entre-1990-et-2018-volume-1-solides-etud, aufgerufen am 15.12.2020. Dort „télécharger" anklicken. Siehe den Kommentar auf S. 321.
103. Philips A., Henshaw D.L., Lamburn G., O'Carroll M.J. (2018): Brain tumors: rise in glioblastoma multiforme incidence in England 1995 – 2015 suggests an adverse environmental or lifestyle factor. Hindawi J Environ Public Health 2018 Article ID 7910754, https://www.hindawi.com/journals/jeph/2018/7910754, und die Kurzform https://scientists4wiredtech.com/2018/05/brain-tumors-incidence-of-glioblastoma-rise-in-england-1995-2015/, aufgerufen an 15.12.2020.
104. https://www.ons.gov.uk/peoplepopulationandcommunity/healthandsocialcare/conditionsanddiseases/adhocs/006388incidenceofmalignantneoplasmofbrainby4digiticdcodeinengland1985to2014, aufgerufen am 30.12.2020.
105. Philips A. et al. (2018) siehe oben und Philips A., Henshaw D.L., Lamburn G., O'Carroll M.J. (2018): Authors' Comment on "Brain Tumours: Rise in Glioblastoma Multiforme Incidence in England 1995–2015 Suggests an Adverse Environmental or Lifestyle Factor". J Environ Public Health. 2018; 2018: 2170208. doi: 10.1155/2018/2170208, https://www.hindawi.com/journals/jeph/2018/2170208, aufgerufen am 31.12.2020.
106. Khurana V.G., Hardell L., Everaert J., Bortkiewicz A., Carlberg M., et al. (2010): Epidemiological evidence for a health risk from mobile phone base stations. Int J Occup Environ Health 2010, 16(3), 263–267.
107. Jiang D.-P., Li J., Zhang J., Xu S.-L., Kuang F., Lang H.-Y., Wang Y.-F., An G.-Z., Li J.-H., Guo G.-Z. (2013): Electromagnetic pulse exposure induces overexpression of beta amyloid protein in rats. Arch Med Res 44(3), 178–184. https://pubmed.ncbi.nlm.nih.gov/23523687, aufgerufen am 1.2.2021.
108. Buchner K., Eger H., Hopper J. (2014): Reduzierte Fruchtbarkeit und vermehrte Missbildungen durch Mobilfunkstrahlungen. Dokumentation aus einem landwirtschaftlichen Nutzbetrieb. umwelt • medizin • gesellschaft 27 (3), 182–191.

109. Zusammen mit Afterlosigkeit und Zwittern vier, und eines dieser vier mit einer damals neuartigen Missbildung.
110. Mangini F., Muzi M., Frezza F. (2018): Numerical analysis of electromagnetic interactions by a cell during the mitosis phases. Int J Numer Method Biomed Eng 34(9), e3110, https://pubmed.ncbi.nlm.nih.gov/29855163, aufgerufen am 29.12.2020.
111. Isabel Wilke (2018): Review: Biologische und pathologische Wirkungen der Strahlung von 2,45 GHz auf Zellen, Fruchtbarkeit, Gehirn und Verhalten. umwelt • medizin • gesellschaft 1/2018, https://www.mcs-cfs-initiative.de/Wilke_Review_WLAN_180220_df.pdf, aufgerufen am 29.12.2020.
112. Orendáčová J., Raceková E., Orendác M., Martonciková M., Saganová K., Lievajová K., Abdiová H., Labun J., Gálik J. (2009): Immunohistochemical study of postnatal neurogenesis after whole-body exposure to electromagnetic fields: evaluation of age- and dose-related changes in rats. Cell Mol Neurobiol 29 (6-7), 981–990. doi: 10.1007/s10571-009-9385-3, europepmc.org/article/MED/19305951, aufgerufen am 29.12.2020.
113. Kundi N., Hutter H.-P. (2019): Die Gefahrenbeurteilung der Exposition von Kindern gegenüber elektrischen, magnetischen und elektromagnetischen Feldern. Umwelt und Gesundheit – wie sind die Perspektiven? umwelt • medizin • gesellschaft 32(3), 14–20.
114. Wir folgen hier der Zusammenfassung von Peter Hensinger: WLAN an Kindertagesstätten und Schulen: Ein Hype verdeckt die Risiken. In: Hensinger P., Teuchert-Noodt G. (2020): Smart City, digitale Bildung, elektromagnetische Felder. diagnose-funk ISBN 978-3-9820585-1-1. Bestellung: www.shop.diagnose-funk.org. Eine Sammlung von Beiträgen in umwelt • medizin • gesellschaft.
115. Förster M., Thielens A., Joseph W., Eeftens M., Röösli M. (2018): A prospective cohort study of adolescents' memory performance and individual brain dose of microwave radiation from wireless communication. Environ Health Perspectives 126(7), https://ehp.niehs.nih.gov/ehp2427, aufgerufen am 29.12.2020.
116. Shahin S., Banerjee S., Singh S.P., Chaturvedi C.M. (2015): 2.45 GHz microwave radiation impairs learning and spatial memory via oxidative/nitrosativen stress induced p53-dependent/independent hippocampal apoptosis: molecular basis

and underlying mechanism. Toxicological Sciences 148(2), 380-399. doi: 10.1093/toxsci/kfv205, https://pubmed.ncbi.nlm.nih.gov/26396154, aufgerufen am 29.12.2020.
117. Shahin S., Banerjee S., Swarup V., Singh S.P., Chaturvedi C.M. (2018): 2.45 GHz microwave radiation impairs hippocampal learning and special memory: Involvement of local stress mechanism-induced suppression of iGluR/ERK/CREB signalling. Toxicol Sci 161(2), 349-374 https://pubmed.ncbi.nlm.nih.gov/29069439, aufgerufen am 29.12.2020.
118. Buchner K., Eger H. (2011): Veränderung klinisch bedeutsamer Neurotransmitter unter dem Einfluss modulierter hochfrequenter Felder – Eine Langzeiterhebung unter lebensnahen Bedingungen. umwelt • medizin • gesellschaft 24(1), 44-57.
119. Karimi N., Bayat M., Haghani M., Saadi H.F., Ghazipour G.R. (2018): 2.45 GHz microwave radiation impairs learning, memory, and hippocampal synaptic plasticity in the rat. Toxicology and Industrial Health 34(12) 873-883, https://doi.org/10.1177/0748233718798976, aufgerufen am 29.12.2020.
120. Schwenkenbacher J. (2017): Mischen und Wischen. Süddeutsche Zeitung vom 5.4.2017.
121. Sir Austin Bradford Hill (1965): The environment and disease: Association or causation. Proc Royal Society Medicine 1965, 58(5), 295-300.
122. Siehe z.B. Roland Müller-Waldeck (2020): Die Bradford-Hill-Kriterien (Teil 1 und 2) in der Serie „Studien verstehen". ärztliches journal 2020, https://aerztliches-journal.de/fileadmin/user_upload/news/medizin/Studien_verstehen/13_Bradford_Hill_gesamt.pdf, aufgerufen am 28.12.2020.
123. https://www.emfdata.org/de, aufgerufen am 29.12.2020.
124. https://www.emf-portal.org, aufgerufen am 29.12.2020.
125. Eger H., Hagen K.U., Lucas B., Vogel P., Voit H. (2004): Einfluss der räumlichen Nähe von Mobilfunksendeanlagen auf die Krebsinzidenz. umwelt • medizin • gesellschaft 17 (4), 326-332. Englische Übersetzung: https://www.tetrawatch.net/papers/naila.pdf, aufgerufen am 29.12.2020.
126. Dode A.C., Leão M.M.C., Tejo F.A.F., Dode D.C., Dode M.C., Moreira C.W., Condessa V.A., Albinatti C., Caiaffa W.T. (2011): Mortality by neoplasia and cellular telephone base stations in the Belo Horizonte municipality, Minas Gerais state, Brazil. Science of Total Environment 409, 3649-3665.

127. Cardis E., Deltour I., Vrijheid M. (2010): Brain tumour risk in relation to mobile telephone use: results of the INTERPHONE international case-control study. Interphone Study Group. Int J Epidemiology 39(3), 675-694. doi 10.1093/ije/dyq079, https://www.researchgate.net/publication/235821042_Brain_tumour_risk_in_relation_to_mobile_telephone_use_results_of_the_INTERPHONE_international_case-control_studyInterphone_Study_Group_IInt_J_Epidemiol20103967569420483835, aufgerufen am 29.12.2020.
128. Carlberg M., Hardell L. (2017): Evaluation of mobile phone and cordless phone use and glioma risk using the Bradford Hill viewpoints from 1965 on association and causation. Biomed Res Int 2017:9218486, https://doi.org/10.1155/2017/9218486, aufgerufen am 29.12.2020.
129. https://kompetenzinitiative.com/wissenschaft/europaem-emf-guideline-2016, aufgerufen am 5.2.2021.
130. https://www.funkstrahlung.ch/images/pdf/emf_leitlinie_oak_03_2012.pdf, aufgerufen am 5.2.2021.
131. Belpomme D., Irigaray p. (2020): Electrohypersensitivity as a newly identified and characterized neurologic pathological disorder: how to diagnose, treat, and prevent it. Int J Molecular Sci 21, 1915–1934. doi:10.3390/ijms21061915. https://www.mdpi.com/1422-0067/21/6/1915/pdf, aufgerufen am 5.2.2021.
132. Frédéric Greco (2020): Technical assessment of ultrasonic cerebral tomosphygmography and new scientific evaluation of its clinical interest for the diagnosis of electrohypersensitivity and multiple chemical sensitivity. Diagnostics 10, 427–438. https://www.mdpi.com/2075-4418/10/6/427/pdf, aufgerufen am 5.2.2021.
133. Lebrecht von Klitzing (2016): Artifizielles EMG nach WLAN-Langzeitexposition. umwelt • medizin • gesellschaft 29(4), 39.
134. Heuser G., Heuser S.A. (2017): Functional brain MRI in patients complaining of electrohypersensitivity after long term exposure to electromagnetic fields. Rev Environ Health 32(3), 291–299. doi: 10.1515/reveh-2017-0014, https://pubmed.ncbi.nlm.nih.gov/28678737, aufgerufen am 5.2.2021.
135. ICNIRP ist ein privater Verein von Personen, von denen die meisten der Industrie sehr nahestehen. Auf ihn gehen die Grenzwerte in vielen westlichen Ländern zurück. Siehe Kapitel „Der Funk-Skandal", Seite 105 ff.

136. Tabelle 10 in: ICNIRP guidelines for limiting exposure to electromagnetic fields – Guidelines for limiting exposure to electromagnetic fields (100 kHz to 300 GHz). Health Physics 118(5) (2020): 483–524, www.icnirp.org/cms/upload/publications/ICNIRPrfgdl2020.pdf, aufgerufen am 9.10.2020.
137. Bandara P., McCredden J., May M., Weller S., Maisch D., Kelly R., Chandler T., Pockett S., Leach V., Wojcik D. (2020): Serious safety concerns about 5G wireless deployment in Australia and New Zealand. Radiation Protection in Australia 37(1), 47–54, https://www.researchgate.net/publication/342085409_Serious_Safety_Concerns_about_5G_Wireless_deployment_in_Australia_and_New_Zealand, aufgerufen am 13.1.2021.
138. Dehghan N., Taeb S. (2013): Adverse health effects of occupational exposure to radiofrequency radiation in airports surveillance radar operators. Indian J Occup Environ Med 17(1), 7-11. doi: 10.4103/0019-5278.116365. Retraction: Indian J Occup Environ Med 17(2), 40.
139. Preece A.W., Georgiou A.G., Dunn E.J., Farrow S.C. (2007): Health response of two communities to military antennae in Cyprus. Occup Environ Med 64, 402–408.
140. Davis R.L., Mostofi F.K. (1993): Cluster of testicular cancer in police officers exposed to hand-held radar. American J Industrial Med 24(2), 231–233.
141. Siehe die Literaturzitate in Martin L. Pall: 5G: Great risk for EU, U.S. and international health! Compelling evidence for eight distinkt types of great harm caused by electromagnetic field (EMF) exposures and the mechanism that causes them. Nur online verfügbar: https://peaceinspace.blogs.com/files/5g-emf-hazards--dr-martin-l.-pall--eu-emf2018-6-11us3.pdf, aufgerufen am 15.1.2021.
142. Wir nehmen an, dass eine Funkstrahlung senkrecht auf die Haut auftrifft. Dazu sei ein (orthogonales, positiv orientiertes) Koordinatensystem so gewählt, dass die x-Achse senkrecht auf der Haut steht, und die y- und z-Achse in der Haut liegen, die durch x = 0 beschrieben werde. Das Magnetfeld H der (linear polarisierten) Strahlung zeige in y-Richtung und das elektrische Feld E in z-Richtung. An der Haut sind sowohl E, als auch H stetig (siehe irgendein Buch über Elektrizitätslehre, z.B. Küpfmüller (1959): Einführung in die theoretische Elektrotechnik, Springer Verlag). Damit folgt aus den Maxwellschen Gleichungen im Körper:

(1) $(\text{rot } H)_3 = \partial H/\partial x = \kappa E + \varepsilon \partial E/\partial t$
(2) $(\text{rot } E)_2 = -\partial E/\partial x = -\mu \partial H/\partial t$
wo κ die elektrische Leitfähigkeit, μ die Permeabilität und ε die Dielektrizitätskonstante des Gewebes sind. Differenziert man (2) nach x und setzt dies in (1) ein, erhält man
$\partial^2 E/(\partial x)^2 = \mu (\kappa \partial E/\partial t + \varepsilon \partial^2 E/(\partial t)^2)$
Diese Gleichung hat die Lösung
(3) $E = E_0 \exp[i(kx - \omega t)]$ mit $k^2 = i \mu \kappa \omega + \mu \varepsilon \omega^2$, einer Konstanten E_0 und $\omega = 2 \pi f$ mit der Frequenz f. Wegen (2) folgt aus (3):
(4) $H = - E k / (\mu \omega)$
Mit wachsender Eindringtiefe x der Strahlung werden E und H wegen (3) durch den Imaginärteil von k gedämpft. κ ist von der Größenordnung $1/(\Omega\,m)$ und ε wird im Gewebe etwa 120 Mal größer geschätzt als in der Luft (Pall, M.L. (2015): Scientific evidence contradicts ... Revs Environ Health 30, 99–116). In der Formel für k (siehe (3)) ist also bei 10 GHz der Term $\kappa \omega$ im Betrag kleiner als $\varepsilon \omega^2$. Vernachlässigen wir ihn für einen Moment, ergibt sich $k = \omega (\mu \varepsilon)^{1/2}$. Im Gewebe ist daher wegen (4) die magnetische Feldstärke H etwa $\sqrt{120} \approx 11$ größer als in der Luft und kann entsprechend auch in tieferen Schichten noch Wirkungen zeigen.

143. Kiev Vrachebnoye Delo 3 (1977), 116–119 (russisch).
144. Levitt B.B., Lai H. (2010): Biological effects from exposure to electromagnetic radiation emitted by cell tower base stations and other antenna arrays. Environ Rev 18, 369–395. doi.org/10.1139/A10-018.
145. Pall Martin L. (2016): Microwave frequency electromagnetic fields (EMFs) produce widespread neuropsychiatric effects including depression. J Chem Neuroanatomy 75, B43–B51. https://sciencedirect.com/science/article/pii/S0891061815000599, aufgerufen am 1.2.2021.
146. Belyaev I., Dean A., Eger H., Hubmann G., Jandrisovits R., Kern M., Kundi M., Moshammer H., Lercher P., Müller K., Oberfeld G., Ohnsorge P., Pelzmann P., Scheingraber C., Thill R. (2016): EUROPAEM EMF guideline 2016 for the prevention, diagnosis and treatment of EMF-related health problems and illnesses. Rev Environmental Health 31(3), https://www.degruyter.com/view/journals/reveh/31/3/article-p363.xml, aufgerufen am 10.1.2021.
147. 95 % Vertrauensintervall: 4 % – 6 %. Es handelt sich um eine repräsentative Umfrage im Auftrag des BUWAL im Jahr 2005.

https://www.admin.ch/gov/de/start/dokumentation/medienmitteilungen.msg-id-841.htm, aufgerufen am 20.2.2021. Siehe S. 27 in: Elektromagnetische Hypersensibilität. Bewertung von wissenschaftlichen Studien. Stand Ende 2011. BAFU 2012. https://www.emf.ethz.ch/fileadmin/redaktion/public/downloads/4_wissen/externes_material/Elektromagnetische_Hypersensibilitaet.pdf, aufgerufen am 20.2.2021.

148. Grigoriev Y. Bioeffects of modulated electromagnetic fields in the acute experiments (results of Russian researches). Annu Russ Natl Comm Non-Ionising Radiat Protect. 2004, 16-73. http://bemri.org/publications/biological-effects-of-non-ionizing-radiation/78-grigoriev-bioeffects07/file.html, aufgerufen am 19.1.2021.

149. Bandara P., Weller S. (2017): Cardiovascular disease: Time to identify emerging environmental risk factors. Eur J Prev Cardiol. 2017;24(17), 1819–1823. https://journals.sagepub.com/doi/10.1177/2047487317734898, aufgerufen am 19.1.2021.

150. Yakymenko I., Tsybulin O., Sidorik E., Henshel D., Kyrylenko O., Kyrylenko S. (2016): Oxidative mechanisms of biological activity of low-intensity radiofrequency radiation. Electromagnetic Biology and Medicine 35(2), 186-202. doi 10.3109/15368378.2015.1043557 https://pubmed.ncbi.nlm.nih.gov/26151230, aufgerufen am 29.12.2020.

151. Volkow N.D., Tomasi D., Wang G.-J., et al. (2012): Effects of cell phone radiofrequency signal exposure on brain glucose metabolism. JAMA. 2012;305(8): 808–813. https://www.ncbi.nlm.nih.gov/pmc/articles/PMC3184892, aufgerufen am 19.1.2021.

152. Heuser G., Heuser S.A. (2017): Functional brain MRI in patients complaining of electrohypersensitivity after long term exposure to electromagnetic fields. Rev Environ Health 32(3), 291-299. https://www.national-toxic-encephalopathy-foundation.org/wp-content/uploads/2012/01/functional-brain-mri-in-patients-complaining-ofehs.pdf, aufgerufen am 21.1.2021. DOI 10.1515/reveh-2017-0014.

153. Deshmukh P.S., Nasare N., Megha K., Banerjee B.D., Ahmed R.S., Singh D., Abegaonkar M.P., Tripathi A.K., Mediratta P.K. (2015): Cognitive impairment and neurogenotoxic effects in rats exposed to low-intensity microwave radiation. Int J Toxicol. 34(3), 284–290. DOI: 10.1177/1091581815574348. https://pubmed.ncbi.nlm.nih.gov/25749756, aufgerufen am 21.1.2021.

154. Narayanan S.N., Kumar R.S., Potu B.K., Nayak S., Mailankot M. (2009): Spacial memory performance of Wistar rats exposed to mobile phone. Clinics 64(3), 231–234. https://www.ncbi.nlm.nih.gov/pmc/articles/PMC2666459, aufgerufen am 21.1.2021.
155. Terzi M., Ozberk B., Deniz O.G., Kaplan S. (2016): The role of electromagnetic fields in neurological disorders (Review). J Chem Neuroanat 75, 77–84. doi: 10.1016/j.chemneu.2016.04.003.
156. Nakamura H., Nagase H., Keiki Ogino K., Hatta K., Matsuzaki I. (2000): Uteroplacental circulatory disturbance mediated by prostaglandin F2a in rats exposed to microwaves. Reprod Toxicol 14, 235–240.
157. Yüksel M., Nazıroglu M., Ozkaya M.O. (2016): Long-term exposure to electromagnetic radiation from mobile phones and Wi-Fi devices decreases plasma prolactin, progesterone, and estrogen levels but increases uterine oxidative stress in pregnant rats and their offspring. Endocrine 52(2), 352–362. https://link.springer.com/article/10.1007%2Fs12020-015-0795-3, aufgerufen am 21.1.2021.
158. Sinha R.K. (2008): Chronic non-thermal exposure of modulated 2.450 MHz microwave radiation alters thyroid hormones and behavior of male rats. Int J Radiat Biol 84 (6), 505–513.
159. Asl J.F., Larijani B., Zakerkish M., Rahim F., Shirbandi K., Akbari R. (2019): The possible global hazard of cell phone radiation on thyroid cells and hormones: a systematic review of evidences. Environ Sci and Poll Res 26, 18017–18031.
160. Houston B.J., Nixon B., King B.V., De Juliis G.N., Aitken R.J. (2018): The effects of radiofrequency electromagnetic radiation on sperm function. Reproduction 152(6), R263–R266. http://www.reproduction-online.org/content/152/6/R263.long, aufgerufen am 21.1.2021.
161. Obajulawa A.O., Akinyemi A.J., Afolabi O.B., Adekoya K., Sanya J.O., Ishola A.O. (2017). Exposure to radiofrequency electromagnetic waves alters acetylcholinesterase gene expression, explanatory and motor coordination-linked behaviour in male rats. Toxicol Rep 4, 530-534 https://www.sciencedirect.com/science/article/pii/S221475001730063X, aufgerufen am 21.1.2021.
162. Eghlidospour M., Ghanbari A., Mortazavi S., Azari H. (2017): Effects of radiofrequency exposure emitted from a GSM mobile phone on proliferation, differentiation, and apoptosis of

neural stem cells. Anat Cell Biol 50(2), 115–123. https://www.ncbi.nlm.nih.gov/pmc/articles/PMC5509895, aufgerufen am 21.1.2021.

163. Zothansiama, Zosangzuali M., Lalramdinpuii M., Jagetia G.C. (2017): Impact of radiofrequency radiation on DNA damage and antioxidants in peripheral blood lymphocytes of humans residing in the vicinity of mobile phone base stations. Electromag Biol Med 36(3), 295-305. doi 10.1080/15368378.2017.1350584 https://ecfsapi.fcc.gov/file/10906049223245/Zothansiama%20et%20al%20(2017).pdf, aufgerufen am 21.1.2021.

164. www.diagnose-funk.org/publikationen/artikel/detail?newsid=1606, aufgerufen am 18.11.2020. Lesenswert ist auch: Ulrich Warnke: Bienen, Vögel und Menschen. Die Zerstörung der Natur durch „Elektrosmog". Heft 1 der Broschürenreihe „Wirkungen des Mobil- und Kommunikationsfunks" ISBN 978-3-00-023124-7, https://www.kompetenzinitiative.com/broschuerenreihe, aufgerufen am 18.11.2020.

165. Alain Thill: Biologische Wirkungen elektromagnetischer Felder auf Insekten (Review) (2020), medizin • umwelt • gesellschaft 3-2020 Sonderbeilage.

166. Bei einigen Tierarten wird das Magnetfeld nicht mit eisenhaltigen Zellen wahrgenommen, sondern über eine komplizierte Reaktion mithilfe des Moleküls Cryptochrom. Siehe etwa den oben angegebenen Verweis auf Alain Thill. Diese Orientierung wird ebenfalls durch Funkstrahlung gestört: Albaqami M., Hammad M., Pooam M., Procopio M., Sameti M., Ritz T., Ahmad M., Martino C.F. (2020): Arabidopsis cryptochrome is responsive to radiofrequency (RF) electromagnetic fields. Scientific Reports (2020) 10,11260, https://doi.org/10.1038/s41598-020-67165-5, aufgerufen am 16.12.2020.

167. Für Störche siehe z.B. Alfonso Balmori, (2005): Possible effects of electromagnetic fields from phone masts on a population of white stork (ciconia ciconia). Electromagnetic Biology and Medicine 24, 109–119, https://doi.org/10.1080/15368370500205472, aufgerufen am 24.11.2020.

168. Für Haussperlinge siehe z.B. Everaert J. und Bauwens D. (2007): A possible effect of electromagnetic radiation from mobile phone base stations on the number of breeding house sparrows. Electromagnetic Biology and Medicine 26 (1), 63–72 doi: 10.1080/15368370701205693.

169. Jacques-Arsène d'Arsonval, (1893): Influence d'électricité sur la cellule microbienne. Arch. De physiol. norm. Et path. (5), 5, 66–69.
170. Taheri M., Mortazavi S. M.J., Moradi M., Mansouri Sh., Nouri F., Mortazavi S.A.R., Bahmanzadegan F (2015): Klebsiella pneumonia, a microorganism that approves the non-linear responses to antibiotics and window theory after exposure to Wi-Fi 2.4 GHz electromagnetic radiofrequency radiation. J Biomed Phys Eng 5 (3), 115–120. Die Bakterien standen in 5 cm Abstand vom Router mit einer Leistung von 1 W.
171. Die Experimente wurden mit einer Handystrahlung von 0,9 GHz und einem WLAN-Router mit 1 W und 2,4 GHz durchgeführt. Die erhöhte Antibiotikaresistenz trat nur in einem engen Intensitätsfenster auf. Taheri M., Mortazavi S.M.J., Moradi M., Mansouri S., Hatam G.R. , Nouri F. (1917): Evaluation of the effect of radiofrequency radiation emitted from Wi-Fi router and mobile phone simulator on the antibacterial susceptibility of pathogenic bacteria Listeria monocytogenes and Escherichia coli. Dose-response 15 (1), 1-8. On-Line Publikation am 23. Januar 2017 doi:10.1177/1559325816688527, www.ncbi.nlm.nih.gov/pmc/articles/PMC5298474, aufgerufen am 21.11.2020, und https://journals.sagepub.com/doi/full/10.1177/1559325816688527, aufgerufen am 18.11.2020.
172. Hierbei handelte sich um Antibiotika, die die Zellwände der Bakterien angreifen. Andere Studien legen nahe, dass Funkstrahlung dies ebenfalls macht; siehe z.B. https://link.springer.com/article/10.1007/s10669-005-4276-8 für Hefezellen. In der zweiten der oben zitierten Arbeiten wurden andere Bakterien und andere Antibiotika untersucht.
173. Erhöhte Antibiotikaresistenz durch Funkstrahlung wurde auch bei anderen Bakterien festgestellt: Said-Salman l.H., Jebaii F.A., Yusef H.H., Moustafa M.E. (2019): Evaluation of Wi-Fi radiation effects on antibiotic susceptibility, metabolic activity and biofilm formation by Escherichia Coli 0157H7, Staphylococcus Aureus and Staphylococcus Epidermis. J Biomed Phys Eng. 2019;9(5), 579–586, https://doi.org/10.31661/jbpe.v0i0.1106, aufgerufen am 16.12.2020. Siehe auch https://hunavaruna.net/index.php/wireless-radiation-produces-antibiotic-resistant-bacteria-increases-pathogenic-bacteria, aufgerufen am 16.12.2020.
174. Dieser Abschnitt stützt sich auf den Forschungsbericht von

Cornelia Waldmann-Selsam: Wirkungen elektromagnetischer Felder auf Pflanzen. Beobachtungen und Studien aus 80 Jahren. Internet-Publikation der Kompetenzinitiative e.V., https://www.kompetenzinitiative.com/forschung, aufgerufen am 20.11.2020.

175. Gosset A., Gutmann G., Lakhovski G. und Magrou I.: Essay de thérapeutique de ‚cancer experimental' de plantes, Comptes Rendues de la Société de Biologie 91 (1924), 626–628.
176. Darauf wird nur in anderen Veröffentlichungen hingewiesen. Siehe auch Bortels, Hermann: Beziehungen zwischen Witterungsablauf, physikalisch-chemischen Reaktionen, biologischem Geschehen und Sonnenaktivität – unter besonderer Berücksichtigung eigener mikrobiologischer Versuchsergebnisse, Die Naturwissenschaften, Heft 8 (1951), 165–176.
177. Untersuchungen an pflanzlichen Zellen: Harte, Cornelia (1950): Mutationsforschung durch Ultrakurzwellen. Chromosoma, Band 3, 140–147.
178. Einige Projekte: https://www.jugend-forscht.de/projektdatenbank/elektromagnetische-strahlung-von-handys-und-wlan-beeinflusst-sie-pflanzenwachstum-und-schimmelbildung.html und https://www.diagnose-funk.org/publikationen/artikel/detail&newsid=538 und https://hessenchemie-blog.de/tag/jugend-forscht, aufgerufen am 21.11.2020.
179. Waldmann-Selsam C., Balmori-de la Puente A., Breunig H., Balmori A. (2016): Radiofrequency radiation injures trees around mobile phone base stations. Sci Total Environ 572: 554–569. https://www.researchgate.net/publication/306435017_radiofrequency_radiation_injures_trees_around_mobile_phone_base_stations, aufgerufen am 22.1.2021.
180. Kaur S., Vian A., Chandel S., Singh H.P., Batish D.R., Kohli R.K. (2021): Sensitivity of plants to high frequency electromagnetic radiation: cellular mechanisms and morphological changes. Reviews in Environmental Science and Bio/Technology. https://doi.org/10.1007/s11157-020-09563-9 und https://link.springer.com/article/10.1007/s11157-020-09563-9, aufgerufen am 22.1.2021. Beides nur Zusammenfassungen.
181. Dieser Abschnitt baut außer den zitierten Fundstellen noch auf die folgenden Arbeiten auf: Alain Thill: Biologische Wirkungen elektromagnetischer Felder auf Insekten (Review)

(2020), umwelt • medizin • gesellschaft 3-2020 Sonderbeilage. Das Bundesamt für Strahlenschutz argumentiert gegen diesen Artikel von Thill mit kaum ernsthaft nachvollziehbaren Argumenten: https://www.bfs.de/DE/bfs/wissenschaftforschung/stellungnahmen/emf/insektensterben-5g.html, aufgerufen am 26.11.2020. Die Antwort darauf findet man in https://www.diagnose-funk.org/publikationen/artikel/detail?newsid=1607, aufgerufen am 29.11.2020.

182. Anja Schmidt: Insektensterben und Mobilfunk (Review) (2020). Unveröffentlicht. anjaschm@gmx.de.
183. Alfonso Balmori (2021): Electromagnetic radiation as an emerging driver factor for the decline of insects. Science Total Environm 767 144913. https://doi.org/10.1016/j.scitotenv.2020.144913 und https://sciencedirect.com/science/article/pii/S0048969720384461?dgcid=author, aufgerufen am 5.2.2021.
184. Panagopoulos D.J., Chavdoula E.D., Nezis I.P., Margaritis L.H. (2007): Cell death induced by 900-MHz and 1800-MHz mobile telephony radiation. Mutation Research 626 (2007), 69-78. media.withtank.com/abe816c8ed/panagopoulos-et_al-2007-mut-res.pdf, aufgerufen am 6.12.2020.
185. Panagopoulos D.J., Margaritis L.H. (2003b): Mobile telephony radiation effects on living organisms. In: Harper A.C., Buress R.V. (Hrsg.): Mobile telephones ..., https://www.radiationresearch.org/wp-content/uploads/2020/05/2008_panagopoulos_margaritis_review.pdf, aufgerufen am 6.12.2020.
186. Das ist der Fall, wenn an einer Grenzschicht ein Gleichrichter entsteht. Dann erzeugen die Pulse „niederfrequente" Ströme, die großen Schaden anrichten können. Man beachte jedoch, dass es in den Zellen aller Lebewesen noch andere Gleichrichter gibt, beispielsweise die Calcium- oder allgemeiner die Ionen-Kanäle.
187. Cammaerts, M.C., De Doncker, P., Patris, X., Bellens, F., Rachidi, Z. & Cammaerts, D. (2012): GSM 900 MHz radiation inhibits ants' association between food sites and encountered cues. Electromagn Biol and Med: 1-15.
188. Cammaerts M.C., Johansson O. (2014): Ants can be used as bio-indicators to reveal biological effects of electromagnetic waves from some wireless apparatus. Electromagn Biol Med; 33 (4): 282-288.
189. Cammaerts, M.C., Rachidi, Z., Bellens, F. & De Doncker, P.

(2012): Food collection and response to pheromones in an ant species exposed to electromagnetic radiation. Electromagn Biol and Med: 1–18.
190. Ulrich Warnke: Bienen, Vögel und Menschen. Die Zerstörung der Natur durch ‚Elektrosmog'. Heft 1 der Broschürenreihe „Wirkungen des Mobil- und Kommunikationsfunks", ISBN 978-3-00-023124-7, https://www.kompetenzinitiative.com/broschuerenreihe, aufgerufen am 18.11.2020.
191. Favre, D. (2011): Mobile-phone-induced honeybeeworker piping. Apidologie 42 (3): 270-279, https://link-springer.com/article/10.1007/s13592-011-0016-x, aufgerufen am 27.11.2020.
192. Danial Favre (2017): Disturbing Honeybees' Behavior with Electromagnetic Waves: a Methodology. J Behav 2(2): 1010, https://www.jscimedcentral.com/Behavior/behavior-2-1010.php, aufgerufen am 27.11.2020.
193. Siehe die oben zitierte Arbeit von Alain Thill.
194. Ulrich Warnke (2009): Die Auswirkungen elektromagnetischer Felder auf Tiere. Ein Forschungsbericht. Internetpublikation der Kompetenzinitiative e.V., https://www.kompetenzinitiative.com/wp-content/uploads/2019/08/warnke_tiere-forschungsbericht.pdf, aufgerufen am 25.11.2020.
195. Löscher W. und Käs G. (1998): Auffällige Verhaltensstörungen bei Rindern im Bereich von Sendeanlagen. Der praktische Tierarzt 79, 437–444, https://www.mobilfunk-debatte.de/pdf/recherche_aerzte/LoescherKaes.pdf, aufgerufen am 26.11.2020.
196. In gleicher Aufstallungsform.
197. Bayerisches Staatsministerium für Landwirtschaft und Umwelt 2001. Diskussion dazu: Wolfgang Löscher (2003): Die Auswirkungen elektromagnetischer Felder von Mobilfunksendeanlagen auf Leistung, Gesundheit und Verhalten landwirtschaftlicher Nutztiere: Eine Bestandsaufnahme. Der Praktische Tierarzt 84 (11), 850–863.
198. Zitiert nach: Zellen im Strahlenstress. Warum Mobilfunkstrahlung krank macht. Eckpunkte internationaler Mobilfunkforschung. Autorenteam, Hrsg. Verein zum Schutz der Bevölkerung vor Elektrosmog e.V., Bismarckstraße 63, 70197 Stuttgart, https://www.der-mast-muss-weg.de, aufgerufen am 5.12.2020.

199. Dabei wurden Erkrankungen wie PI und BVD ausgeschlossen.
200. Siehe z. B. Hässig M., Jud F., Spieß B. (2012): Vermehrtes Auftreten von nukleärem Katarakt beim Kalb nach Erstellung einer Mobilfunkbasisstation. Schweizer Archiv für Tierheilkunde 154 (2), 82–86.
201. Buchner K., Eger H., Hopper J. (2014): Reduzierte Fruchtbarkeit und vermehrte Missbildungen durch Mobilfunkstrahlungen. Dokumentation aus einem landwirtschaftlichen Nutzbetrieb. umwelt • medizin • gesellschaft 27 (3), 182–191.
202. Bei dieser Rasse waren unter den neugeborenen Tieren 1,3 Ferkel mit Afterlosigkeit und 8,1 Zwitter zu erwarten.
203. Das ist nicht neu; bei Vögeln wird das Überwiegen weiblicher Tiere durch Funkstrahlung schon in dem bereits erwähnten Bericht von Zorach R. Glaser (1971) erwähnt: Bibliography of reported biological phenomena ("effects") and clinical manifestations attributed to microwave and radio-frequency radiation. Report Nr.2 (überarbeitet) , https://scholar.google.com/scholar?q=Glaser+naval+medical+microwave+radiofrequency+1972 und https://apps.dtic.mil/dtic/tr/fulltext/u2/750271.pdf, aufgerufen am 18.12.2020.
204. Jacques-Arsène d'Arsonval: Influence d'électricité sur la cellule microbienne. Arch. De physiol. norm. Et path. (5), 5 (1893), 66–69.
205. Richard von Zeynek (1869–1945) war zu dieser Zeit Professor für medizinische Chemie in Prag.
206. Schliephake, Erwin: Arbeitsergebnisse auf dem Kurzwellengebiet. Deutsch. Medizin. Wochenschrift 1932; 58 (32): 1235–41.
207. Schliephake, Erwin: Ultrakurzwellen in ihren medizinisch-biologischen Anwendungen. Georg Thieme Verlag, Leipzig 1938.
208. Schliephake, Erwin: Kurzwellentherapie – Die medizinische Anwendung elektrischer Höchstfrequenzen. Fischer Verlag, Stuttgart 1960.
209. Gosset, A. Gutmann, G, Lakhovski, G. und Magrou, I.: Essay de thérapeutique de ‚cancer experimental' de plantes, Comptes Rendues de la Société de Biologie 91 (1924), 626–628.
210. Hier sind besonders die Arbeiten von Schereschewsky zu nennen: J. W. Schereschewsky: The action of currents of very high frequency upon tissue cells, Pub. Health rep. 43 (1928), 927~945. Darin werden verschiedene Wirkungen der Strahlung auf Mäuse beschrieben, auch tödliche.

211. http://microwavenews.com/news-center/milton-zaret-early-prophet-microwave-hazards-dies-91, letzter Aufruf am 10.8.2020.
212. Franz Adlkofer (2014): Der Umgang der Politik mit dem Strahlenschutz der Bevölkerung. In Karl Richter (Hrsg., 2014): Langzeitrisiken des Mobil- und Kommunikationsfunks. Öffentliche Tagung der Kompetenzinitiative e.V. Würzburg, Festung Marienberg, 5. April 2014, ISBN 978-3-9812598-7-2, https://www.kompetenzinitiative.com/broschuerenreihe, aufgerufen am 18.12.2020.
213. Lebrecht von Klitzing (1995): Low frequency pulsed electromagnetic fields influence EEG of man. Phys. Med 1995 XI (2), 77–80.
214. Franz Adlkofer (2014): Siehe oben.
215. Lilienfeld-Studie EPA-Nr. 600/8-83-026F (Environment Protection Agency, USA, 1984) und J. R. Goldsmith (ed.): Environmental Health Perspectives 105, Supplement 6 (1997). Die Bestrahlung des Gebäudes fand nach dieser Quelle von 1953 bis 1975 von außen mit 50 mW/m^2 bei 600 MHz bis 9,5 GHZ statt. Dort werden auch die Gesundheitsschäden der Botschaftsangehörigen dokumentiert. Brodeur P. (1980): Die verheimlichte Gefahr. Aus dem Amerikanischen von Ingo Waldau. (Titel der Originalausgabe: The Zapping of America) Pfriemer Verlag, München, ISBN 3-7906-0094-6, zitiert von K. Hecht: Vortrag im bayer. Landtag zur Thematik Mobilfunk/Elektrosmog/Gesundheit am 7. 7. 2006. Adlkofer F., Hecht K., Klitzing L. von, Kniep., Mosgoeller W., Richter K., Scheiner H.-Ch., Warnke U. (2009): Warum Grenzwerte schädigen, nicht schützen – aber aufrecht erhalten werden, Broschürenreihe der Kompetenzinitiative zum Schutz von Mensch, Umwelt und Demokratie e.V., Heft 4, ISBN 978-3-9812598-2-7, https://www.kompetenzinitiative.com/broschuerenreihe, aufgerufen am 10.8.2020.
216. OMEGA NEWS (13. September 2004) Project Pandora. http://omega.twoday.net/stories/329632/, aufgerufen am 10.8.2020. Siehe auch die vorhergehende Anmerkung.
217. Beatrice Alexandra Golomb (2018): Diplomats' mystery illness and pulsed radiofrequency/microwave radiation. Neural Comput 30(11), 2882–2985. doi: 10.1162/neco_a_01133. https://pubmed.ncbi.nlm.nih.gov/30183509, aufgerufen am 2.2.2021.

218. NASA CR 166661: Electromagnetic field interactions with the human body: Observed effects and theories. NASA purchase order No. S–751518, April 1981.
219. CIA-Bericht JPRS L7298: Translations on USSR science and technology. Biomedical Sciences (GUO 28/77): Effects of non-ionizing electromagnetic radiation, 3.8.1977. Declassified and approved for release2012/5/10.
220. Karl Hecht (2012): Zu den Folgen der Langzeiteinwirkungen von Elektrosmog. Heft 6 der Broschürenreihe der Kompetenzinitiative zum Schutz von Mensch, Umwelt und Demokratie e.V., ISBN 978-3-9812598-1, https://www.kompetenzinitiative.com/broschuerenreihe, aufgerufen am 10.8.2020.
221. Buchner K., Rivasi M. (2021): Die Internationale Kommission zum Schutz vor nichtionisierender Strahlung: Interessenkonflikte, „Corporate Capture" und der Vorstoß zum Ausbau des 5G-Netzes. Heft 14 der Broschürenreihe der Kompetenzinitiative zum Schutz von Mensch, Umwelt und Demokratie e.V., https://www.kompetenzinitiative.com/broschuerenreihe, aufgerufen am 10.8.2020. Von dieser Schrift existieren verschiedene Druckversionen mit leicht unterschiedlichen Seitenlängen. Daher können sich die Seitenangaben verschieben. Englische Version: www.avaate.org/IMG/pdf/icnirp_report-final-june-2020.pdf, aufgerufen am 28.10.2020.
222. 2008-09-09; Dnr, 3753-2008-609. Siehe auch Hardell L., Carlberg M., (2020): Health risks from radiofrequency radiation, including 5G, should be assessed by experts with no conflicts of interest. Oncology Letters 20: 15, 2–11.
223. www.diagnose-funk.org/ratgeber/mobilfunk-risiken-und-alternativen/alternativen-strahlungsminimierung-selbstschutz/minimierung-am-praktischen-beispiel, aufgerufen am 21.12.2020.
224. Ebd.
225. In den neuen Grenzwertvorschlägen von 2020 gilt 1 °C vor allem für Ganzkörperbestrahlung; für einzelne Körperteile wie das Auge (außer der Iris, Hornhaut und vorderen Augenkammer, für die 5 °C erlaubt sind), den Kopf, Rumpf und die Hoden werden 2 °C zugelassen, für Arme, Beine, Ohrmuschel, Haut, Fettgewebe, Knochen und Muskeln sogar 5 °C. Siehe ICNIRP: Guidelines for limiting exposure to electromagnetic fields (100 kHz to 300 GHz) (2020), Health Physics 118 (5), 483–524, https://journals.lww.com/health-physics/Fulltext/2020/05000/Guidelines_for_Limiting_Exposure_to.2.aspx, aufgerufen am 15.8.2020.

226. Also sind bei einer Ganzkörperbestrahlung statt einer spezifischen Absorption von 4 W/kg nur 0,08 W/kg zuzulassen. Bei einer Teilkörperbestrahlung, z.B. durch ein Handy am Ohr, wird ein Grenzwert von 2 W/kg empfohlen.
227. Der SAR-Wert (Spezifische Absorptions-Rate) gibt an, welche Leistung (gemessen in Watt) absorbiert wird, in diesem Fall im Kopf. Dieser Wert wird durch die Masse des Gehirns (gemessen in kg) geteilt, die diese Strahlung absorbiert. Dem SAR-Wert liegt also der Gedanke zugrunde, dass die Schäden vor allem durch die Erwärmung des Gewebes entstehen. Vergleiche den Kasten „Die wichtigsten Fachbegriffe und Einheiten".
228. Hermann Schwan arbeitete bis zum Ende des Zweiten Weltkriegs am Kaiser-Wilhelm-Institut in Berlin und ging danach in die USA.
229. Franz Adlkofer (2014): Der Umgang der Politik mit dem Strahlenschutz der Bevölkerung – ein geschichtlicher Rückblick. In: Buchner K. et al.: Langzeitrisiken des Mobil- und Kommunikationsfunks. Heft 9 der Schriftenreihe Wirkungen des Mobil- und Kommunikationsfunks der Kompetenzinitiative zum Schutz von Mensch, Umwelt und Demokratie e.V., zu beziehen über diagnose-funk.org oder herunterladbar unter https://www.kompetenzinitiative.com/broschuerenreihe, aufgerufen am 11.8.2020.
230. ICNIRP – International Commission on Non-ionizing Radiation Protection. Guidelines for limiting exposure to time-varying electric, magnetic, and electromagnetic fields. Health Physics, 1998, 74(4), 494–522.
231. ICNIRP guidelines for limiting exposure to electromagnetic fields (100 kHz to 300 GHz) (2020), Health Physics 118 (5), 483-524, https://www.icnirp.org/cms/upload/publications/ICNIRPrfgdl2020.pdf, aufgerufen am 12.8.2020.
232. Bandara, Priyanka et al.: Serious safety concerns about 5G wireless deployment in Australia and New Zealand (2020), Radiation Protection in Australia 37, 47–54.
233. Genauer: 26. Bundesimmissionsschutzverordnung (BImSchV).
234. BT Drucksache 14/7958 vom 4. 1. 2002.
235. http://www.focus.de/digital/handy/tid-33641/warme-ohren-kopfschmerz-krebsgefahr-wie-gefaehrlich-sind-handystrahlen-wirklich-so-krebserregend-wie-kaffee_aid_1107333.html, aufgerufen am 11.8.2020. Siehe auch: Landwirtschaftliches Wochenblatt BLW 20 vom 20.5.2011.
236. Urteil (614/09) von Marcolini gegen INAIL des Berufungsge-

richts in Bergamo vom 22.12.2009, das das Urteil 471/08 des Gerichts von Brescia vom 15. 5. 2008 aufhob und dem Kläger wegen eines Gehirntumors eine 80%ige Rente zusprach. Das Urteil (904/2019 vom 3.12.2019, Romeo gegen INAIL) des Berufungsgerichts in Turin gab dem Kläger ebenfalls recht und bestätigte die Entscheidung des Tribunals von Ivrea aus dem Jahr 2017 in vollem Umfang.

237. Amtsgericht Gelderland, Einstweilige Verfügung vom 18. Dezember 2020, Fall AWB-19_2184 https://uitspraken.rechtspraak.nl/inziendocument?id=ECLI%3ANL%3ARBGEL%3A2020%3A6699, aufgerufen am 5.2.2021.
238. Swiss-Re warnt vor unvorhersehbaren Folgen elektromagnetischer Felder. Pressemeldung vom 1.10.2019 https://ehtrust.org/key-issues/reports-white-papers-insurance-industry/, Aufruf am 31.7.2020.
239. https://t1p.de/apple-mobilfunk, aufgerufen am 12.8.2020.
240. https://t1p.de/telekom-mobilfunk, aufgerufen am 12.8.2020.
241. S. 52, 60 von Buchner K., Rivasi M. (2021): Die Internationale Kommission zum Schutz vor nichtionisierender Strahlung: Interessenkonflikte, „Corporate Capture" und der Vorstoß zum Ausbau des 5G-Netzes. Heft 14 der Broschürenreihe der Kompetenzinitiative zum Schutz von Mensch, Umwelt und Demokratie e.V., https://www.kompetenzinitiative.com/broschuerenreihe, aufgerufen am 10.8.2020.
242. Hardell L. und Carlberg M.: Health risks from radiofrequency radiation, including 5G, should be assessed by experts with no conflicts of interest (2020), Oncology Lett 20, 15, 2-11, https://doi.org/10.3892/ol.2020.11876, aufgerufen am 15.8.2020, und Buchner, Rivasi: S. 38.
243. www.icnirp.org/en/about-icnirp/aim-ststus-history/index.html, aufgerufen am 3.9.2020.
244. International EMF Project, Progress Report June 2005-2006 http://www.who.int/peh-emf/publications/reports/IAC_Progress_Report_2005-2006.pdf, aufgerufen am 15.8.2020.
245. Buchner, Rivasi (siehe oben): S. 32.
246. www.spandidos-publications.com/ijo/51/2/405#b8-ijo-51-02-0405, aufgerufen am 13.7.2020.
247. Lennart Hardell (2017): World Health Organization, radiofrequency radiation and health - a hard nut to crack (Review), Int J Oncolog 51: 405-413, 2017 https://spandidos-publications.com/ijo/51/2/405, aufgerufen am 15.8.2020.

248. Zur IARC: Buchner, Rivasi, siehe oben: S. 25, 36, 54; zu SCE-NIHR siehe S. 38 in diesem Bericht.
249. https://maisonsaine.ca/wp-content/uploads/2014/07/AhlbomConflictsIARCMay23.pdf, aufgerufen am 3.2.2021.
250. Peggy Freiberger (verantwortlich): Weltgesundheitsorganisation und EHS www.elektrosensibel-ehs.de/weltgesundheitsorganisation-who/, aufgerufen am 8.10.2020.
251. Seit 1993 wird das wissenschaftliche Sekretariat von ICNIRP von einem hochrangigen Mitglied des Bundesamts für Strahlenschutz geführt.
252. 26. Verordnung zur Durchführung des Bundes-Immissionsschutzgesetzes (Verordnung über elektromagnetische Felder – 26. BImSchV), Ausfertigungsdatum: 16.12.1996, Stand: Neu gefasst durch Bek. v. 14.8.2013 I 3266.
253. ICNIRP guidelines for limiting exposure to time-varying electric, magnetic and electromagnetic fields (up to 300 GHz) (1998), Health Physics 74 (4), 494–522.
254. Dabei wird angenommen, dass es sich um eine freie Welle handelt. Das ist beim Telefonieren mit dem Handy für das Auftreffen der Strahlung am Kopf meist nicht erfüllt – besonders bei den unteren Frequenzbändern.
255. Hierfür gilt die Norm EN 55024:2010 + A1:2015.
256. Schon allein die einseitige Beratung der Bundesregierung durch die Industrie ist rechtswidrig: Buchner K., Schwab M. (2013): Die Grenzwerte der 26. BImSchV: Naturwissenschaftliche und juristische Defizite. Zeitschrift für Umweltrecht 4/2013, 212–220.
257. Bayerisches Staatsministerium für Landwirtschaft und Umwelt 2001. Diskussion dazu: Wolfgang Löscher (2003): Die Auswirkungen elektromagnetischer Felder von Mobilfunksendeanlagen auf Leistung, Gesundheit und Verhalten landwirtschaftlicher Nutztiere: Eine Bestandsaufnahme. Der Praktische Tierarzt 84 (11), 850–863.
258. Nortrud Semmler: Krank durch Mobilfunk ... Wissenschaftler warnen – Politiker beruhigen. Bayerischer Rundfunk „Das Notizbuch" vom 11.1.2001.
259. ICNIRP guidelines for limiting exposure to electromagnetic fields (100 kHz to 300 GHz). Health Physics 118(5) (2020): 483–524, www.icnirp.org/cms/upload/publications/ICNIRPrfgdl2020.pdf, aufgerufen am 9.10.2020.
260. Der Temperaturanstieg ist gleich der absorbierten Energie

geteilt durch eine Konstante c_p mal die absorbierende Masse. Die in 1 Minute von 1 m² Hautfläche absorbierte Energie ist 15.762 Ws nach 1 Minute bzw. 25.983 Ws nach 3 Minuten (Tabelle 2 im Kasten „Der ICNIRP-Grenzwertvorschlag von 2020 in Zahlen"). Mit c_p = 4.180 Ws/(kg K) und der Masse von 1,5 kg (im Volumen von 1 m² x 1,5 mm mit einem spez. Gewicht von 1 kg/dm³) folgt für den Temperaturanstieg in 1 Minute: 15.762 / (4.180 x 1,5) = 2,51 °C.

261. S. 34 in Buchner K., Rivasi M. (2021): Die Internationale Kommission zum Schutz vor nichtionisierender Strahlung: Interessenkonflikte, „Corporate Capture" und der Vorstoß zum Ausbau des 5G-Netzes. Heft 14 der Broschürenreihe der Kompetenzinitiative zum Schutz von Mensch, Umwelt und Demokratie e.V., https://www.kompetenzinitiative.com/broschuerenreihe. Die Seitenzahlen können sich beim Druck geringfügig verschieben.
262. International Commission on Non-Ionizing Radiation Protection ICNIRP (2020): ICNIRP guidelines for limiting exposure to electromagnetic fields (100 kHz to 300 GHz). Health Physics 118(5) (2020): 483–524, https://www.icnirp.org/cms/upload/publications/ICNIRPrfgdl2020.pdf, aufgerufen am 1.1.2021.
263. Oreskes, Naomi und Conway, Erik M.: Merchants of doubt: How a handful of scientists obscured the truth on issues from tobacco smoke to global warming. Bloomsbury Press 2010, ISBN: 9781596916104.
264. ICNIRP: ICNIRP note: Critical evaluation of two radiofrequency electromagnetic field animal carcinogenicity studies published in 2018. Health Phys. 118 (5), 525–532 (2018), www.ncbi.nlm.nih.gov/pubmed/31464775, aufgerufen am 9.10.2020.
265. Lin, James C. (2018): Clear evidence of cell phone radiation cancer risk, IEEE Microwave Magazine Sept/Oct 2018, 16–24, https://ieeexplore.ieee.org/document/8425056, aufgerufen am 15.8.2020.
266. SCENIHR Scientific Committee on Emerging and Newly Identified Health Risks SCENIHR Opinion on Potential health effects of exposure to electromagnetic fields (EMF) SCENIHR adopted this Opinion at the 9th plenary meeting on 27 January 2015 See the Link "Final opinion" in https://ec.europa.eu/health/scientific_committees/consultations/public_consultations/scenihr_consultation_19_en, aufgerufen am 27.8.2020.

Endnoten

267. Hertsgaard M., Dowie M. (2018): How big wireless made us think that cell phones are safe: A special investigation. The disinformation campaign and massive radiation increase behind the 5G rollout. The Nation, March 29, 2018, https://www.thenation.com/article/archive/how-big-wireless-made-us-think-that-cell-phones-are-safe-a-special-investigation/, aufgerufen am 12.9.2020. Nach dieser Quelle veröffentlichte Henry Lai 2007 dieses Ergebnis auch in der wissenschaftlichen Zeitschrift Environmental Health Perspectives.
268. Urteil Nr. AZ 354 O 511/14 des Landgerichts Hamburg. Siehe auch http://www.ig-erdkabel.at/uploads/media/Gigaherz_%E2%80%BA_Der_perfekte_Bumerang.pdf, aufgerufen am 4.9.2020 – In diesem Urteil wird es Lerchl bei einer Strafe von 250.000 Euro oder bis zu sechs Monaten Ordnungshaft untersagt, die Fälschungsvorwürfe gegen eine Laborantin der Medizinischen Universität Wien zu wiederholen, die angeblich die Daten der „Reflexstudie" zur erbschädigenden Wirkung von Mobilfunkstrahlung manipuliert hatte.
269. Landgericht Hamburg Az.: 324 O 255/12 Siehe auch Adlkofer, Franz: Eine Bankrotterklärung. Alexander Lerchl ist vor Gericht ein weiteres Mal gescheitert, https://stiftung-pandora.eu/wp-content/uploads/2018/01/2017-02-23_Pandora_Lerchl-Bankrott.pdf, aufgerufen am 22.8.2020.
270. Urteil des Hanseatischen Oberlandesgerichts Bremen, Geschäftszeichen 2 U 104/17 = 7 O 1707/16 Landgericht Bremen, verkündet am 11.12.2020.
271. Schreiben der IARC, Abteilung IARC Monographien, an Prof. Alexander Lerchl vom 26. 10.2010.
272. Prof. Lerchl beantragte am 30.12.2016 beim Landgericht Bremen eine Einstweilige Verfügung auf Unterlassung dieser Aussagen, die mit Schreiben seines Anwalts Cordes vom 25.1.2017 und vom 7.2.2017, Az. 12993-17/Sk/nh zurückgenommen werden musste. Siehe http://www.stiftung-pandora.eu/downloads/pandora_lerchl-bankrott_2017-02-23.pdf, aufgerufen am 7.9.2020. Die erste Phase dieses Skandals wird dargestellt in: Adlkofer F. und Richter K. (2011): „Strahlenschutz im Widerspruch zur Wissenschaft", Heft 5 der Schriftenreihe „Wirkungen des Mobil- und Kommunikationsfunks", ISBN 978-3-9812598-3-4, https://www.

kompetenzinitiative.com/broschuerenreihe/, aufgerufen am 11.9.2020.
273. 1.1.2009 – Ende 2012 Vorsitzender des Ausschusses „Nichtionisierende Strahlung" der Strahlenschutzkommission, https://idw-online.de/en/news297443 und https://www.zeit.de/2013/35/strahlung-elektromagnetische-felder, aufgerufen am 12.9.2020.
274. Dem Bundesamt für Strahlenschutz standen für die Durchführung des Deutschen Mobilfunk-Forschungsprogramms 2002 bis 2008 17 Millionen Euro zur Verfügung, die zur Hälfte von den Mobilfunk-Betreibern und dem Bundesministerium für Umwelt, Naturschutz und Reaktorsicherheit aufgebracht wurden.
275. Am 25.1.2017 nahm der Rechtsanwalt von Prof. Lerchl den Antrag einer einstweiligen Verfügung auf Unterlassung der folgenden Aussage zurück: „Herr Prof. Lerchl hat durch bewusst verfehlte Planung, Durchführung und Auswertung der ihm im Rahmen des Deutschen Mobilfunk-Forschungsprogramms übertragenen Forschungsvorhabens das von der Mobilfunkindustrie gewünschte Ergebnis erzielt." Siehe http://www.stiftung-pandora.eu/downloads/pandora_lerchl-bankrott_2017-02-23.pdf, aufgerufen am 7.9.2020.
276. https://www.diagnose-funk.org/publikationen/artikel/detail&newsid=1597, aufgerufen am 21.12.2020.
277. Carlo, G. und Schramm, M. (2001): Cellphones – Invisible hazards in a wireless age. An insider's alarming discoveries about cancer and genetic damage. Carroll & Graf Publishers, ISBN 978-0786709601. Siehe auch das Buch „Thank you for calling" und den Film von Klaus Scheidsteger, https://emu-verlag.de/thank-you-for-calling-dvd-12270 und https://emu-verlag.de/thank-you-for-calling-das-buch-zum-film-12457, aufgerufen am 10.10.2020.
278. Dehghan N, Taeb S. (2013): Adverse health effects of occupational exposure to radiofrequency radiation in airport surveillance radar operators. Indian Journal of Occupational and Environmental Medicine.17(1):7-11. doi: 10.4103/0019-5278.116365. Retraction in: Indian J Occup Environ Med.17(2):40 (2013).
279. Bandara, Priyanka et al. (2020): 5G Wireless Deployment and Health Risks: Time for a Medical Discussion in Australia and New Zealand. ACNEM Journal Vol 39 No 1, 27–34, https://

www.acnem.org/news/5g-wireless-deployment-and-health-risks-time-medical-discussion-australia-and-new-zealand, aufgerufen am 21.9.2020.
280. Genauer: Das Bundes-Umweltministerium: Siehe S. 14 von Buchner K., Rivasi M. (2021): Die Internationale Kommission zum Schutz vor nichtionisierender Strahlung: Interessenkonflikte, „Corporate Capture" und der Vorstoß zum Ausbau des 5G-Netzes. Heft 14 der Broschürenreihe der Kompetenzinitiative zum Schutz von Mensch, Umwelt und Demokratie e.V., https://www.kompetenzinitiative.com/broschuerenreihe. Die Seitenzahlen können sich beim Druck geringfügig verschieben.
281. S. 26 von Buchner und Rivasi, siehe oben. Vergleiche auch Schumann H. und Simantke E.: Wie gesundheitsschädlich ist 5G wirklich? Tagesspiegel, 15. Januar 2019, www.tagesspiegel.de/gesellschaft/mobilfunk-ein-internationales-forscher-team-kommt-zu-beunruhigenden-ergebnissen/23852384-2.html, aufgerufen am 27.8.2020.
282. European Union Programme for Employment and Social Innovation (EaSI) 2014-2020 (EC – Directorate General Social Affairs).
283. Siehe den jeweiligen Jahresbericht von OCNIRP und Buchner, Rivasi S. 14.
284. S. 15 von Buchner, Rivasi, siehe oben.
285. S. 15 von Buchner, Rivasi, siehe oben.
286. Hertsgaard M., Dowie M.: siehe Endnote 267.
287. S. 48 von Buchner und Rivasi, siehe oben.
288. https://www.bfs.de/DE/bfs/wir/standorte/cottbus/cottbus.html, aufgerufen am 21.12.2020.
289. S. 32 von Bandara, Priyanka et al., siehe oben.
290. The World Foundation of Natural Science: Die Gefahr der Mikrowellentechnologie. Juni 2019. Bestelladresse: The World Foundation of Natural Science, Postfach 7995, 6000 Luzern, Schweiz.
291. https://de.statista.com/statistik/daten/studie/253359/umfrage/prognose-zum-mobilfunkumsatz-der-netzbetreiber-weltweit/, aufgerufen am 27.10.2020.
292. Welche langfristigen Schäden sogar durch die älteren Technologien entstehen, zeigte sich schon in den 1950er-Jahren bei der Bestrahlung der US-Botschaft in Moskau. Hier sei besonders auch auf die Veränderung der Gehirnströme hingewiesen, die im dritten Kapitel beschrieben wurde.

293. https://text.npr.org/913748800, aufgerufen am 27.10.2020.
294. https://www.dvidshub.net/video/304622/solid-state-active-denial-technology#.Umk9zsvD-pp, aufgerufen am 27.10.2020.
295. In Art. 6.
296. Art. 8.1.
297. EGMR, Urt. v. 16.10.2007 – 74.336/01, Verfahrensbeteiligte: Parry / D, Beschw.Nr. 24378/02, NJW 2008, 3409 = ÖJZ 2008, 246. ZAP 15/2016AP 15/2016.
298. Bernd Budzinski (2011): Zur rechtlichen Unzulässigkeit der gezielten Innenraumdurchstrahlung mit Mobilfunk („Indoor-Versorgung"): „Von der Versorgung ohne Auftrag zur Bestrahlung ohne Gesetz"; NVwZ 2011, S. 1165–1171.
299. Deutscher Bundestag, 17. Wahlperiode, Drucksache 17/14646 (Antwort auf eine Kleine Anfrage der Abgeordneten Sabine Stüber, Eva Bulling-Schröter, Ralph Lenkert, weiterer Abgeordneter und der Fraktion DIE LINKE) – Drucksache 17/14548, dipbt.bundestag/dip21/btd/17/146/1714646.pdf, aufgerufen am 21.12.2020.
300. Art. 191 AEUV (Vertrag über die Arbeitsweise der Europäischen Union) und die Art. 2 und 20a GG (Grundgesetz der Bundesrepublik Deutschland).
301. Rio-Deklaration zu Umwelt und Entwicklung (UN-Agenda 21; neu: UN-Agenda 2030), https://www.un.org/depts/german/conf/agenda21/rio.pdf, aufgerufen am 21.12.2020.
302. www.theguardian.com/environment/2015/jun/29/supreme-court-air-pollution-epa-coal-plants, aufgerufen am 28.9.2020.
303. US Code 2015 Titel 47, §332 (c)(7)(B) iv, S.169, siehe oben.
304. Art. 191 Abs. 2 AEUV (Vertrag über die Arbeitsweise der Europäischen Union).
305. http://www.5gappeal.eu/wp-content/uploads/2018/06/reply_vinciunas.pdf, aufgerufen am 28.9.2020.
306. SCENIHR Scientific Committee on Emerging and Newly Identified Health Risks SCENIHR Opinion on Potential health effects of exposure to electromagnetic fields (EMF). SCENIHR adopted this Opinion at the 9th plenary meeting on 27 January 2015. Siehe den Link „Final opinion" in https://ec.europa.eu/health/scientific_committees/consultations/public_consultations/scenihr_consultation_19_en, siehe oben.
307. Art. 6 des EU-Vertrags. Hier sind speziell die Art. 3, 4, 5, 35 der Charta der Grundrechte der Europäischen Union wichtig.

308. Art. 168 und 169 AEUV (Vertrag über die Arbeitsweise der Europäischen Union).
309. Empfehlung 1999/519/EC des EU-Ministerrats. Allgemeiner wird eine Angleichung einiger Standards von Industrie-Normen angestrebt.
310. Deutscher Bundestag, 17. Wahlperiode, Drucksache 17/14646. dipbt.bundestag/dip21/btd/17/146/1714646.pdf, aufgerufen am 21.12.2020.
311. Bernd Budzinski: „Schutz ohne Vorsorge durch die 26. Bundesimmissionsschutzverordnung - oder schützende Vorsorge durch gemeindliche Bauleitplanung?"; NuR 2008, S. 535 – 544. Siehe auch: Aushebelung von Grund- und Schutzrechten in https://www.kompetenzinitiative.com/mainz-2019 ab Minute 40, aufgerufen am 29.9.2020.
312. Diagnose Funk: Kommunen ohne 5G – abgehängt vom Fortschritt?, https://www.5g-nachgefragt.de/wp-content/uploads/2020/07/FragenundAntworten_200701.pdf, aufgerufen am 29.9.2020.
313. Allgemein zum Vorsorgeprinzip bei Mobilfunk: Hans-Jürgen Müggenborg: Das Vorsorgeprinzip beim Ausbau von G5 im Erscheinen.
314. „Schlussfolgerungen des Rates zur Gestaltung der digitalen Zukunft Europas" (9. Juni 2020), Nr. Vordok.: 8098/1/20, https://data.consilium.europa.eu/doc/document/ST-8098-2020-REV-1/de/pdf, aufgerufen am 8.10.2020.
315. EGMR, NVwZ 2008, 1215, 1216.
316. US Code 2015 Titel 47, Chapter 5, Subchapter III, Part I, §332 (c)(7)(B) iv, S.169: "No State or local government or instrumentality thereof may regulate the placement, construction, and modification of personal wireless service facilities on the basis of the environmental effects of radio frequency emissions to the extent that such facilities comply with the Commission's regulations concerning such emissions." Dabei bedeuten „personal wireless services" u.a. auch den Mobilfunk, www.govinfo.gov/content/pkg/USCODE-2015-title47/pdf/USCODE-2015-title47.pdf, aufgerufen am 12.10.2020. Ein weiterer Link ist www.govregs.com/uscode/title47_chapter5_subchapterIII_partI_section332, aufgerufen am 5.10.2020. Es gilt allerdings ein Minimierungsgebot für die Sendeleistung: §324 in diesem US Code 2015, Titel 47, Chapter 5.
317. Art. 20.4 GG.

318. BGH NJW 03, 2377.
319. Herkner, GuG 2007, 193–195. Ein Schadenersatz für einen Wertverlust kommt nach § 823 Abs. 1, 2 BGB in Betracht. Dass ein solcher auch unabhängig von eingehaltenen Grenzwerten eintreten kann, ist mit o.g. Beschluss des BGH erstmals höchstrichterlich anerkannt worden. Für den Wertverlust, der nach einer Maklerstudie bis zu 50 % betragen kann, ist Art. 14 Abs. 1 GG einschlägig bzw. kann es sich um einen sogenannten enteignungsgleichen Eingriff handeln (Allgaier).
320. www.scmp.com/abacus/tech/article/3098964/5g-towers-are-consuming-lot-energy-so-china-unicom-putting-some-them, aufgerufen am 29.10.2020.
321. Siehe vorausgehende Anmerkung.
322. Daten zur Absorption einiger Baumaterialien werden im Kasten „Schutz durch bauliche Maßnahmen" (Seite 195ff.) angegeben.
323. Wilfried Kühling (2021): 5G/Mobilfunk durch die gesamträumliche Planung steuern. Broschürenreihe der Kompetenzinitiative, Heft 13, im Erscheinen, https://www.kompetenzinitiative.com/broschuerenreihe/, aufgerufen am 4.12.2020.
324. Von der FCC genehmigte Daten: http://licensing.fcc.gov/myibfs/download.do?attachment_key=1200245, aufgerufen am 7.11.2020. Dabei ist zu beachten, dass die Satelliten gebündelte, auf den Empfänger ausgerichtete Strahlen senden. Deshalb wird ihre Leistung als „EIRP" angegeben, also als diejenige Leistung, die ein Sender hätte, wenn er in alle Richtungen gleichmäßig strahlen würde. Die angegebene EIRP-Sendeleistung ist also wesentlich höher als die tatsächliche.
325. https://telecoms.com/506766/court-clears-sale-of-oneweb-to-ukgovernment/, aufgerufen am 7.11.2020.
326. Von der FCC genehmigte Daten: http://licensing.fcc.gov/myibfs/download.do?attachment_key=1326688, aufgerufen am 7.11.2020.
327. Nach Elon Musk reichen ca. 500 seiner in 1.200 Kilometern Höhe fliegenden Satelliten aus, um die gesamte Erdoberfläche zu überdecken. Die von ihm angestrebte hohe Zahl dient lediglich dazu, die Bandbreite und damit die Übertragungsgeschwindigkeit für die jeweiligen Nutzer zu erhöhen.
328. Beispiel: Starlink-Satelliten in 1.200 Kilometern Höhe. Da die angegebene Leistung von 3.200.000 W als äquivalente iso-

trope Leistung EIPR angegeben wird (siehe obige Anmerkung hierzu), betrachtet man eine Kugel mit 1.200 Kilometern Radius und berechnet den Bruchteil davon, den 1 m² bildet. Die EIPR-Leistung wird damit multipliziert: Man erhält $3{,}2 \cdot 10^6 / ((1{,}2 \cdot 10^6)^2 \cdot 4\pi)$ W/m² = 0,18 µW/m² für einen Satelliten über dem Beobachter. Tatsächlich kommt aber wesentlich weniger bei ihm an, weil die Luftschichten den Strahl zum Teil absorbieren. Für eine andere Überlegung siehe https://baubiologie-magazin.de/downloads/5g_satellit.pdf, aufgerufen am 7.11.2020.

329. „Untersuchungsausschuss im Bundestag: US-Informant vergleicht NSA mit einer Diktatur", in: Spiegel Online vom 3.7.2014, www.spiegel.de/politik/deutschland/william-binney-als-zeuge-im-nsa-untersuchungsausschuss-a-979062.html , aufgerufen am 6.10.2020.
330. Süddeutsche Zeitung vom 9.7.2013, www.sueddeutsche.de/politik/historiker-foschepoth-ueber-us-ueberwachung-die-nsa-darf-in-deutschland-alles-machen-1.1717216, aufgerufen am 13.10.2020: Interview zu Foschepoths Buch „Überwachtes Deutschland".
331. Da Geheimdienste wohl kaum vergessen, ihre Rufnummer zu unterdrücken, war dieser Vorgang wahrscheinlich nur eine Warnung einer anderen Stelle, dass der Autor als Abgeordneter und Berichterstatter einer wichtigen Gesetzgebung mit seinem Handy vorsichtiger umgehen soll. Es war nicht die erste derartige Warnung.
332. www.legislation.gov.uk/ukpga/2016/25/contents/enacted, aufgerufen am 14.10.2020.
333. Die Vorratsdatenspeicherung wurde durch das Urteil des Europäischen Gerichtshof vom 6. Oktober 2020 auf die Abwehr oder Verfolgung einer schweren Straftat beschränkt. Sie ist auch erlaubt, wenn sie für die nationale Sicherheit nötig ist. Da aber ein Teil dieser Daten ohnehin für die Abrechnung der Telefon- und Internetkosten benötigt wird, müssen sie für kurze Zeit gespeichert werden. Damit ist ein Missbrauch trotz dieses Urteils jederzeit möglich. Bei den IP-Adressen ist der Europäische Gerichtshof etwas großzügiger.
334. Dazu muss ein Schadprogramm aufgespielt werden, das beispielsweise über WLAN oder Bluetooth empfangen wird. www.stern.de/digital/smartphones/ueberwachung-das-handy-als-wanze-3262738.html, aufgerufen am 22.12.2020.

335. https://netzpolitik.org/2020/staatstrojaner-provider-sollen-internetverkehr-umleiten-damit-geheimdienste-hacken-koennen/, aufgerufen am 27.10.2020.
336. www.sueddeutsche.de/digital/staatstrojaner-verfassungsschutz-quellen-tkue-1.5088187, aufgerufen am 30.10.20.
337. EU-Verordnung (EU) 2015/758.
338. Briefing: China's social credit System. The Economist December 17th 2016.
339. Deutsche Welle vom 31.3.2017, www.dw.com/en/hello-big-brother-how-china-controls-its-citizens-through-social-media/a-38243388 und die darin unter „DW recommends" angegebenen Artikel, aufgerufen am 22.12.2020.
340. Die Seite www.indect-project.eu ist nicht mehr verfügbar; siehe stattdessen Spiegel Online vom 13.11.2012: www.spiegel.de/netzwelt/netzpolitik/eu-ueberwachungsprojekt-indect-die-volle-kontrolle-a-866785.html, aufgerufen am 22.12.2020 oder den Eintrag in Wikipedia.
341. Definition von Wikipedia: „Kleine Textdatei in Webbrowsern (Internet-Programme wie Firefox, Edge Chrome usw.) zum Zwischenspeichern beliebiger Informationen, die vom Webbrowser und auch vom Server aus geschrieben und gelesen werden kann."
342. https://id2020.org, aufgerufen am 24.10.2020.
343. Auf der Homepage https://id2020.org wird Peggy Johnson, Executive VP, Business Development, Microsoft zitiert: "Closing the identity gap is an enormous challenge. It will take the work of many committed people and organizations coming together across different geographies, sectors and technologies. But it's exciting to imagine a world where safe and secure digital identities are possible, providing everyone with an essential building block to every right and opportunity they deserve."
344. Auf dem Weltwirtschaftsforum 2018 in Davos gab eine Reihe weiterer Organisatoren ihre finanzielle Unterstützung des Projekts ID2020 bekannt: Mercy Corps, Hyperledger, UN International Computing Center. Microsoft, Accenture und die Rockefeller Foundation tragen mit je einer Million US Dollar zur Finanzierung bei. www.prnewswire.com/news-releases/the-id2020-alliance-announces-new-partners-in-digital-identity-initiative-300585991.html, aufgerufen am 25.10.2020.

Endnoten

345. Caribbean News Global: https://menafn.com/1100455431/The-Commons-Project-Establishes-Global-Board-of-Trustees, aufgerufen am 25.10.2020.
346. Caribbean News Global, siehe vorhergehende Anmerkung.
347. https://thecommonsproject.org/newsroom/press-release-commonpass-launches-to-enable-safer-travel-and-accelerate-border-reopenings, aufgerufen am 25.10.2020.
348. www.commonhealth.org, aufgerufen am 26.10.2020.
349. https://www3.weforum.org/docs/WEF_The_Known_Traveller_Digital_Identity_Concept.pdf, aufgerufen am 25.10.2020.
350. Zbigniew Brzeziński: Between two Ages: America's Role in the Technotronic Era, The Viking Press 1970 (neueste Auflage 1982). Übersetzung zitiert nach William F. Engdahl: Die Denkfabriken. Wie eine unsichtbare Macht Politik und Mainstream-Medien manipuliert.
351. https//privacy.microsoft.com/de-de/privacystatement aufgerufen am 27.10.2020. Die entsprechende Passage lautet: „Microsoft sammelt Daten über Sie, durch unsere Interaktionen mit Ihnen sowie über unsere Produkte. Einige dieser Daten stellen Sie direkt bereit, andere erhalten wir durch das Sammeln von Informationen über Ihre Aktivitäten, Nutzung und Erfahrungen mit unseren Produkten. ... Wir erhalten ebenfalls Daten über Sie von Drittanbietern."
352. www.whatsapp.com/legal/privacy-policy-eea?l=de#privacy-policy-information-you-and-we-share, aufgerufen am 27.10.2020. Dort steht: „Informationen, die wir sammeln ... Informationen, die du zur Verfügung stellst ... Deine Account-Informationen. ... Im Einklang mit den geltenden Gesetzen stellst du uns regelmäßig die Telefonnummern in deinem Mobilfunk-Adressbuch zur Verfügung, darunter sowohl die Nummern von Nutzern unserer Dienste als auch die von deinen sonstigen Kontakten. Möglicherweise stellst du uns auch eine E-Mail-Adresse zur Verfügung. ..." Und im nächsten Punkt steht: „Normalerweise speichern wir deine Nachrichten im Rahmen der Bereitstellung unserer Dienste nicht. ... Um die Leistung zu verbessern und Mediennachrichten effizienter zuzustellen, beispielsweise wenn viele Personen ein beliebtes Foto oder Video teilen, können wir solche Inhalte länger [Anm. d. Autors: länger als 30 Tage] auf unseren Servern behalten."

353. Unter der Adresse www.whatsapp.com/legal/?l=de#privacy-policy-information-you-and-we-share stand „Adressbuch. Du stellst uns regelmäßig die Telefonnummern von WhatsApp-Nutzern und deine sonstigen Kontaktdaten in deinem Mobiltelefon-Adressbuch zur Verfügung. Du bestätigst, dass Du autorisiert bist, uns solche Telefonnummern zur Verfügung zu stellen, damit wir unsere Dienste anbieten können". Aufgerufen am 19.10.2017; heute nicht mehr verfügbar.
354. www.youtube.com/watch?reload=9&v=-u3H3PvebBU, aufgerufen am 27.10.2020.
355. Hierzu gibt es inzwischen viel Literatur. Einen Überblick gibt z.B. https://de.wikipedia.org/wiki/Brutkastenlüge, aufgerufen am 20.10.2020.
356. https://www.deutschlandfunk.de/tonkin-zwischenfall-als-die-usa-in-den-vietnamkrieg.871.de.html?dram:article_id=293318, aufgerufen am 21.11.2020.
357. https://www.welt.de/politik/ausland/article174785094/Cambridge-Analytica-Unsere-Daten-haben-Trumps-Strategie-bestimmt.html#cs-Chris-Wylie-from-Canada-who-once.jpg, aufgerufen am 22.12.2020.
358. Hauke Ritz: Technologie der unfreien Welt – Teil 1: Der Quellcode. Multipolar, 6. Juli 2020. https://multipolar-magazin.de/artikel/technologie-der-unfreien-welt-teil-1, aufgerufen am 19.10.2020.
359. Paul Schreyer: Chronik einer angekündigten Krise. Wie ein Virus die Welt verändern konnte. Westend Verlag 2020, ISBN 978-3-86489-316-2.
360. Smart City Charta der Bundesregierung, BMUB 2017:43.
361. Peter Hensinger: SmartCity & BigData – Sozialisation zum digitalen Autismus. umwelt • medizin • gesellschaft 32 (2019), 2.
362. www.diagnose-funk.org/ratgeber/mobilfunk-risiken-und-alternativen/alternativen-strahlungsminimierung-selbstschutz/minimierung-am-praktischen-beispiel, aufgerufen am 11.8.2020.
363. www.diagnose-funk.org/publikationen/artikel/detail?newsid=330, aufgerufen am 23.10.2020.
364. Hierzu gibt es einen „Brennpunkt" bei diagnose:funk: https://www.diagnose-funk.org/. Dort in das Suchfeld „VLC" eingeben.
365. www.hhi.fraunhofer.de/en/press-media/news/2020/fraunhofer-hhi-introduces-new-usb-lifi-modules-with-up-to-1-gbits.html, aufgerufen am 24.10.2020.

366. www.hhi.fraunhofer.de/en/departments/pn.html, aufgerufen am 24.10.2020.
367. Zu den Handlungsmöglichkeiten der Gemeinden siehe auch die unten erwähnte Schrift von Wilfried Kühling und den diagnose:funk-ratgeber 5: Jörn Gutbier: Kommunale Handlungsfelder. https://www.diagnose-funk.org/download.php?field=filename&id=12&class=DownloadItem, aufgerufen am 25.9.2020.
368. Art. 28 Abs. 2 Satz 1 GG.
369. Urteil des Bundesverwaltungsgerichts vom 30. August 2012: BVerwG 4 C 1.11.
370. Hier sei an die Antwort der Bundesregierung auf eine Große Anfrage der CDU/CSU-Fraktion erinnert: „Bei der Ableitung der geltenden Grenzwerte, welche die Grundlage der Standortbescheinigung bilden, hat das Vorsorgeprinzip keine Berücksichtigung gefunden." BT Drucksache 14/7958 vom 4.1.2002. Die Grenzwerte von damals gelten heute immer noch.
371. Bernd Budzinski: „Schutz ohne Vorsorge durch die 26. Bundesimmissionsschutzverordnung – oder schützende Vorsorge durch gemeindliche Bauleitplanung?"; Natur und Recht 2008, S. 535–544.
372. Mobilfunkmasten sind zwar im Baurecht privilegiert. Damit soll erreicht werden, dass alle Bürger Zugang zum Mobilfunk haben. Dabei wird aber keine bestimmte Technik bevorzugt. Eine Gemeinde kann deshalb den Ausbau von 5G auf ihrem Gebiet untersagen. In Deutschland haben beispielsweise die Orte Bad Wiessee, Murnau, Bad Kohlgrub, Tutzing und viele andere einen Ausbau von 5G verboten, bis dessen gesundheitliche Unbedenklichkeit bewiesen ist. Auch in Österreich, Frankreich, Italien, in der Schweiz und in vielen weiteren europäischen Ländern haben Kommunen den Ausbau von 5G gestoppt.
373. §7a BImSchV.
374. Europäisches Parlament (STOA) (2001): The Physiological and Environmental Effects of Non-Ionising Electromagnetic Radiation. https://www.europarl.europa.eu/stoa/en/document/DG-4-JOIN_ET(2001)297574, aufgerufen am 27.12.2020.
375. Parlamentarische Versammlung des Europarats (2011): The potential dangers of electromagnetic fields and their effect on the environment. Resolution, Doc. 1815, Text adopted by the

Anhang

Standing Committee, acting on behalf of the Assembly, on 27 May 2011, https://assembly.coe.int/nw/xml/XREF/Xref-XML2HTML-en.asp?fileid=17994, aufgerufen am 27.12.2020.

376. EUROPAEM (2016): EMF Guideline 2016 for the prevention, diagnosis and treatment of EMF-related health problems and illnesses (Belyaev I et al.). In: Rev Environ Health. 2016 Sep 1; 31(3):363-97. doi: 10.1515/reveh-2016-0011.
377. Wilfried Kühling (2021): 5G/Mobilfunk durch Gesamträumliche Planung steuern. Broschürenreihe der Kompetenzinitiative Heft 13, im Erscheinen, https://www.kompetenzinitiative.com/broschuerenreihe, aufgerufen am 4.12.2020.
378. Art. 8.1 EMRK.
379. Art. 6 GG.
380. EGMR, Urt. v. 16.10.2007-74.336/01, Verfahrensbeteiligte: Parry/D, Beschw.Nr. 24378/02, NJW 2008, 3409 = ÖJZ 2008, 246 AP 15/2016ZAP 15/2016.
381. Budzinski B., Kühling W. (2015): „Mobilfunkfreie ‚Weiße Zonen' – irreal oder rechtlich geboten?"; NVwZ 2015, 1410–1416 (auch auf Französisch und Englisch verfügbar).
382. Beschluss im Februar 2019 auf Antrag von Frau Anke Bay. Siehe Punkt 4.5 der Sitzungsvorlage DS 2019/038, www.emfsa.co.za/wp-content/uploads/2019/02/Sitzungsvorlage-1.pdf und www.diagnose-funk.org/publikationen/artikel/detail&newsid=1393, beides aufgerufen am 1.11.2020.
383. www.next-up.org/Newsoftheworld/EHS_Zone_Refuge.php aufgerufen am 10.1.2021. Kontakt: contact@ehs-refuge-zone.eu.
384. Gesetz über den Messstellenbetrieb und die Datenkommunikation in intelligenten Energienetzen (Messstellenbetriebsgesetz vom 29.8.2016, zuletzt geändert durch Art. 90 des Gesetzes vom 20.11.2019). §21: „(1) Ein intelligentes Messsystem muss ... 3. sichere Verbindungen in Kommunikationsnetzen durchsetzen, um a) über eine sichere und leistungsfähige Fernkommunikationstechnik die sichere Administration und Übermittlung von Daten unter Beachtung der mess- und eichrechtlichen und der datenschutzrechtlichen Vorgaben zu ermöglichen, wobei das Smart-Meter-Gateway neben der verwendeten für eine weitere vom Smart-Meter-Gateway-Administrator vermittelte und überwachte zusätzliche, zuverlässige und leistungsfähige Art der Fernkommunikation offen sein muss, ..."

385. Pauli P., Moldan D. (2003): Reduzierung hochfrequenter Strahlung. Baustoffe und Abschirmmaterialien. 2. Auflage. Als Muster kostenlos herunterladbar von https://www.baubiologie-regional.de/pauli_moldan_2003_leseprobe.pdf, aufgerufen am 23.1.2021.
386. Pauli P., Moldan D. im Berufsverband Deutscher Baubiologen (2015): Reduzierung hochfrequenter Strahlung im Bauwesen: Baustoffe und Abschirmmaterialien (Taschenbuch). ISBN: 978-3981402599.

Anhang

Stichwortregister

5G-Technik .... 14, 16, 19, 24 f., 26 ff., 80 ff., 117, 124 f., 137 ff., 154 ff., 165 ff., 178 ff., 191 ff.

A
Abhörsicherheit 182, 198
Abschirmkleidung 79
Abschirmung .... 195 ff.
Access-Points 178, 180, 182
ACMA (Australian Communications and Media Authority) .... 139 f.
ADHS 67, 71, 75, 78
Allergien 71, 76, 84
ALS (amyotropic lateral sclerosis) 85
Alzheimer 55, 64, 85
Ameisen (Orientierung) 96
Android 148, 169
Antenne
→ Ausbreitung der Strahlung .... 28 ff.
→ Schutzkreis 111
Antibiotikaresistenz 91
Apple 113, 168, 171
ARPANSA (Australian Radiation Protection and Nuclear Safety Agency) 114, 139
Assistenzhunde 79
Autismus 55
Autoimmunerkrankungen 75

B
Babyphone .... 22, 193 f.
Bakterien 91
Bayerische Rinderstudie .... 123 f.
Beeinflussung von Meinungen .... 170 ff.
Bernhardt, Jürgen 116, 119
Bienen (Orientierung) 97
Bleistiftstrahl .... 26 f.
Bluetooth .... 22 ff., 193 f.

Blut-Hirn-Schranke .... 47, 53, 135 f.
Bluthochdruck ...., 71, 79
Blutuntersuchungen 77
Bradford-Hill-Kriterien .... 68 ff.
Breitbandnetz 26
Buchner-Rivasi-Bericht 110, 114, 135
Bundesimmissions-schutzgesetz 112, 186
Bundestrojaner 162
Bürgerinitiativen 186, 189

C
Calcium-Kanäle .... 35 ff., 46, 51, 95
Cambridge Analytica .... 171 ff.
CommonHealth (App) 167
CommonPass (App) .... 167 f.
Commons Project .... 167 f.
Cookies 149, 166
Covid-19-Status 167

D
Datenlicht .... 181 ff.
Demenz 55, 64, 85
Deutsches Mobilfunk-Forschungsprogramm 86, 124, 137, 240
Dialogverfahren .... 187 f.
Digitalisierung 12, 67
Dunkelfeldmikroskopie .... 45, 77 f.

E
EEG (Elektroence-phalogramm) 53, 57, 66, 71, 77, 195
EIRP (equivalent isotropically radiated power) 25, 156, 204, 244
Elektrohyper-sensibilität (EHS) .... 23, 43, 50, 71 ff., 83 ff., 147, 180, 188, 190 f.
→ Beweisführung 77
E-Mail 162, 166
EMF-Projekt (WHO) ... 114 ff., 139 f.

Stichwortregister

EMRK (Europäische
  Menschenrechts-
  konvention) .... 147f.
Entzündungen 46f., 84
Epilepsie 71f., 74f., 78f., 85
Erbgutschädigung .... siehe
  Genschäden
Erdmagnetfeld (Orientierung
  von Flora und Fauna) 90f., 95
Europäische Menschenrechts-
  kommission 142, 190

F
Facebook 148, 162, 166,
  168, 171
Festnetzanschluss 141, 178, 181,
  192
Flächennutzungsplan .... 188f.
Forderungen
  an die Politik .... 191ff.
Freie Radikale 38, 50, 60
Frequenz 15f., 18, 27,
  30, 198
Fritzbox 178, 193
Fruchtbarkeit,
  verminderte 41, 57f., 85
„Fünf Augen" (Allianz) 161
Funkbelastung,
  Gegenmaßnahmen 79
Funkstrahlung, allgemein .... 12ff.
→ Beweis der Ursache
  von Erkrankung .... 68ff.
→ Eindringtiefe 80ff., 125
→ Entdeckung
  der Gefahren .... 106ff.
→ Erwärmung 34, 81, 83,
  111f., 125
→ Gemeinden und
  Vorsorgepflicht .... 186ff.
→ Gesundheitsschäden ... 34, 108f.,
  112
→ karzinogene Wirkung 60ff.,
  134f., 137
  siehe auch Krebs
→ Langzeitschäden .... 84f., 91ff.
→ maximale Belastung
  festlegen 179
→ Militärforschung 107
→ Pulsung .... 53ff.

→ Quellen .... 18ff.
→ Schutz durch
  Baumaßnahmen .... 195ff.
→ Schutz, persönlicher .... 192ff.
→ Verringerung 178, 187
→ Wirkmechanismen .... 35ff.
→ Wirkung auf den
  menschlichen Körper .... 42ff.
Funkturm .... siehe
  Mobilfunk-Türme

G
Gehirnströme .... 53ff.
Genschäden 58ff., 81,
  85, 147
Gesichtserkennung .... 163f.
Gigahertz (GHz) 15
Glasfasernetz 181, 198
Glioblastome .... 62ff.
Gliome 61f., 70, 134
Google .... 148, 168ff.
Grenzwerte 14, 34, 38,
  41, 53, 77,
  80f., 92,
  107ff., 117ff.,
  143ff., 186,
  191
→ Ausnahmeregelungen 122
→ in anderen Ländern .... 120ff.
→ Vorschlag 2020
  des ICNIRP e.V. .... 124ff.
→ Verletzung der .... 146ff.

H
Haftpflichtrisiko .... 113, 149f.
Handys/Smartphones 20, 25,
  27, 36, 53,
  57f., 62, 66, 70,
  72, 86, 96f, 110,
  134, 141f., 148,
  160, 162f., 192,
  195
Hardell, Lennart 62, 70, 115,
  218f., 222,
  234, 236
Hensinger, Peter 9, 21, 202,
  214, 220, 248
Hertz (Hz) 15
Herzfrequenz (Puls) .... 51ff., 83f.

Herz-Kreislauf-
  Erkrankungen 39, 86, 98,
                                    108
Hormonproduktions-
  störung 44, 85
Hyperaktivität 66
                        siehe auch ADHS

I
IARC (Internationale
  Agentur für Krebs-
  forschung) 61, 114, 116,
                                    137
ICNIRP e.V. (International
  Commission for Non-
  Ionizing Radiation
  Protection) 109ff., 117,
                              119ff., 144ff.
→ Finanzierung .... 138ff.
→ Grenzwertvorschlag
  2020 .... 124ff.
ID2020 (Identitäts-/
  Impfnachweis) .... 166f.
Immunschwäche 76
Immunsystem 46, 74, 83f.,
                                    95, 147
INDECT (EU-Überwachungs-
  programm) 165f., 172
Insekten .... 95ff.
Internet der Dinge .... siehe
                              5G-Technik
INTERPHONE-Studie 61
Intoleranzen 76
Investigatory Powers Act
  (Großbritannien) 161
Ionosphäre .... 156f.

K
Kinder/Jugendliche,
  Schädigungen .... 65ff., 83ff.
Kleinsendeanlagen 30, 117, 179
Kontrollproteine .... 59f.
Kopfschmerzen 34, 42f., 67,
                              71, 79, 81f.,
                                    83f.
Körperscanner 81, 86, 138
Krebserkrankung 25, 44, 60ff.,
                              70, 76, 82, 85,
                                    125, 149

L
Lerchl, Alexander ...... 86, 137, 239f.
Lichttechnik 142, 178, 181ff.,
                              191, 196, 198
LTE (4G) 19, 110, 178

M
Matthes, Rüdiger 119
Megahertz (MHz) 15
Merkel, Angela 26, 112
MHS (multiple chemical
  sensitivity) 76
Microsoft .... 166, 168f.
Mikrowellen 108
Mikrowellenherde 22
Missbildungen bei Tieren 65
Mitochondrien .... 43ff.
Mobilfunk, Generationen
  (1G – 4G) 19, 26ff., 110,
                                    179
Mobilfunk-Türme/-mast 18,
                              24, 45, 51, 65,
                              99, 100, 113,
                              124, 149f., 179,
                                    186ff.
Morbus Parkinson 75, 85
Mosgöller, Wilhelm 9, 206,
                              214, 216f.
Muskelverspannungen/
  -schmerzen 42, 67, 71
Muskelzellen 42
Mutationen .... 58f.

N
Nacktscanner .... siehe
                              Körperscanner
Nervenzellen 43, 83
NSA-Skandal 160, 174
NTP-Studie 60ff., 134

O
Organisationen, weltweite,
  zum Schutz vor elektro-
  magnetischer Strahlung 114
Organisationskanal 178
Ortsgestaltungssatzung 189
Outdoor-Funkversorgung ... 75, 191
Oxidativer Stress 39, 43, 66,
                                    79

Stichwortregister

P
Pall, Martin .... 39, 50, 205, 208, 212f., 216, 223f.
Panagopoulos, Dimitris J. 50, 95, 205, 213, 217, 230
Patriot Act (USA) 160
Pflanzen .... 92ff.
Post-Voting-Society 174
Proteinfaltung .... 37, 40f.
Pulsung 14, 36, 53ff., 59, 96, 118

R
Radar 23, 50, 81f., 86, 100, 106f., 193
Ramazzini-Studie 61, 135
RFID 24, 153
Rinder (Missbildungen u. Ä.) .... 83ff., 98ff.
Rohstoffverbrauch .... 154f.
ROS (reaktive Sauerstoff-Spezies) 39, 43f., 58, 94
Rundfunk-/Fernsehsender 25

S
Satelliten .... 155ff.
Satellitenfunk (5G) .... 24f.
Sauerstoffaufnahme .... 44ff.
Sauerstoffgerät, mobiles 79
SCENIHR .... 116, 135, 144f.
Schlafstörungen .... 34, 55ff., 67, 71, 83f.
Schnurlostelefon (DECT) .... 20, 53f., 62f., 66, 70, 83f., 142, 192ff.
Schumann-Resonanzen .... 54, 156f.
Schwangerschaft 23, 47, 65f., 111, 128, 193
Schwannome 61, 134
Schweine (Missbildungen u. Ä.) .... 100ff.
Smart Meter 148f., 164, 194
Social Credit System (China) 163, 165
Speedport 113

Spezifische Absorptionsrate (SAR) 16ff., 58
St. Gallener Modell .... 179f.
Strahlengedächtnis 72
Strahlung, ionisierende/ nicht-ionisierende 15
Stromverbrauch .... 154f.

T
TETRA (Behördenfunk) 24, 54

U
Überwachung .... 160ff.
Unversehrtheit, körperliche (Art 2 Abs. 2 des GG) 145, 147, 149

V
Viren 46
Vitamin-Mangelzustände 75
Vorratsdatenspeicherung 161
Vorsorgeprinzip 112, 136, 142ff., 186, 191

W
Warnungen zu Produkten 113
Weiße Zonen 75, 191
Wellen, elektromagnetische .... 12, 18, 42ff.
Wellenlängen 15f., 181, 198
Welle-Teilchen-Dualismus 15, 18
WhatsApp .... 162, 166, 168f.
WHO 61, 114f., 137, 139f., 145
Windows 169, 171
WLAN .... 21, 23, 54f., 66f., 72, 96, 113, 142, 155, 180, 183, 192ff.
Wohnung, Unverletzlichkeit der .... 141f., 149, 178, 190f.

Z
Zähler, funkende (Smart Meter) .... 22f.
Ziegelberger, Gunde 116

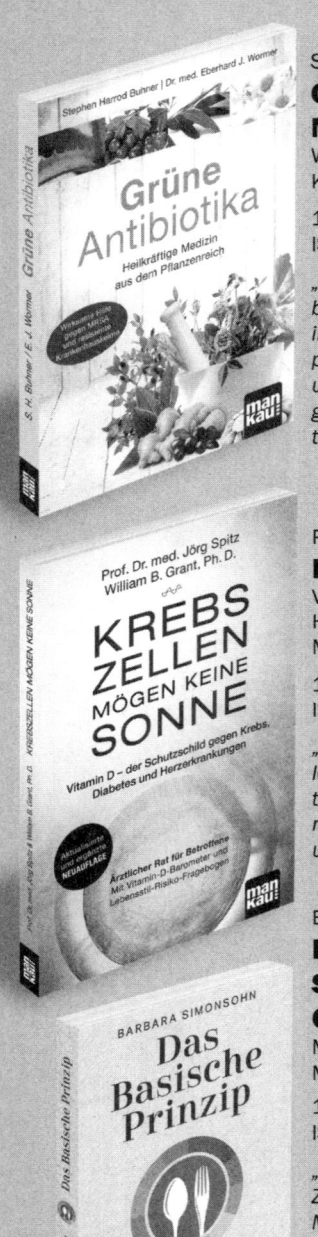

Stephen Harrod Buhner / Dr. med. Eberhard J. Wormer
GRÜNE ANTIBIOTIKA. HEILKRÄFTIGE MEDIZIN AUS DEM PFLANZENREICH
Wirksame Hilfe gegen MRSA und resistente Krankenhauskeime

16,95 € (D) / 17,50 € (A)
ISBN 978-3-86374-224-9

„(...) Dieses Buch zeigt das ganze Potenzial natürlicher Antibiotika. Es erklärt ausführlich, wie diese wirken und wann ihr Einsatz sinnvoll ist. Im Anschluss daran werden wichtige pflanzliche Antibiotika, ihre Eigenschaften, Einsatzgebiete und Darreichungsformen vorgestellt. Ein weiteres Kapitel geht zudem auf die Behandlungsmöglichkeiten der häufigsten Erkrankungen mit pflanzlichen Antibiotika ein."

Altenpflege

Prof. Dr. med. Jörg Spitz / William B. Grant, Ph. D.
KREBSZELLEN MÖGEN KEINE SONNE
Vitamin D – der Schutzschild gegen Krebs, Diabetes und Herzerkrankungen. Ärztlicher Rat für Betroffene.
Mit Vitamin-D-Barometer und Lebensstil-Risiko-Fragebogen

12,95 € (D) / 13,40 € (A)
ISBN 978-3-86374-394-9

„(...) Der Ratgeber liest sich ausgesprochen spannend und ist leichtverständlich auch für den interessierten Laien. Und es tut auch einfach gut zu erfahren, auf welch einfache Weise man sich selbst und seiner Gesundheit ohne jegliche Risiken und Nebenwirkungen so viel Gutes tun kann!"

pnp.de

Barbara Simonsohn
DAS BASISCHE PRINZIP: DR. JACOBS SCHUTZFORMEL GEGEN DIE GRÖSSTEN GESUNDHEITSKILLER UNSERER ZEIT
Mit einem Vorwort von Dr. med. Ludwig M. Jacob
Mit 7-Tage-Plan gesund, schlank und glücklich

14,95 € (D) / 15,40 € (A)
ISBN 978-3-86374-541-7

„Der vorliegende Ratgeber von Barbara Simonsohn ist eine Zusammenstellung der grundlegenden Erkenntnisse des Mediziners [Dr. Ludwig Manfred Jacob] und zeigt, wie man mit einfachen Maßnahmen (...) den Teufelskreis von Übersäuerung und Stress durchbrechen kann. Abgerundet wird das Buch durch nützliche Tests zur Bestimmung des Mineralstoffspiegels und einen 7-Tage-Plan, der leicht in den Alltag eingebaut werden kann."

natur & heilen

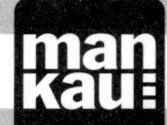

Unsere Bücher erhalten Sie bei Ihrem Buchhändler!
Besuchen Sie auch unsere Internetseite mit Bestellmöglichkeit, Internetforum, Leseproben, Veranstaltungstipps und Newsletter: www.mankau-verlag.de